LERNEN – WIEDERHOLEN – VERTIEFEN

Infektionskrankheiten der Katze

Katrin Hartmann
Dr. med. vet., Dr. habil., Diplomate ECVIM-CA (Internal Medicine)
Medizinische Kleintierklinik
Ludwig-Maximilians-Universität München, Deutschland

Julie K. Levy
DVM, PhD, Diplomate ACVIM (Small Animal Internal Medicine)
Director, Maddie's Shelter Medicine Program
College of Veterinary Medicine
University of Florida, USA

MANSON PUBLISHING/THE VETERINARY PRESS

Inhalt

Ein CIP-Verzeichnis dieses Buches ist über die British Library erhältlich.

Informationen zu allen verfügbaren Titeln von Manson Publishing Ltd erhalten Sie bei:
Manson Publishing Ltd, 73 Corringham Road, London NW11 7DL, UK.

Tel: +44(0)20 8905 5150
Fax: +44(0)20 8201 9233
Website: www.mansonpublishing.com

Übersetzung aus dem Englischen:
Julia Katzenberger
Dr. med. vet.

Verantwortliche Herausgeberin: Jill Northcott
Projektleiter: Paul Bennett
Lektoren: Ruth Maxwell/Clare Chilcott
Satz: Cathy Martin
Farbreproduktion: Tenon & Polert Colour Scanning Ltd, Hong Kong
Druck: Grafos SA, Barcelona, Spain

Vorwort

Gerade bei der Katze spielen Infektionskrankheiten eine bedeutende Rolle. Auch bei vielen der heutzutage erst neu entdeckten Infektionen steht die Katze an vorderster Front. Doch Katzen sind nicht nur Opfer von Krankheitserregern, die sich rasant verbreiten, sondern auch von Erregern, die sich in ihrer DNA einnisten. Sie sind Reservoir von Zoonosen und am Austausch von Erregern mit Wildtieren beteiligt. Auf der anderen Seite spielt die Katze auf der ganzen Welt eine immer größer werdende Rolle als Haustier. Daher wird aktiv nach verlässlichen diagnostischen Methoden zum Nachweis vieler Infektionen und effektiven Präventions- und Behandlungsstrategien geforscht, und neue Informationen werden ständig publiziert. Trotzdem sind Infektionskrankheiten nach wie vor ein wichtiger Bestandteil der täglichen Praxis, entweder weil die Infektionen noch nicht wirksam bekämpft werden können, oder weil viele Katzen auch heutzutage noch keine ausreichende Prävention und tierärztliche Behandlung bekommen.

Dieses Buch gibt einen Überblick über alle wichtigen Infektionskrankheiten der Katze, basierend auf realen Fällen, so wie sie der Tierarzt in der täglichen Praxis erlebt. Mit diesem praxisorientierten Ansatz möchten wir die Leser anregen, sich über die Fälle intensiv Gedanken zu machen und zu überlegen, wie sie selbst an den jeweiligen Patienten herangegangen wären. Das Buch ist für praktische Tierärzte und Tiermedizinstudierende in den klinischen Semestern konzipiert, damit sie ihre Kenntnisse und Erfahrungen im Bereich der Infektionskrankheiten erweitern können. Am Ende jeder Fallbeschreibung finden sich Fragen, mit denen der Leser sein Wissen überprüfen kann.

Wir möchten uns bei allen Koautoren ganz herzlich für ihr eingebrachtes Fachwissen bedanken. Auch dem Team von Manson Publishing danken wir für die ausgezeichnete Zusammenarbeit und die vielen Anregungen. Ganz besonders sind wir unseren Partnern, Freunden und Kollegen dankbar für ihre immerwährende Unterstützung und die Ermunterung, dieses Buch Wirklichkeit werden zu lassen.

Wir laden unsere Leser ein, an dieses Buch heranzugehen wie an unsere Patienten, die oft eine Reihe von Geheimnissen in sich tragen und bei denen oftmals sorgfältige Detektivarbeit nötig ist, um für Patient und Besitzer eine gute Lösung zu finden. Wir hoffen, dass dieses Buch Sie alle dazu inspiriert, sich für das Gebiet der Katzeninfektionskrankheiten zu begeistern und damit zur Gesundheit von Katzen auf der ganzen Welt beizutragen.

Katrin Hartmann & Julie Levy

Herausgeber- und Autorenverzeichnis

Herausgeber

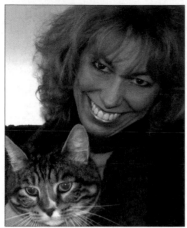

Katrin Hartmann
Prof. Dr. med. vet., Dr. habil., Diplomate
ECVIM-CA (Internal Medicine)
Medizinische Kleintierklinik
der Ludwig-Maximilians-Universität München,
Deutschland

Katrin Hartmann studierte Tiermedizin an der Ludwig-Maximilians-Universität München. Nach ihrem Abschluss 1987 promovierte sie 1990 auf dem Gebiet der Inneren Medizin der Kleintiere. Ihre Habilitation auf dem Gebiet der Therapie der felinen Immunschwächevirusinfektion erfolgte 1995. Sie arbeitete zunächst als Resident in Small Animal Internal Medicine, später als wissenschaftliche Mitarbeiterin und Privatdozentin an der Medizinischen Kleintierklinik der LMU München. Von 2001 bis 2003 arbeitete sie als Associate Professor am College of Veterinary Medicine der University of Georgia, USA. Seit 2003 ist sie Ordinaria des Lehrstuhls für Innere Medizin der kleinen Haustiere und Heimtiere und Vorstand der Medizinischen Kleintierklinik der LMU München. Ihre Forschungsschwerpunkte sind Infektionskrankheiten bei Katze und Hund, mit besonderem Augenmerk auf Virusinfektionen der Katze.

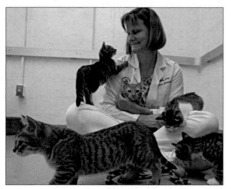

Julie Levy
Prof., DVM, PhD, Diplomate ACVIM
(Small Animal Internal Medicine)
Director, Maddie's Shelter Medicine
Program
College of Veterinary Medicine
University of Florida, USA

Julie Levy studierte Tiermedizin an der School of Veterinary Medicine der University of California, Davis, USA. Nach einem Internship im Jahr 1990 am Angell Memorial Animal Hospital arbeitete sie bis 1993 als Resident an der North Carolina State University und schloss dort im Jahr 1997 ihr PhD zum Thema Immunpathogenese der FIV-Infektion ab. Sie ist Direktorin des „Maddie's Shelter Medicine Program" an der University of Florida. Ihr Spezialgebiet sind Infektionskrankheiten der Katze, feline Neonatologie, tiergerechte Populationskontrolle und Immunokontrazeption bei der Katze. Sie ist Begründerin der Operation Catnip, in deren Rahmen seit 1994 bereits mehr als 45.000 Katzen kastriert worden sind.

Autoren

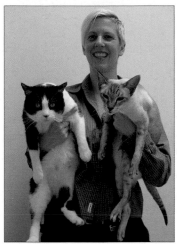

Vanessa Barrs
Prof., BVSc (Hons), MVetClinStud FACVSc
(Feline Medicine)
Valentine Charlton Cat Centre, Faculty of
Veterinary Sciences, University of Sydney,
Australia

Vanessa Barrs machte ihren Abschluss in Tiermedizin an der University of Sydney im Jahr 1990. Sie kehrte 1993 dorthin zurück, um eine Residency auf dem Gebiet der Inneren Medizin der Kleintiere zu machen. Sie erwarb 1997 ihren Master in Infektionskrankheiten und wurde im Jahr 2000 Mitglied des Australian College of Veterinary Scientists in Feline Medicine. Vanessa Barrs ist zurzeit Kodirektorin der Überweisungsklinik am Valentine Charlton Cat Centre und arbeitet als Associate Professor und Leiterin der Small Animal Medicine Unit an der University of Sydney, Australien. Die Betreuung von Studierenden und jungen Tierärzten liegt ihr sehr am Herzen. Zu ihren Forschungsschwerpunkten zählen Katzeninfektionskrankheiten und genetische Erkrankungen sowie das alimentäre Lymphom.

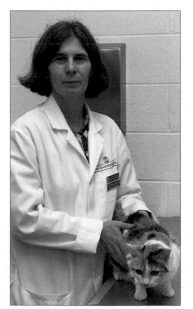

Jeanne Barsanti
Prof., DVM, PhD, Diplomate ACVIM (Small
Animal Internal Medicine)
College of Veterinary Medicine,
University of Georgia, USA

Jeanne Barsanti schloss ihr Tiermedizinstudium 1974 am New York State College of Veterinary Medicine der Cornell University ab. Sie machte 1975 ein Internship an der Auburn University, gefolgt von einem Masterabschluss im Jahr 1976. Im Jahr 1977 schloss sie ihre Residency in Innerer Medizin an der University of Georgia ab und wurde dort wissenschaftliche Mitarbeiterin. Ihr PhD widmete sich der Interaktion zwischen caniner Herzwurmerkrankung und Nierenfunktion. Jeanne Barsanti ist zurzeit „Josiah Meigs Distinguished Teaching Professor" und Emerita des Department of Small Animal Medicine and Surgery der University of Georgia, USA. Ihr Interessensschwerpunkt sind Erkrankungen des Harntrakts bei Hund und Katze und der Prostata beim Hund.

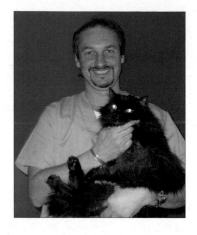

Stefano Bo
DVM
Ambulatorio Veterinario Associato Bo Ferro
Nardi, Torino, Italy

Stefano Bo studierte Tiermedizin an der Universität Turin, Italien. Von 1992 bis 1994 hatte er ein Stipendium des National Health Institute für seine Forschung zum Thema "FAIDS und seine Therapie". Er schloss seine Doktorarbeit in Innerer Medizin im Jahr 1999 ab. Zurzeit arbeitet er als Dozent an der Tierärztlichen Fakultät der Universität Turin, Italien, betreut Patienten in der eigenen Praxis und ist Präsident der Italian Society of Feline Medicine.

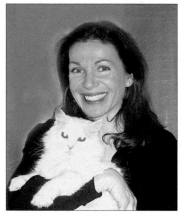

Ursula Dietrich
Prof. Dr. med. vet., MRCVS, Diplomate ACVO, Diplomate ECVO
College of Veterinary Medicine,
University of Georgia, USA

Ursula Dietrich studierte Tiermedizin an der Ludwig-Maximilians-Universität München und promovierte dort 1996 im Bereich Augenultraschall. Sie machte anschließend eine Residency in Ophthalmologie an der Universität Zürich, Schweiz, die sie im Jahr 2000 abschloss, und arbeitete von 2001 bis 2009 als Assistant Professor am Department of Small Animal Medicine and Surgery der University of Georgia, Athens, USA. Ihre Forschungsschwerpunkte sind feline und equine Ophthalmologie, Glaukom und Augenultraschall. Ursula Dietrich arbeitet zurzeit als Ophthalmologin in einer Überweisungsklinik in Großbritannien.

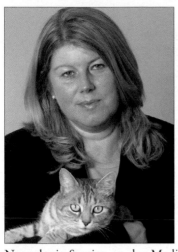

Andrea Fischer
Apl. Prof. Dr. med. vet., Dr. habil., Diplomate
ECVN, Diplomate ACVIM (Neurology)
Medizinische Kleintierklinik
der Ludwig-Maximilians-Universität München,
Deutschland

Andrea Fischer schloss ihr Tiermedizinstudium
1987 an der Ludwig-Maximilians-Universität
München ab und promovierte 1990. Anschließend
machte sie eine Residency in Neurologie an der
University of Georgia, Athens, USA, die sie 1994
abschloss. Ihre Habilitation auf dem Gebiet der
elektrodiagnostischen Methoden in der
Kleintierneurologie erfolgte im Jahr 2000. Andrea
Fischer ist zurzeit leitende Oberärztin des
Neurologie-Service an der Medizinischen Kleintierklinik der LMU München. Ihre
Forschungsschwerpunkte sind Epilepsie, Elektrodiagnostik, neuromuskuläre
Erkrankungen und Hörstörungen bei Hund und Katze.

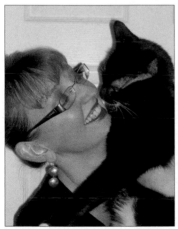

Bente Flatland
DVM, MS, Diplomate ACVIM (Small Animal
Internal Medicine), Diplomate ACVP (Clinical
Pathology)
College of Veterinary Medicine,
University of Tennessee, USA

Bente Flatland schloss ihr Tiermedizinstudium 1993
am College of Veterinary Medicine der University
of Georgia ab. Von 1994 bis 1997 machte sie
zunächst ein Internship an der Colorado State
University und anschließend eine Residency in
Internal Medicine und einen Masterabschluss in
Small Animal Medicine an der Virginia-Maryland
Regional University. Nach einigen Jahren als
Internistin in der privaten Praxis schloss sie eine Residency in Clinical Pathology an und
ist zurzeit Associate Professor für Labordiagnostik am College of Veterinary Medicine
der University of Tennessee, USA. Ihre Spezialgebiete sind Qualitätsmanagement, Point-
of-Care-Testing, Testvalidierungen, zytologische Diagnostik und Pädagogik.

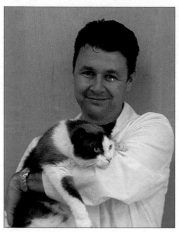

Patrick Hensel
Dr. med. vet., Diplomate ACVD
College of Veterinary Medicine,
University of Georgia, USA

Patrick Hensel schloss sein Tiermedizinstudium an der Universität Bern, Schweiz, im Jahr 1996 ab. Er promovierte im Jahr 2000 und machte anschließend ein Internship an der Vetsuisse-Fakultät der Universität Zürich, Schweiz. Von 2001 bis 2004 absolvierte er eine Residency in Dermatologie an der University of Georgia. Dort arbeitet er nun als Assistant Professor am Department of Small Animal Medicine and Surgery. Seine Interessensschwerpunkte sind canine atopische Dermatitis, Allergietests und Infektionskrankheiten.

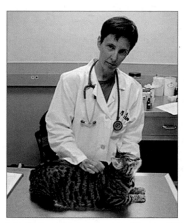

Kate Hurley
DVM, MPVM
School of Veterinary Medicine,
University of California, USA

Kate Hurley begann ihre Karriere 1989 als Mitarbeiterin der Tierschutzbehörde. Nach dem Abschluss ihres Tiermedizinstudiums an der School of Veterinary Medicine der University of California im Jahr 1999 arbeitete sie als Tierärztin in Tierheimen in Kalifornien und Wisconsin. Im Jahr 2001 kehrte sie nach Davis zurück, um eine Residency in Shelter Medicine zu machen. Kate Hurley ist zurzeit Direktorin des Koret Shelter Medicine Programms in Davis, USA. Sie liebt die Tierheimarbeit wegen der Möglichkeit, dort die Lebensqualität so vieler Tiere zu verbessern. Zu ihrem Interessensgebiet gehören Populationsmedizin und Infektionskrankheiten mit besonderem Schwerpunkt auf Katzenschnupfen.

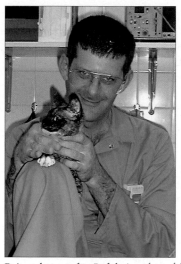

Richard Malik
Prof., DVSc, PhD, MVetClinStud, FACVSc
(Feline Medicine), FASM
Centre for Veterinary Education,
University of Sydney, Australia

Richard Malik schloss sein Tiermedizinstudium im Jahr 1981 an der University of Sydney, Australien, ab. Er machte anschließend ein PhD in Neuropharmakologie an der Australia National University und kehrte dann nach Sydney zurück, um eine Residency in Internal Medicine zu absolvieren. Er arbeitete 16 Jahre an der University of Sydney in verschiedenen Positionen, einschließlich der Position des „Valentine Charlton Senior Lecturer in Feline Medicine" (1995 bis 2002). Richard Malik arbeitet zurzeit als Privatdozent für Infektionskrankheiten an der University of Sydney und bei der Post Graduate Foundation in Veterinary Science. Seine Interessensschwerpunkte sind Infektionskrankheiten, genetische Erkrankungen, Katzenkrankheiten sowie – seit Kurzem – Krankheiten der Koalas.

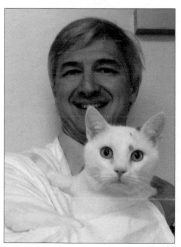

Ralf Mueller
Prof. Dr. med. vet., Dr. habil., Diplomate ACVD,
Diplomate ECVD, FACVSc (Dermatology)
Medizinische Kleintierklinik
der Ludwig-Maximilians-Universität München,
Deutschland

Ralf Müller schloss sein Tiermedizinstudium 1985 in München ab, arbeitete anschließend einige Jahre in der Privatpraxis und machte dann eine Residency in Dermatology an der School of Veterinary Medicine der University of California, Davis, USA, die er 1992 abschloss. Von 1992 bis 1999 leitete eine private dermatologische Überweisungspraxis in Melbourne und ging 1999 als Assistant Professor in Veterinärdermatologie an die Colorado State University, USA. Seine Habilitation erfolgte im Jahr 2003 an der Universität Zürich. Zurzeit arbeitet er als Professor und Leiter des Dermatologie-Service der Medizinischen Kleintierklinik der LMU München.

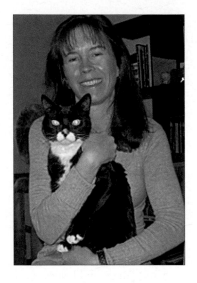

Catherine Mullin
VMD, MS
School of Veterinary Medicine,
University of California, USA

Catherine Mullin machte ihren Masterabschluss 1988 an der University of Manitoba, Kanada, und promovierte 1995 an der University of Pennsylvania, USA. Nach einem Internship am Animal Medical Center in New York, arbeitete sie in der Klinik und im Tierheim der Humane Society in New York. Anschließend absolvierte sie eine Residency in Shelter Medicine an der University of California, Davis, USA. Sie liebt Katzen; zu ihrem Interessensgebiet zählen alle Aspekte der Tierheim-Medizin mit dem besonderen Schwerpunkt Infektionskrankheiten.

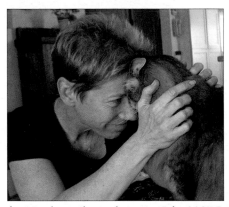

Margie Scherk
DVM, Diplomate ABVP (Feline)
CatsINK, Vancouver, Canada

Margie Scherk machte ihren Abschluss 1982 am Ontario Veterinary College in Guelph, Kanada. Im Jahr 1995 wurde sie Diplomate des American Board of Veterinary Practitioners (ABVP) in Feline Medicine. Von 1986 bis 2008 arbeitete sie an der Cat's Only Veterinary Clinic in Vancouver, Kanada. Sie ist Herausgeberin des Journal of Feline Medicine and Surgery für Nordamerika und war im Jahr 2007 Präsidentin der American Association of Feline Practitioners (AAFP). Ihre Spezialgebiete sind Analgesie, Verhaltenskunde und geriatrische Innere Medizin.

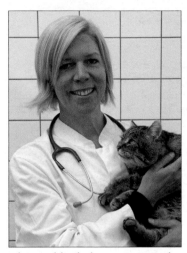

Bianka Schulz
Dr. med. vet., Diplomate ECVIM-CA (Internal Medicine)
Medizinische Kleintierklinik
der Ludwig-Maximilians-Universität München, Deutschland

Bianka Schulz schloss ihr Tiermedizinstudium 1997 an der Ludwig-Maximilians-Universität München ab. Anschließend promovierte sie mit dem Thema „Infektionen des Respirationstrakts bei der Katze" und machte von 2001 bis 2003 eine Residency an der LMU München und am College of Veterinary Medicine der University of Georgia, USA. Inzwischen ist Bianka Schulz leitende Oberärztin für Innere Medizin an der Medizinischen Kleintierklinik der LMU München. Ihr Forschungsschwerpunkt sind Erkrankungen des Respirationstrakts bei Hund und Katze, insbesondere infektiöse Erkrankungen und Asthma.

Klassifizierung der Fälle

Die Verweise beziehen sich auf die Fallnummern.

ORGANSYSTEME
Respiratorische Erkrankungen 4, 9–11, 17–19, 25, 26, 39, 40, 42–44, 48, 52–54, 59, 79–81, 86–88, 92, 108, 109, 121, 122, 132–134, 136–138, 142–144, 149, 152, 174, 183, 184, 194–196
Dermatologische Erkrankungen 5, 13–15, 22–24, 30, 31, 35, 36, 46, 47, 49, 59, 70, 71, 75, 82, 83, 90, 91, 97, 102, 108, 109, 115, 124, 125, 129–131, 153–155, 160–163, 180, 181, 197–199
Kardiovaskuläre Erkrankungen 60–62, 110, 111, 116, 177, 180, 181
Erkrankungen des Harntrakts 16, 20, 66, 100, 101, 106, 126, 127, 129, 130, 157–159
Neurologische Erkrankungen 1, 6, 7, 32–34, 38, 42–44, 76, 77, 85, 98, 99, 120, 123, 128, 135, 145, 156, 160, 161, 166, 167, 187, 190
Orthopädische Erkrankungen 107, 109
Ophthalmologische Erkrankungen 28, 29, 37, 69, 72, 78, 104, 105, 114, 162–164, 197–199
Gastrointestinale Erkrankungen 2, 3, 21, 41, 56–58, 63, 64, 67, 68, 84, 103, 117–119, 165, 178, 179, 186, 188, 189, 191, 193
Systemische Erkrankungen 8, 9, 12–15, 17, 27, 45, 50, 51, 55, 73, 74, 86–89, 94–96, 112, 113, 139–141, 146–148, 150, 151, 168–173, 175–177, 182, 185, 191, 192

INFEKTIONEN
VIREN
FIV 25, 26, 46, 47, 63, 64, 67, 68, 157, 158, 166, 167, 171, 183, 185, 186, 191
FeLV 16, 33, 34, 69, 150, 151, 159, 168–170
FCoV 12, 32, 50, 51, 73, 74, 76–78, 94–96, 135, 148, 172, 173
FPV 2, 3, 38, 56–58, 84, 117–119
FHV 37, 184
FCV 17, 93, 184
Influenza 86–88
Tollwut 190

BAKTERIEN
Mykoplasmen (Respirationstrakt) 18, 19, 132
Hämotrophe Mykoplasmen 8
Bartonellen 147
Bordetella bronchiseptica 52–54, 136, 137
Mykobakterien 30, 31, 46, 47, 49, 97, 140, 141, 154, 155, 174
Leptospiren 45
Botulismus 120
Borrelia burgdorferi 107
Tetanus 1, 85, 128, 145, 187

Helicobacter spp. 21, 41, 165
Nokardien/Aktinomyzeten 22, 23, 79, 80, 92, 138
Chlamydophila felis 28, 29, 164
Sonstige Bakterien 4, 6, 7, 13–15, 66, 75, 89, 98–101, 107, 112, 113, 126, 127, 167, 178, 179, 192, 193

PARASITEN
Leishmanien 129–131, 197–199
Babesien 27
Cytauxzoon felis 182
Toxoplasma gondii 72, 81, 104, 105, 139, 146, 152, 166, 167, 194–196
Giardia lamblia 103
Tritrichomonas foetus 188, 189
Lungenwürmer 121, 122, 133, 134, 142–144, 183
Herzwürmer 60–62, 110, 111, 116, 177, 180, 181
Otodectes cynotis 5, 35, 36
Sonstige Parasiten 24, 114, 115

PILZE
Cryptococcus spp. 25, 26, 42–44, 48, 108, 109, 160–163
Aspergillus spp. 39, 40
Histoplasma capsulatum 10, 11
Sporothrix schenkii 82, 83, 124, 125
Microsporum canis 70, 71, 90, 91, 102
Sonstige Pilze 36, 153

Abkürzungsverzeichnis

ACE	Angiotensin Converting Enzyme (Angiotensin-konvertierendes Enzym)	i. n.	intranasal
		i. v.	intravenös
ALT	Alanin-Aminotransferase	IBD	inflammatory bowel disease (chronisch-entzündliche Darmerkrankung)
ANA	Antinukleäre Antikörper		
AP	Alkalische Phosphatase	IFA	Immunfluoreszenztest
AST	Aspartat-Aminotransferase	IgG	Immunglobulin G
AZT	3′-Azido-2′,3′-Didesoxythymidin (Zidovudin)	IgM	Immunglobulin M
		IOP	intraokulärer Druck
BAL	Bronchoalveoläre Lavage	LDH	Laktatdehydrogenase
BCG	Bacille Calmette-Guérin	LPS	Lipopolysaccharid
BCS	Body Condition Score (Körperkonditionsbeurteilung)	MCH	mean corpuscular hemoglobin (mittleres korpuskuläres Hämoglobin)
BUN	Blood Urea Nitrogen		
CK	Creatin-Kinase	MCHC	mean corpuscular hemoglobin concentration (mittlere korpuskuläre Hämoglobinkonzentration)
CPV	canines Parvovirus		
CT	Computertomographie		
DIC	disseminierte intravasale Koagulopathie	MCV	mean corpuscular volume (mittleres Erythrozytenvolumen)
DNA	Desoxyribonukleinsäure		
DTM	Dermatophyten-Transportmedium	MRT	Magnetresonanztomographie
		NH_3	Ammoniak
ELISA	Enzyme-Linked Immunosorbent Assay	OMN	oberes motorisches Neuron
		p. o.	per os
EPO	Erythropoetin	PAS	periodic acid-Schiff
FCoV	felines Coronavirus	PCR	Polymerase-Kettenreaktion
FCV	felines Calicivirus	PT	Prothrombinzeit
FeLV	felines Leukämievirus	PTT	partielle Thromboplastinzeit
FeSV	felines Sarkomvirus	(r)RNA	(ribosomale) Ribonukleinsäure
FHV	felines Herpesvirus	RT-PCR	reverse Transkriptase-Polymerase-Kettenreaktion
FIP	feline infektiöse Peritonitis		
FIV	felines Immunschwächevirus	sec	Sekunde
FPV	felines Panleukopenievirus/felines Parvovirus	s. c.	subkutan
		SLE	systemischer Lupus erythematodes
FSP	Fibrinspaltprodukte		
FUO	Fieber unbekannter Ursache	SPA	*Staphylococcus*-Protein-A
G-CSF	Granulozyten-Kolonie stimulierender Faktor	TPN	totale parenterale Ernährung
		TZ	Thrombinzeit
GLDH	Glutamatdehydrogenase	U-P/C	Urin-Protein/Kreatinin-Verhältnis
GMS	Gomori-Methenamin Silber	VS-FCV	*virulent systemic feline calicivirus disease* (Erkrankung durch hochpathogene Calicivirusstämme)
HARD	heartworm-associated respiratory disease (Herzwurm-assoziierte Lungenerkrankung)		
		z. B.	zum Beispiel
HE	Hämatoxylin-Eosin	ZNS	Zentralnervensystem
HIV	humanes Immunschwächevirus		
i. m.	intramuskulär		

1 Ein 4 Jahre alter kastrierter Europäisch-Kurzhaar-Kater wurde wegen einer seit 7 Tagen bestehenden Steifheit der linken Vordergliedmaße (1) vorgestellt, die gelegentlich von Episoden starker Muskelkrämpfe überlagert wurde. Die Steifheit hatte sich über einen Zeitraum von 72 Stunden entwickelt und war seitdem nicht progressiv. Ansonsten ging es dem Kater

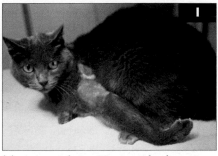

relativ gut. Er fraß und trank normal und konnte sich im Haus umherbewegen. Vom betroffenen Bein abgesehen waren die klinische und die neurologische Untersuchung unauffällig. Unter dem linken Ellbogen befand sich eine kleine Kruste. Die Gliedmaße wies einen deutlich erhöhten Muskeltonus und einen gesteigerten Trizepsreflex auf; die Sensibilität der linken Vorderpfote war normal.

i. Was sind die Differentialdiagnosen?

ii. Welche weiteren Untersuchungen sind angezeigt?

iii. Sind Röntgenaufnahmen der Wirbelsäule und ein Myelogramm in dieser Situation hilfreich?

iv. Sind elektrodiagnostische Untersuchungen hilfreich?

2 Ein 2 Jahre alter kastrierter Europäisch-Kurzhaar-Kater (2) wurde wegen akuten Erbrechens seit 3 Tagen vorgestellt. Der Kater war einen Monat zuvor aus einem Tierheim geholt worden und wurde nun in der Wohnung mit Zugang nach draußen gehalten. Bei Vorstellung war er lediglich einmalig gegen Tollwut geimpft und nicht entwurmt. In der klinischen Untersuchung zeigte er Apathie, Hypersalivation, eine ca. 7 %-ige Dehydratation sowie Schmerzen bei der

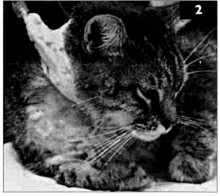

Abdomenpalpation. Die Körpertemperatur betrug 40,9 °C.

Blutbild	Ergebnisse
Erythrozyten	$10,4 \times 10^{12}/l$
Thrombozyten	$156 \times 10^9/l$
Leukozyten	$0,40 \times 10^9/l$
Segmentkernige Neutrophile	$0,12 \times 10^9/l$
Lymphozyten	$0,12 \times 10^9/l$

i. Was ist die wahrscheinlichste Diagnose bei diesem Kater?

ii. Welche Tests sollten als nächstes durchgeführt werden?

1 i. Die einzig wahrscheinliche Diagnose bei einer Katze mit dieser Symptomatik ist lokalisierter (oder lokaler) Tetanus.

ii. Lokaler Tetanus ist eine klinische Diagnose. Tetanus ist die einzige Infektionskrankheit, die normalerweise rein durch die klinischen Symptome diagnostiziert wird. In den meisten Fällen befindet sich im Blut zu wenig Tetanustoxin für einen Maus-Inokulationstest. In frühen Fällen kann es gelingen, *Clostridium tetani* aus der Wunde zu kultivieren, wenn man strikt anaerob kultiviert. Das Vorhandensein einer Wunde erhärtet ebenfalls den Verdacht auf lokalen Tetanus; nicht alle betroffenen Tiere haben aber eine sichtbare Wunde. Lokalisierter Tetanus entsteht in Fällen mit geringer Toxinausbreitung (bei Katzen häufig). So ist beim retrograden Transport des Toxins entlang der peripheren Nerven nur soviel Toxin vorhanden, um die Ausschüttung inhibitorischer Neurotransmitter an den Motoneuronen der betroffenen Gliedmaße zu beeinträchtigen.

iii. Es ist unwahrscheinlich, dass Röntgenaufnahmen der Wirbelsäule und eine Myelographie bei dieser Katze nützliche diagnostische Informationen liefern.

iv. In der Elektromyographie zeigt sich anhaltende elektrische Aktivität motorischer Einheiten auch in tiefer Narkose. Dies bestätigt die klinische Beobachtung erhöhter Aktivität in Motoneuronen, welche die betroffene Gliedmaße versorgen. Eine Elektromyographie ist allerdings zur Diagnosestellung meist nicht notwendig.

2 i. Die häufigsten Ursachen für gastrointestinale Erkrankungen bei jungen, unzureichend geimpften und entwurmten Tieren sind: (1) infektiös, (2) parasitär und (3) diätetisch (Futtermittelintoleranz, Aufnahme verdorbener Substanzen, gastro-intestinaler Fremdkörper). Bei diesem jungen Kater mit Fieber und massiver Leukopenie ist feline Panleukopenie die wahrscheinlichste Differentialdiagnose. Aufgrund des Fiebers und der Leukopenie ist eine chronisch-entzündliche Darmerkrankung unwahrscheinlich. Ein Fremdkörper mit Peritonitis sollte ebenfalls in Betracht gezogen werden; Peritonitis erscheint aber wegen der fehlenden Leukozytose weniger wahrscheinlich. Extragastrointestinale Ursachen sind bei einer jungen, zuvor gesunden Katze weniger wahrscheinlich und könnten mit einem Serum-Organprofil ausgeschlossen werden.

ii. Als weitere Tests sollten eine Untersuchung auf felines Panleukopenievirus (FPV) (Antigenschnelltest aus dem Kot) und eine Kotuntersuchung (Flotation, Nativausstrich) durchgeführt werden. Wenn der FPV-Schnelltest negativ ist, sollte das Abdomen mittels bildgebender Verfahren untersucht werden. Ein Serum-Organprofil ist indiziert, um metabolische Ursachen für das Erbrechen auszuschließen und als Anhaltspunkt für die Infusionstherapie. Ein Giardien-Antigentest aus dem Kot und eine Salmonellen-Kultur können ebenfalls eingeleitet werden. Eine Röntgenkontrastmittelpassage des Magen-Darm-Trakts sollte nur bei starkem Verdacht auf einen Fremdkörper oder eine mechanische Obstruktion erwogen werden, da wegen des starken Erbrechens die Gefahr einer Aspiration besteht. Eine Biopsie (endoskopisch oder durch Probelaparotomie) sollte in Erwägung gezogen werden, wenn die Katze auf die Therapie nicht anspricht.

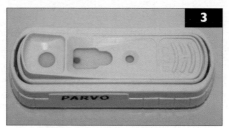

3 Bei Fall 3 handelt es sich um denselben Kater wie in Fall 2. Ein Parvovirose-Schnelltest aus dem Kot war negativ (**3**).
i. Schließt dies eine Infektion mit Parvoviren aus?
ii. Wodurch wird feline Panleukopenie verursacht und wie kann sie noch diagnostiziert werden?

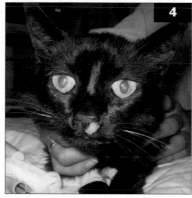

4 Eine 7 Jahre alte weiblich-kastrierte Europäisch-Kurzhaar-Katze wurde mit einer 3-monatigen Vorgeschichte von chronischem, mukopurulentem Nasenausfluss vorgestellt (**4**). Sie hatte zweimalig Antibiotika (Amoxicillin und Enrofloxacin) über jeweils 10 Tage bekommen. Während der Gabe war der Nasenausfluss schwächer geworden, aber anschließend jeweils wieder zurückgekehrt. Ein Nasentupfer war zur bakteriologischen Untersuchung eingeschickt worden; es war ein hochgradiges Wachstum von *Pasteurella multocida* nachgewiesen worden, die im Antibiogramm resistent gegen Amoxicillin und andere Penicilline waren. Die Katze war eine reine Wohnungskatze, sie war vollständig geimpft. Abgesehen von den Symptomen, die mit der Nase zusammenhingen, war die Katze unauffällig. In der klinischen Untersuchung zeigten sich purulenter Nasenausfluss aus beiden Nasenlöchern, ein leichter inspiratorischer nasaler Stridor sowie geringgradig vergrößerte Mandibularlymphknoten.
i. Was sind mögliche Ursachen für den Nasenausfluss?
ii. Wie sinnvoll ist es, eine bakteriologische Untersuchung aus Nasensekret zu machen?
iii. Welche weiteren Untersuchungen könnten durchgeführt werden?
iv. Was sind mögliche Behandlungsoptionen?

3 i. Ein negativer Kot-Schnelltest schließt eine Infektion mit FPV nicht aus. Die Virusausscheidung ist kurz und intermittierend; negative Ergebnisse können auftreten, wenn der Test erst nach mehr als 5–7-tägiger Erkrankung durchgeführt wird. Eine Virämie besteht bereits vor der Virusausscheidung im Kot. Negative Ergebnisse sind aber auch möglich, wenn der Schnelltest in einer frühen Phase der Erkrankung (z. B. vor dem Auftreten von Durchfall) durchgeführt wird. Falsch-negative Ergebnisse sind auch möglich, wenn Antikörper im Kot mit dem Test interferieren.
ii. Katzen können sich mit FPV oder mit caninen Parvoviren (CPV-2a, CPV-2b und CPV-2c) infizieren. Alle drei können klinische Symptome von Panleukopenie verursachen. Tests für canines Parvovirus-Antigen erfassen sowohl Wild- als auch Impfstämme der Viren. Eine PCR aus Blut oder Knochenmark, die in der frühen (virämischen) Infektionsphase durchgeführt wird, kann früher positiv sein als ein Antigenschnelltest aus dem Kot. Parvovirose kann außerdem mittels Elektronenmikroskopie, Virusisolation oder Immunfluoreszenztest aus Kot diagnostiziert werden. Eine Histopathologie wird normalerweise erst *post mortem* durchgeführt, ist aber auch beweisend. Darmbiopsien werden bei akuter Parvovirus-Gastroenteritis selten genommen, da die Katzen initial nicht stabil genug für die Entnahme sind und sich dann schnell auf symptomatische Behandlung bessern. Antikörpernachweise sind wegen der kurzen Inkubationszeit meist negativ, wenn die Tiere vorgestellt werden. In diesem Fall wurde die Parvovirusinfektion mittels Elektronenmikroskopie diagnostiziert. Der Kater wurde symptomatisch behandelt und erholte sich innerhalb einer Woche.

4 i. Folgende Erkrankungen müssen in Betracht gezogen werden: (1) Neoplasie, (2) lymphoplasmazelluläre Rhinitis, (3) Trauma, (4) Fremdkörper, (5) Zahnprobleme, (6) nasopharyngealer Polyp, (7) Infektionskrankheiten (z. B. FHV, FCV, Kryptokokkose, Aspergillose) und (8) sekundäre bakterielle Infektionen.
ii. Eine bakteriologische Untersuchung von Nasensekret ist für die Diagnosestellung nicht hilfreich. Zahlreiche Bakterien können aus der Nase gesunder Katzen kultiviert werden; diese verursachen üblicherweise Sekundärinfektionen bei chronischen Nasenerkrankungen. Um das Problem erfolgreich zu behandeln, sollte die zugrunde liegende Primärerkrankung diagnostiziert und behandelt werden.
iii. Die Maulhöhle sollte gründlich untersucht werden auf Anzeichen von Zahnerkrankungen, Umfangsvermehrungen im Bereich des harten und weichen Gaumens oder Polypen, die in den Nasopharynx ragen. Es sollten ein Blutbild, ein Serum-Organprofil, eine Urinuntersuchung und ein FIV-/FeLV-Test gemacht werden, um systemische Erkrankungen zu entdecken, die zu Immunsuppression oder Organfunktionsstörung führen. Eine Zytologieprobe der Nase sollte auf Kryptokokken untersucht werden, und *Cryptococcus*-Antigen könnte bestimmt werden. Um den Prozess zu lokalisieren, sollte nach einer Beteiligung der unteren Atemwege und der Nebenhöhlen geschaut werden. An ein CT oder Röntgenaufnahmen der Nase und Nasennebenhöhlen sollte sich eine Rhinoskopie anschließen, um den Krankheitsprozess zu visualisieren und Biopsieproben für Histologie und Pilzkultur zu entnehmen.
iv. Zunächst sollte man sich mit der zugrunde liegenden Erkrankung befassen. Wenn dieses Problem behandelbar ist, sollte die bakterielle Infektion mit einer 2–3-wöchigen Gabe von Breitspektrumantibiotika abheilen.

5 Eine 3 Jahre alte weiblich kastrierte Europäisch-Kurzhaar-Katze wurde vorgestellt, weil sie sich an den Ohren kratzte und ihren Kopf schüttelte. In der klinischen Untersuchung fiel braunes, krustiges Sekret in beiden Ohren auf (5a). Sie hatte außerdem Exkoriationen der Haut hinter einem

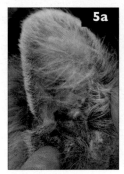
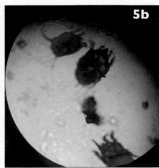

Ohr, miliare Dermatitis in der Kruppengegend sowie ausgedehnte Exkoriationen im ventralen Halsbereich. Bei der mikroskopischen Untersuchung wurde ein Erreger entdeckt (5b).

i. Um was für einen Erreger handelt es sich auf dem Bild?
ii. Wie wird er übertragen?
iii. Kommt er nur bei der Katze vor?
iv. Wie sollte die Katze behandelt werden?
v. Steht die miliare Dermatitis mit diesem Erreger in Zusammenhang?

6 Eine 7 Jahre alte weiblich-kastrierte Europäisch-Kurzhaar-Katze wurde wegen vor 5 Tagen akut aufgetretener Kopfschiefhaltung nach links und Horner-Syndrom (6) vorgestellt. Die Katze wurde sowohl in der Wohnung als auch draußen gehalten. Sie war gegen FPV, FHV und FCV geimpft. Sie hatte von klein an chronischen Nasenausfluss und wurde intermittierend mit Antibiotika behandelt. Die letzte Behandlung

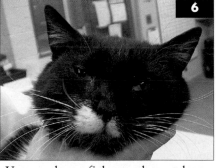

war 6 Monate vorher gewesen. Bei der Untersuchung fielen mukopurulenter Nasenausfluss und Maulatmung auf. Der äußere Gehörgang und das Trommelfell waren beidseits unauffällig. In der neurologischen Untersuchung waren eine Kopfschiefhaltung nach links und Fallen zur linken Seite bei Drehungen und beim Kopfschütteln auffällig. Die Katze hatte einen horizontalen Nystagmus mit der schnellen Phase nach rechts, ohne Richtungswechsel bei Positionsänderung des Kopfes. Haltungs- und Stellreaktionen, spinale Reflexe und die Kopfnerven waren außer dem Horner-Syndrom des linken Auges alle unauffällig.

i. Wie ist die neuroanatomische Lokalisation?
ii. Was sind die wahrscheinlichsten Differentialdiagnosen?
iii. Welche weiteren diagnostischen Schritte werden empfohlen?

5 i. Bei dem Erreger handelt es sich um *Otodectes cynotis*, die häufigste Milbe bei der Katze.
ii. Die Milbe wird durch direkten Kontakt zwischen Katzen übertragen, besonders während der ersten Lebenstage. In Mehrkatzenhaushalten ist mit einer hohen Morbidität zu rechnen.
iii. *Otodectes cynotis* ist nicht streng wirtsspezifisch. Sie kann auch bei Hunden, Füchsen und Frettchen zu Otitis externa führen und beim Menschen einen juckenden Ausschlag an Armen und Brustkorb hervorrufen.
iv. Für eine erfolgreiche Behandlung müssen sowohl die Ohren als auch das Fell und der Schwanz behandelt werden, um eine Reinfektion zu verhindern. Die Ohren sollten gründlich gereinigt und das Ohrenschmalz entfernt werden, bevor akarizide Ohrentropfen appliziert werden. Es können Präparate mit Selamectin, Imidacloprid, Ivermectin oder Fipronil zur lokalen Anwendung benutzt werden. Die Katze sollte zusätzlich mit einem für Katzen zugelassenen Präparat gegen Flöhe behandelt werden. Ebenso sollten alle anderen Katzen im Haushalt behandelt werden, da sie asymptomatische Träger sein können. Bei bakterieller Sekundärinfektion oder Entzündung aufgrund einer Überempfindlichkeitsreaktion muss evtl. mit einer antibiotika- und kortisonhaltigen Salbe behandelt werden.
v. Meist ist der Befall auf Kopf und Hals beschränkt. Gelegentlich kommt es zu einem generalisierten Befall. Differentialdiagnosen für die gleichzeitige miliare Dermatitis sind Allergien (Flohspeichel-, Nahrungsmittel- oder Inhalationsallergie), andere Ektoparasiten, Dermatophytose, Demodikose und Pyodermie.

6 i. Kopfschiefhaltung ist ein Zeichen für ein Vestibularsyndrom. Ein Vestibularsyndrom kann entweder peripher oder zentral sein. Verzögerte Haltungs- und Stellreaktionen, vertikaler Nystagmus oder Richtungswechsel bei Positionsänderung des Kopfes sowie Kopfnervenausfälle mit Ausnahme von Fazialisparese oder Horner-Syndrom sind Anzeichen für ein zentrales Vestibularsyndrom. Kopfschiefhaltung und Fallrichtung sind normalerweise ipsilateral zur Läsion; die schnelle Phase des Nystagmus zeigt normalerweise weg von der Läsion. Ein paradoxes Vestibularsyndrom mit Kopfschiefhaltung und schneller Phase des Nystagmus hin zur Seite der Läsion kann bei einigen Formen von zentralem Vestibularsyndrom auftreten. Bei dieser Katze wies die neurologische Untersuchung auf ein peripheres Vestibularsyndrom (Innenohr, VIII. Gehirnnerv) hin. Das Horner-Syndrom kann aus einer Vielzahl von Läsionen im Verlauf des Sympathikus (Dienzephalon, Hirnstamm, Rückenmark, Nervenwurzeln T1-T3, Thorax, Truncus vagosympathicus, Mittelohr oder Orbita) resultieren. Otitis media ist die häufigste Ursache für ein Horner-Syndrom bei der Katze.
ii. Entzündliche, idiopathische und neoplastische Erkrankungen sind die häufigsten Gründe für ein peripheres Vestibularsyndrom bei der Katze. Toxische und vaskuläre Ursachen, Anomalien und Traumata sind selten. Otitis media kann eine Folge von Katzenschnupfen sein. Horner-Syndrom ist ein häufiges Symptom bei Otitis media bei Katzen. Ein unauffälliger otoskopischer Befund schließt eine Otitis media nicht aus.
iii. Die Bullae tympanicae sollten mittels MRT oder CT bildgebend untersucht werden. Alternativ können die Bullae im Röntgen beurteilt werden. Man kann versuchen, eine Myringotomie durchzuführen, um eine Probe zur zytologischen und bakteriologischen Untersuchung zu gewinnen.

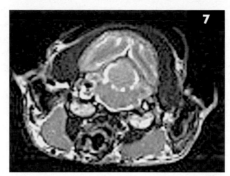

7 Bei Fall **7** handelt es sich um dieselbe Katze wie in Fall **6**. Transversale MRT-Bilder (T2) zeigten, dass beide Bullae mit Gewebe und Flüssigkeit gefüllt waren. Zusätzliche Aufnahmen zeigten einen kompletten Verlust der Nasenmuscheln (**7** [Bilder: Chirurgische und Gynäkologische Tierklinik der Ludwig-Maximilians-Universität München]).
i. Welche Behandlungsmöglichkeiten gibt es?
ii. Was sind die Risiken bei der Behandlung?

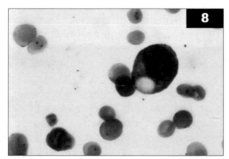

8 Ein 4 Jahre alter kastrierter Europäisch-Kurzhaar-Kater wurde vorgestellt, da sein Allgemeinbefinden seit 3 Tagen reduziert war. In der klinischen Untersuchung zeigte sich der Kater munter, aber weniger wehrhaft als erwartet. Er hatte blasse und leicht ikterische Schleimhäute. Bei der Abdomenpalpation fiel eine Splenomegalie auf, welche röntgenologisch bestätigt wurde. Im Blutbild zeigte sich eine makrozytäre Anämie (Hämatokrit 0,16 l/l) mit einer Retikulozytose. Es wurde ein Blutausstrich untersucht (**8**).
i. Welche klinisch relevanten Veränderungen sind im Blutausstrich zu sehen?
ii. Was sind die wichtigsten Unterschiede zwischen diesen Organismen?
iii. Wie infizieren Katzen sich mit diesen Erregern?
iv. Wie wird die Krankheit behandelt?
v. Wie ist die Prognose?

7 i. Chronische Otitis media/interna wird häufig chirurgisch mit ventraler Bullaosteotomie versorgt. Auch für die Entfernung entzündlicher Polypen ist eine ventrale Osteotomie notwendig. Otitis media/interna kann auch entsprechend der Ergebnisse von Kultur und Zytologie konservativ mit Antibiotika oder Antimykotika behandelt werden. Bis zum Erhalt der Ergebnisse kann z. B. mit Amoxicillin/ Clavulansäure (22 mg/kg 2 x tägl.) kombiniert mit Metronidazol begonnen werden. Eine ausschließlich lokale Behandlung ist nicht ausreichend, sondern eine systemische Langzeitbehandlung (> 8 Wochen) ist notwendig. Eine Myringotomie sollte in Erwägung gezogen werden, wenn das Trommelfell vorgewölbt oder chronisch entzündet erscheint. Die Behandlung einer exsudativen Otitis media mittels Ohrspülung wird bei der Katze wegen ihrer zweigeteilten Paukenhöhle als weniger effektiv angesehen als beim Hund. **ii.** Als Folge der Operation können Horner-Syndrom, Fazialisparese sowie eine Schädigung von Hörnerv oder N. hypoglossus auftreten. Eine Fazialisparese kann mit Keratokonjunktivitis sicca einhergehen, wenn die parasympathische Innervation der Tränendrüsen geschädigt ist. Die vestibulären Symptome können nach einer Narkose durch den Ausfall zentraler Kompensationsmechanismen etwas ausgeprägter sein.

8 i. Auf der Oberfläche der Erythrozyten befinden sich Mykoplasmen. *Mycoplasma haemofelis* und *M. haemominutum* sind die zwei häufigsten Hämoplasmen bei der Katze. Eine weitere Spezies wurde kürzlich in der Schweiz beschrieben (candidatus *M. turicensis*). Hämoplasmen haften der Oberfläche roter Blutkörperchen an und führen zu einer Veränderung der Zellmembran. Befallene Erythrozyten werden in der Milz aus der Zirkulation entfernt; normale, nicht infizierte Erythrozyten verbleiben im Blut. Daher kann es sein, dass, je nach Zeitpunkt der Blutentnahme, evtl. keine infizierten Zellen sichtbar sind.
ii. *M. haemofelis* führt eher zu klinischen Symptomen (Anämie); Infektionen mit *M. haemominutum* sind meist inapparent. Die beiden Spezies können nicht anhand ihrer Morphologie unterschieden werden; für eine genaue Identifizierung ist eine PCR nötig.
iii. Flöhe und evtl. andere blutsaugende Arthropoden sind die Hauptüberträger; auch intrauterine Übertragung ist möglich.
iv. Doxycyclin ist das Mittel der Wahl. Es müssen diverse Vorsichtsmaßnahmen beachtet werden. Da Doxycyclin zu Ösophagusstrikturen führen kann, sollten Suspensionen oder Pasten verwendet werden, oder es sollte nach einer Gabe von Tabletten oder Kapseln Wasser verabreicht werden. Alternativ kann Pradofloxacin, das neue Fluorquinolon, verwendet werden. Katzen mit hochgradiger Anämie können von einer gleichzeitigen Gabe von Glukokortikoiden (Prednisolon 1–2 mg/kg p. o. 2 x tägl.) profitieren, um die Erythrophagozytose in der Milz zu reduzieren und eine sekundär immunmediierte hämolytische Anämie zu unterdrücken. Die Dosis kann bei Anstieg des Hämatokrits reduziert werden. Bei lebensbedrohlicher Anämie sollten Bluttransfusionen gegeben werden.
v. Trotz Abklingen der klinischen Symptome nach Antibiose bleiben die meisten Katzen inapparente Träger.

9 Ein 4 Jahre alter kastrierter Europäisch-Langhaar-Kater, der in einem Tierheim lebte, wurde wegen einer stark veränderten Zunge vorgestellt. Er konnte sein Maul nicht schließen (**9a**). Bei der klinischen

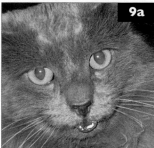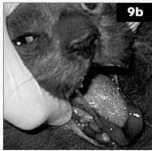

Untersuchung hatte er Fieber sowie ein großes hufeisenförmiges Zungenulkus (**9b**). Im Tierheim lebten noch 56 andere Katzen; alle waren in Einzelboxen untergebracht. Die Käfige wurden täglich mit quartären Ammoniumverbindungen desinfiziert. Alle Katzen wurden bei Aufnahme ins Tierheim gegen FPV, FHV und FCV geimpft. Am folgenden Tag zeigten sechs weitere Katzen ähnliche Symptome.
i. Was sind die wahrscheinlichsten Ursachen für diesen Krankheitsausbruch?
ii. Was sollte bis zum Vorliegen einer definitiven Diagnose unternommen werden, um das Problem in den Griff zu bekommen und die anderen Katzen zu schützen?

10 Eine 2 Jahre alte weiblich-unkastrierte Europäisch-Kurzhaar-Katze wurde wegen fortschreitender Dyspnoe seit drei Tagen vorgestellt. Die Katze war 6 Monate zuvor aus Florida mit nach Deutschland gebracht worden. Vor 2 Monaten war die Katze mit ihren Besitzern in Spanien im Urlaub gewesen. Sie wurde nun als Wohnungskatze mit

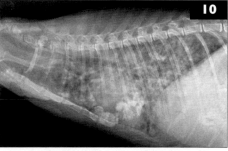

Zugang zum Garten gehalten. Sie war aktuell geimpft gegen FPV, FHV, FCV und Tollwut. In der klinischen Untersuchung zeigte die Katze deutliche Dyspnoe mit Maulatmung. Körpertemperatur (40,2°C), Herzfrequenz (220/min) und Atemfrequenz (65/min) waren erhöht. Über allen Lungenfeldern wurden verschärfte Atemgeräusche auskultiert. Im vorderen Abdomen war eine leichte Organomegalie palpierbar. Der Rest der klinischen Untersuchung war unauffällig. Es wurden Röntgenaufnahmen des Thorax angefertigt nachdem die Katze stabilisiert war (**10**).
i. Was ist die oberste Priorität bei der Behandlung dieser Katze?
ii. Wie ist das Röntgenbild zu beurteilen?
iii. Was sind die Differentialdiagnosen?
iv. Was sollte gemacht werden, um eine Diagnose zu erhalten?

9 i. Die zwei wahrscheinlichsten Ursachen sind FCV-Infektion oder Verätzung durch Desinfektionsmittel. FCV werden durch quartäre Ammoniumverbindungen nicht zuverlässig inaktiviert. Mitarbeiter sollten genau befragt werden, was den Gebrauch von Desinfektionsmitteln angeht, und es sollten Proben von allen benutzten Desinfektionsmitteln genommen werden. Von allen Katzen sollten Rachentupfer genommen werden. Es können jedoch auch falsch-positive FCV-Ergebnisse auftreten, wenn die Katzen vor kurzem mit Lebendvakzine geimpft wurden. Wenn die meisten oder alle Katzen FCV-negativ sind, kann FCV als Ursache ausgeschlossen werden.
ii. Alle betroffenen Katzen sollten isoliert und nur mit Schutzkleidung angefasst werden bis eine FCV-Infektion ausgeschlossen ist. Sie sollten mit Schmerzmitteln und Breitspektrumantibiotika zur Kontrolle von Sekundärinfektionen behandelt werden. Eine Maulspülung mit Chlorhexidin kann ebenfalls hilfreich sein. Falls eine Verätzung vermutet wird, sollten exponierte Katzen in warmem Wasser mit mildem Waschmittel gebadet werden. Ein Transport von Katzen aus dem Tierheim sollte unterbleiben bis die Ursache geklärt ist. Die Käfige sollten mit mildem Reinigungsmittel geputzt und anschließend mit einem gegen FCV wirksamen Desinfektionsmittel behandelt werden. Bei diesem Ausbruch wurde FCV als Ursache nachgewiesen.

10 i. Die wichtigste Maßnahme ist die Stabilisierung der Katze. Sie wurde umgehend in eine Sauerstoffbox mit 60 % Sauerstoff gesetzt. Akute Atemnot bei der Katze ist häufig auf kongestives Herzversagen zurückzuführen; ein Herzgeräusch ist dabei nicht immer vorhanden. Akutes Asthma bronchiale oder ein Fremdkörper in den Atemwegen können ebenfalls lebensbedrohliche Atemnot hervorrufen. Keine dieser Ursachen ist jedoch üblicherweise mit Fieber verbunden. Die Tatsache, dass über allen Lungenfeldern Atemgeräusche hörbar waren, sprach gegen einen Thoraxerguss oder einen Pneumothorax. Eine bronchodilatatorische Therapie mit Terbutalin wurde begonnen und die Katze in der Sauerstoffbox belassen.
ii. Die Röntgenaufnahmen des Thorax zeigten ein hochgradiges diffus multifokales noduläres Infiltrat, welches die Herzsilhouette verdeckte. Einige noduläre Herde erschienen mineralisiert.
iii. Die Hauptdifferentialdiagnosen für ein solches Röntgenmuster bei einer Katze mit Fieber sind Infektionen durch Pilze, Mykobakterien oder Protozoen sowie Neoplasien. Da die Katze sehr jung ist, sind infektiöse Ursachen wahrscheinlicher als eine Neoplasie.
iv. Ein Blutbild, ein Serum-Organprofil, eine Urinuntersuchung sowie ein FeLV-/FIV-Test sollten eingeleitet werden, um entzündliche Reaktionen, systemische Erkrankungen und mögliche Immunsuppression nachzuweisen. Da der Prozess diffus ist, könnte ein Feinnadelaspirat der Lunge ohne großen Aufwand und ohne das Risiko einer Narkose durchgeführt werden. Die Hauptrisiken dabei sind die Entstehung eines Pneumothorax oder einer Lungenblutung.

11 Bei Fall **11** handelt es sich um dieselbe Katze wie in Fall **10**.

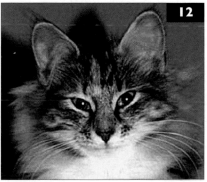

Blutbild/Serum-Biochemie	Ergebnisse
Hämatokrit	0,26 l/l
Segmentkernige Neutrophile	23,5 x 10⁹/l
Stabkernige Neutrophile	2,3 x 10⁹/l
ALT	198 IU/l
Albumin	22 g/l
Globuline	68 g/l

Der FeLV-/FIV-Test war negativ. Ein Feinnadelaspirat des kaudodorsalen Lungenfeldes wurde zur zytologischen Diagnostik entnommen (**11**).
i. Wie lautet die Diagnose?
ii. Erfolgte die Ansteckung eher in Spanien oder in Florida?
iii. Wie sollte die Katze behandelt werden?
iv. Wie ist die Prognose?

12 Eine 9 Jahre alte weiblich-unkastrierte Norwegische Waldkatze (**12**) wurde zum jährlichen Gesundheitscheck vorgestellt. Die Katze kam aus einem Haushalt mit 12 adulten Katzen. Vor zwei Monaten war eine dieser Katzen an FIP erkrankt und euthanasiert worden. Alle Katzen wurden ausschließlich in der Wohnung (120 m²) gehalten, und alle hatten Kontakt miteinander. Mit dieser Katze war vor einigen Jahren gezüchtet worden, in den letzten 3 Jahren hatte sie aber keinen Wurf

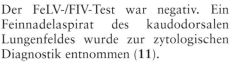

gehabt. Die Katze war seit ihrem letzten jährlichen Besuch gesund. Die klinische Untersuchung war unauffällig.
i. Wie groß ist das Risiko, dass diese Katze auch FIP entwickelt?
ii. Wie kann das Risiko für FIP in diesem Haushalt verringert werden?
iii. Hilft ein frühes Absetzen der Welpen?
iv. Was sind die Empfehlungen für eine Katzenzucht, um FIP zu vermeiden?

11 i. Im Zytoplasma eines Makrophagen aus dem Feinnadelaspirat befinden sich vier hefeähnliche Organismen. Bei den Organismen handelt es sich am ehesten um *Histoplasma capsulatum*. Diffuse miliare bis noduläre interstitielle Infiltrate mit Mineralisierungen sind klassische röntgenologische Veränderungen bei feliner Histoplasmose.

ii. Die Infektion erfolgte höchstwahrscheinlich in Florida, da die Erkrankung in Europa bislang nicht vorkommt.

iii. Eine Behandlung mit Itraconazol (10 mg/kg p. o. 2 x tägl.) und intravenöser Infusion wurde eingeleitet. Die Katze wurde in der Sauerstoffbox belassen, aber ihr Zustand verschlechterte sich. Sie bekam Dexamethason (0,2 mg/kg s. c. 2 x tägl.) über drei Tage gegen eine Verstärkung der pulmonalen Entzündung sekundär zum behandlungsbedingten Absterben der Pilze. Ihr Zustand stabilisierte sich und verbesserte sich soweit, dass sie nach sieben Tagen ohne zusätzlichen Sauerstoff auskam. An Tag 14 war ihr Flüssigkeitshaushalt stabil, und sie fraß wieder. Sie wurde mit Itraconazoltherapie entlassen.

iv. Für Katzen, die die anfängliche Krise überleben, ist die Chance auf Heilung gut. Wie bei den meisten anderen systemischen Pilzinfektionen ist eine antimykotische Therapie über viele Monate erforderlich; sie sollte weitergeführt werden bis es keine Anhaltspunkte für eine Infektion in den labordiagnostischen Tests oder im Röntgen über mindestens 2 Monate mehr gibt. Diese Katze erholte sich vollständig, und Itraconazol wurde nach 9 Monaten abgesetzt.

12 i. Das Risiko für eine Katze, in einem Mehrkatzenhaushalt, in dem FCoV endemisch ist, FIP zu entwickeln, liegt bei 5-10 %. Es ist höher bei Katzen, die jünger als 6 Monate oder immunsupprimiert sind. Das Risiko hängt außerdem von der Virulenz des FCoV-Stammes ab.

ii. Haushalte mit weniger als 5 Katzen können spontan FCoV-frei werden, solche mit mehr als 10 Katzen vermutlich nicht. Eine Verringerung der Anzahl der Katzen (besonders von Katzen < 12 Monate) sowie häufiges Reinigen der Katzentoiletten und Oberflächen kann die Viruslast reduzieren. Durchführung von Antikörperuntersuchungen und Aussonderung antikörperpositiver Katzen kann die Exposition verringern. Alternativ können mittels Kot-PCR persistierende Ausscheider erfasst werden. In Mehrkatzenhaushalten scheiden 40-60 % der Katzen Virus mit dem Kot aus. Katzen, die in der PCR hohe Virusmengen ausscheiden, sollten entfernt werden.

iii. Welpen von Kätzinnen, die FCoV ausscheiden, sind vermutlich durch maternale Antikörper vor einer Infektion geschützt bis sie 5-6 Wochen alt sind. Es wurde ein Protokoll zum frühen Absetzen („early weaning") entwickelt. Wenn es korrekt durchgeführt wird und strenge Hygiene eingehalten wird, kann es evtl. FCoV-Infektionen bei diesen früh abgesetzten Kätzchen vermeiden.

iv. Es kann möglich sein, eine erbliche Resistenz gegen FIP in Katzenzuchten zu erhöhen. Für genetisch empfängliche Katzen ist das Risiko an FIP zu erkranken doppelt so hoch wie für andere Katzen. Wenn in zwei oder mehr Würfen einer Kätzin ein Welpe an FIP erkrankt, sollte mit ihr nicht mehr gezüchtet werden.

13 Eine adulte weibliche Europäisch-Kurzhaar-Katze (Alter und Kastrationsstatus unbekannt) aus einem großen städtischen Tierheim wurde mit ödematösen, ulzerierten Pfoten tot in ihrem Käfig gefunden (13a). Eingefangene Katzen wurden in diesem Tierheim in einem Raum von den anderen Katzen getrennt untergebracht. Die Käfige waren aus Stahl und hatten Gitterböden. Im Lauf des Tages starben weitere Katzen. Ähnliche Läsionen unterschiedlicher Schweregrade wurden auch bei noch lebenden Katzen gefunden. Einige Katzen zeigten geschwollene, deformierte Gesichter (13b). Das Personal berichtete, dass bereits vor 4 Monaten etwas Ähnliches aufgetreten sei.

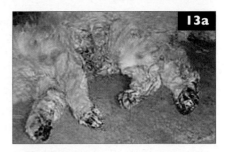

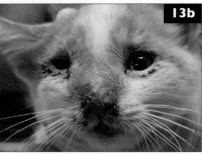

i. Was sind die wichtigsten Rule-outs für dieses Problem?

ii. Welche weiteren Informationen werden benötigt, um diesen Ausbruch zu untersuchen?

14 Bei Fall 14 handelt es sich um dieselbe Katze wie in Fall 13. Pathologische Untersuchungen ergaben eitrige und nekrotisierende Rhinitis und Sinusitis bei mehreren Katzen. Es gab auch Hinweise auf eitrige Meningitis mit großen Arealen submeningealen Eiters über der Großhirnrinde. Die distalen Gliedmaßenenden und Pfoten wiesen ulzerierte Bereiche mit Ödemen (14a), Blutungen und Nekrosen (14b) auf. Es wurden Proben von mehreren Läsionen zur bakteriologischen Untersuchung genommen. Dort wurden grampositive, fakultativ anaerobe β-hämolysierende Kokken isoliert.

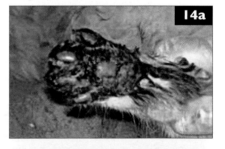

i. Wie lautet die Diagnose?

ii. Was sind prädisponierende Faktoren, die zu dieser Krankheit führen können?

iii. Welcher Rat sollte dem Tierheim gegeben werden, um diesen Ausbruch in den Griff zu bekommen?

13 i. Eine infektiöse Ätiologie ist wahrscheinlich, wenn man die Anamnese, die Zahl der erkrankten Katzen und die örtlichen Gegebenheiten in Betracht zieht. Die wahrscheinlichsten Ursachen sind virale oder bakterielle Infektionen.

ii. Eine gründliche Inspektion der Einrichtung (Begutachtung von Aufnahmeprotokollen, Käfigen, Käfigzubehör wie Toiletten, Futterschüsseln, Decken und der Räume im Allgemeinen) ist nötig. Es ist ebenfalls wichtig, sich anzuschauen, wie geputzt wird, und welche Reinigungs- und Desinfektionsmittel benutzt werden. Es empfiehlt sich, die Mitarbeiter bei der normalen Arbeit mit den Tieren zu beobachten. Vor allem die Sektion gestorbener Tiere ist wertvoll für die Untersuchung solcher Ausbrüche in Tierheimen.

14 i. Die Anamnese, klinischen Symptome und mikrobiologischen Ergebnisse weisen auf eine Infektion mit *Streptococcus canis* der Lancefield-Gruppe G hin. Es handelt sich um normale Mikroflora von Katzen; es können jedoch auch schwerwiegende Infektionen auftreten, vor allem bei Welpen, aber auch bei älteren Katzen, z. B. unter Tierheimbedingungen.

ii. Neugeborene Kätzchen können an einer *S.-canis*-Septikämie sterben, ältere juvenile Katzen können eine Lymphadenitis bekommen. Selten erkranken auch ältere Katzen. Es handelt sich dann in der Regel um opportunistische Infektionen als Folge von Wunden, Traumata, Operationen, Virusinfektionen und/oder Immunsuppression. Wildkatzen sind im Tierheim durch das Eingesperrtsein äußerst gestresst. In diesem Fall sind außerdem die Käfigböden potentiell schädlich für die Pfoten.

iii. Nicht betroffene Katzen sollten in neuen Käfigen mit festen Böden in einem anderen Raum gebracht werden. Leere Käfige, die wiederverwendet werden sollen, müssen komplett gereinigt und desinfiziert werden. Reinigung mit dem Dampfstrahler, Abbürsten, ausreichende Einwirkzeit eines geeigneten Desinfektionsmittels und vollständiges Trocknen sind zwingend erforderlich. Es ist möglich, *Streptococcus*-Infektionen mit Penicillinen zu behandeln, solange Isolationsmöglichkeiten während der Behandlungszeit zur Verfügung stehen. Es ist zu beachten, dass *S. canis* auch ein geringes zoonotisches Potential hat.

15 Fall 15 ist der gleiche wie die Fälle 13 und 14. Das Tierheim folgte den oben genannten Empfehlungen und hatte über mehrere Wochen keine neuen Fälle zu vermelden, bis der Ausbruch sich wiederholte. Durch Befragung der Mitarbeiter wurde festgestellt, dass streunende Katzen mithilfe einer Fangstange eingefangen und in die Käfige gesetzt wurden (15a).

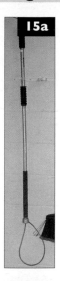

i. Was sollte dieses Mal untersucht werden?
ii. Was sollte von den Tierheim-Mitarbeitern erfragt werden?

16 Eine 4 Jahre alte weiblich-kastrierte Europäisch-Kurzhaar-Katze (16a) wurde wegen Gewichtsverlusts trotz gutem Appetit vorgestellt. Zwei Wochen vor der Vorstellung hatte sie allerdings aufgehört, gut zu fressen. Die Katze lebte vorwiegend draußen und war zuletzt im Alter von einem Jahr gegen FPV, FHV, FCV und Tollwut geimpft worden. Die Besitzer hatten keine weiteren Haustiere. Bei Vorstellung wog die Katze

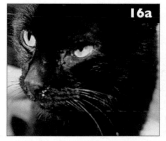

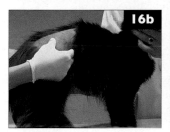

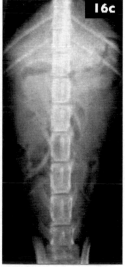

lediglich 3 kg. Beide Nieren waren palpatorisch vergrößert und höckerig (16b). Das Röntgenbild zeigte ebenfalls eine bilaterale Renomegalie (16c). In der Blutuntersuchung zeigten sich eine milde aregenerative Anämie sowie erhöhte Konzentrationen von Kreatinin (230 mmol/l) und Harnstoff (15 mmol/l); die Urinuntersuchung war unauffällig mit einem spezifischen Gewicht (USG) von 1.046. Die Katze wurde initial mit Ringer-Lactat behandelt. Die Harnstoff- und Kreatininkonzentrationen waren danach weiterhin erhöht; das USG lag bei 1.022.
i. Was sind die Probleme dieser Katze?
ii. Was sind die Rule-outs für das Hauptproblem?
iii. Wie ist der weitere diagnostische Plan?

15 i. Bislang hatte man sich nur auf die Katzen in den Käfigen konzentriert. Der erneute Ausbruch macht es nun erforderlich, auch nach anderen Infektionsquellen oder Traumaursachen zu schauen.

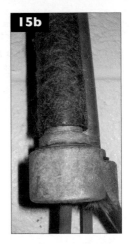

ii. Gespräche mit den Mitarbeitern offenbarten, dass derselbe Stab, der zum Einsetzen der Katzen in die Käfige benutzt wurde, auch verwendet wurde, um Katzen zum Transport aus den Käfigen zu fangen. Es stellte sich heraus, dass der Fangstab voller Haare war und massenhaft Bissspuren am mit Schwamm überzogenen Griff (15b) aufwies. Es war offensichtlich, dass die Katzen beim Umsetzen verletzt wurden und dass der Stab nicht angemessen gereinigt werden konnte. Der Fangstab wurde entsorgt, und die Türen wurden anschließend beim Umsetzen so aneinander gestellt, dass die Katzen von selbst aus dem Käfig in die Transportbox und zurück gehen konnten. Die *S.-canis*-Ausbrüche konnten dadurch gestoppt werden.

16 i. Das vorberichtliche Problem ist Gewichtsverlust verbunden mit schlechtem Appetit. Renomegalie ist das Hauptproblem der klinischen Untersuchung. Es liegt eine milde Azotämie vor.

ii. Die Azotämie kann prärenal, renal oder postrenal sein. Die Katze ist nur leicht azotämisch, so dass dies nicht die partielle Anorexie und den Gewichtsverlust erklärt. Es gibt keine Hinweise für prä- oder postrenale Azotämie. Bei Katzen kann eine renale Azotämie nicht durch einen konzentrierten Urin ausgeschlossen werden. In diesem Fall ist eine renale Azotämie wahrscheinlicher (niedriges spezifisches Gewicht nach Rehydratation, Renomegalie). Zu den Erkrankungen, die zu beidseitiger Renomegalie führen, gehören Lymphom, Polycystic Kidney Disease, granulomatöse Nephritis (z. B. bei FIP), Amyloidose und Hydronephrose.

iii. Der diagnostische Plan sollte einen FeLV-Test beinhalten und es sollte ein Ultraschall der Nieren gemacht werden. Dieser ist sinnvoll für die Diagnose einer PKD oder Hydronephrose. Bei generalisiert veränderten Nieren sollte eine Feinnadelaspiration zur Diagnose eines renalen Lymphoms durchgeführt werden. Wenn diese nicht diagnostisch ist, ist eine Nierenbiopsie indiziert. Sie ist notwendig, um eine granulomatöse Nephritis oder Amyloidose nachzuweisen. FeLV-Infektionen sind bei einigen Katzen die Ursache eines renalen Lymphoms, daher ist ein FeLV-Test bei dieser hauptsächlich draußen lebenden Katze indiziert. FeLV-Infektion kann auch zu einer aregenerativen Anämie mit leicht erhöhtem MCV führen. Bei dieser Katze wurde ein renales Lymphom in der Aspirationszytologie (16d) diagnostiziert. Sie war FeLV-positiv.

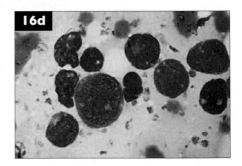

17 Fünf ca. 8 Wochen alte Europäisch-Kurzhaar-Kätzchen wurden in ein Tierheim eingeliefert und im Isolationsbereich untergebracht. Die Welpen waren klinisch unauffällig und wurden kastriert. Innerhalb von 3 Tagen nach der Operation bekamen alle Welpen Fieber (39,0–40,5°C) und entwickelten Ulzerationen der Maulschleimhaut, serösen Nasen- und Augenausfluss sowie Niesen. Vier adulte Blutspenderkatzen wurden in einem angrenzenden Käfig gehalten. Sie waren 18 Monate zuvor gegen FPV, FHV und FCV geimpft worden. Drei Tage nachdem die Welpen Symptome entwickelt hatten, bekamen drei der adulten Katzen Ulzera an Zunge und Gaumen (**17a**), Alopezie, Ulzerationen und nässende Stellen an der Haut (**17b**), Ödeme und eine leicht erhöhte Körpertemperatur.

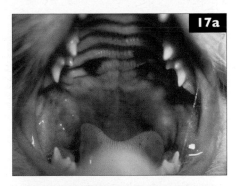

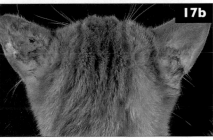

i. Was sind die wahrscheinlichsten Differentialdiagnosen?
ii. Welche diagnostischen Tests sollten gemacht werden?
iii. Welche Maßnahmen sollten zum Schutz der anderen Katzen getroffen werden?

18 Ein 7 Jahre alter kastrierter Burmakater wurde wegen chronischen Hustens vorgestellt, der in der Vergangenheit gut auf eine Behandlung mit Glukokortikoiden angesprochen hatte. Er hatte akute Atemnot und beidseitigen purulenten Nasenausfluss. Röntgenaufnahmen des Thorax zeigten eine deutliche bronchiale Zeichnung, eine Abflachung des Zwerchfells und eine Konsolidierung des kaudalen

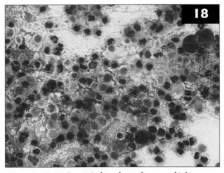

Anteils des linken kranialen Lungenlappens. Im Bereich des konsolidierten Lungenlappens waren Aerobronchogramme zu sehen. Es wurde eine bronchoalveoläre Lavage (BAL) durchgeführt und zytologische Präparate hergestellt (**18**) (modifizierte Wright-Giemsa-Färbung).
i. Was sind die Differentialdiagnosen für die röntgenologischen Veränderungen?
ii. Was ist in der Zytologie zu sehen?

17 i. Die wahrscheinlichste Ursache ist eine FCV-Infektion. Diese kann auch bei geimpften Katzen auftreten. Es wurde von Ausbrüchen einer *virulent systemic feline calicivirus disease* (VS-FCV) berichtet, die mit Ödemen (**17c**), ausgedehnter Alopezie, Ulzerationen und Tod einhergingen. Dieser Fall weist viele Charakteristika einer VS-FCV-Infektion auf. Eine Verätzung durch Desinfektionsmittel (quartäre Ammoniumverbindungen oder

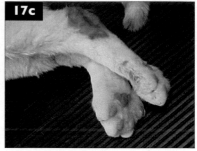

Phenol) sollte auch in Betracht gezogen werden; diese kann bei Katzen Ulzerationen an Haut und Schleimhäuten, Fieber und respiratorische Symptome hervorrufen und auch zum Tod führen.

ii. Oropharyngeale Tupfer und Serum erkrankter Katzen sollten zum FCV-Nachweis mittels Virusisolierung oder PCR eingeschickt werden. Viele Katzen sind symptomlose Träger; daher ist ein positives Ergebnis kein Beweis für die Krankheitsursache. Ein positiver Nachweis aus dem Blut ist hinweisender, da zirkulierendes Virus nur während der akuten Erkrankung vorhanden ist. Blut ist jedoch häufig negativ, auch bei akut infizierten Katzen. Eine definitive Diagnose von VS-FCV kann nur mit einer Sektion durch den Nachweis von charakteristischen Läsionen und Virus in den Geweben gestellt werden. Desinfektionsmittelverätzung wird durch den Ausschluss anderer Ursachen, verbunden mit einer Besserung der Symptomatik nach Beseitigung des Desinfektionsmittels, diagnostiziert.

iii. Alle erkrankten Katzen sollten isoliert werden. Der Zugang sollte streng auf eine begrenzte Zahl an Mitarbeitern mit entsprechender Schutzkleidung beschränkt werden. Es sollte separates Zubehör für die Reinigung und Pflege benutzt werden. Alle exponierten asymptomatischen Katzen sollten ebenfalls strikt isoliert werden, da sie Virusträger sein können.

18 i. Die röntgenologischen Veränderungen weisen auf eine chronisch-entzündliche Atemwegserkrankung (z. B. Asthma) hin. Ein konsolidierter rechter mittlerer Lungenlappen und eine Zwerchfellsabflachung sind übliche röntgenologische Veränderungen bei chronisch-entzündlichen Atemwegserkrankungen. In diesem Fall deuten die Konsolidierung des linken kranialen Lungenlappens und der eitrige Nasenausfluss auf eine sekundäre Bronchopneumonie hin. Differentialdiagnosen sind primäre Pneumonie (z. B. Aspirationspneumonie), parasitäre Infektion, Herzwürmer oder Neoplasie.

ii. Im Hintergrund des BAL-Präparats ist eine dicke Schicht von Schleim und lysierten Zellen zu sehen. Es sind viele intakte Entzündungszellen vorhanden. Bei diesen handelt es sich vor allem um neutrophile Granulozyten sowie einige Lymphozyten, Makrophagen und dunkel angefärbte Epithelzellen. Es sind keine Bakterien sichtbar. Das schließt aber das Vorhandensein von Bakterien, z. B. Mykoplasmen, nicht aus, da diese durch das Fehlen einer Zellwand in Routinefärbungen nicht erkennbar sind.

19 Bei Fall **19** handelt es sich um denselben Kater wie in Fall **18**. Die Kultur der BAL ergab ein reines Wachstum von Mykoplasmen (**19**).

i. Wie signifikant ist ein reines Wachstum von Mykoplasmen in der BAL von Katzen?

ii. Wie sollte der Kater behandelt werden?

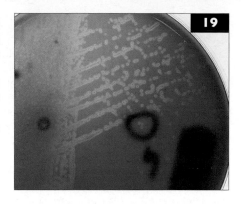

20 Eine 3 Jahre alte weiblich-kastrierte Europäisch-Langhaar-Katze wurde wegen Anorexie und Gewichtsverlusts vorgestellt. Sie war gegen FPV, FHV, FCV, FeLV und Tollwut geimpft. Es lebten keine weiteren Tiere im Haushalt. Ihr linkes Vorderbein war distal leicht geschwollen (**20a**), die Schwellung war nicht warm. Es wurden ein Blutbild, ein Serum-Organprofil und eine Urinuntersuchung durchgeführt. Die veränderten Befunde waren:

Blutbild/Serum-Biochemie	Ergebnisse
Segmentkernige Neutrophile	$12,25 \times 10^9/l$
Lymphozyten	$1,0 \times 10^9/l$
Gesamtprotein	50 g/l
Albumin	11 g/l
Kalzium	1,9 mmol/l
Urinanalyse	
Protein	++++
spezifisches Gewicht	1.024

i. Was sind die Probleme der Katze?

ii. Was sind die Rule-outs für die Hauptprobleme?

iii. Was ist der weitere diagnostische Plan?

iv. Welche Therapie sollte bis zum Vorliegen der Untersuchungsergebnisse eingeleitet werden?

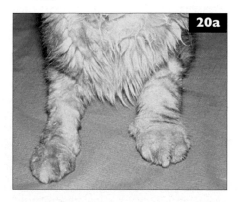

19 i. *Mycoplasma* spp. sind im unteren Respirationstrakt gesunder Katzen nicht vorhanden. Sie wurden jedoch aus der BAL von bis zu 25 % der Katzen mit Erkrankungen der unteren Atemwege isoliert. Mykoplasmen können zu erheblichen Schädigungen des respiratorischen Epithels führen. Beim Menschen verursachen *M.-pneumoniae*-Infektionen eine Hyperreaktivität der Atemwege und sind bekannt dafür, dass sie Asthmaanfälle auslösen oder verschlimmern können. Bei diesem Kater ist es wahrscheinlich, dass seine chronisch-entzündliche Atemwegserkrankung zu einer Herabsetzung der Abwehrmechanismen im Respirationstrakt und einer sekundären Mykoplasmenpneumonie führte.

ii. Resistenztests sind für feline Mykoplasmen nicht routinemäßig erhältlich. *Mycoplasma* spp. sind normalerweise sensibel gegenüber Makroliden, Azaliden, Tetrazyklinen, Chloramphenicol, Fluorquinolonen, Clindamycin und Aminoglykosiden. Die Therapie sollte über mindestens 4 Wochen gegeben werden. Mittel der Wahl ist Doxycyclin. Die chronische Atemwegserkrankung dieser Katze sollte mit einem inhalierbaren Glukokortikoid, wie Fluticason, in Verbindung mit einem Bronchodilatator, wie Salbutamol, behandelt werden. Diese können der Katze mit einem speziellen Inhalator verabreicht werden.

20 i. Es besteht eine deutliche Hypalbuminämie in Verbindung mit einer deutlichen Proteinurie. Obwohl die Katze nicht azotämisch ist, ist das spezifische Gewicht des Urins im Vergleich zum typischerweise stark konzentrierten Urin junger Katzen relativ niedrig. Die Befunde können mit einer Proteinverlust-Nephropathie erklärt werden.

ii. Proteinverlust-Nephropathien entstehen durch Glomerulopathien, verursacht durch Amyloidose oder Glomerulonephritis. Glomerulonephritis ist der häufigste Grund, renale Amyloidose ist selten. Eine Glomerulonephritis hat viele mögliche Ursachen (z. B. chronische Infektionen), oft kann bei der Katze kein spezifischer Grund ermittelt werden.

iii. Der diagnostische Plan beinhaltet einen FeLV-/FIV-Test und eine Bestimmung des Urin-Protein/Kreatinin-Verhältnisses. Der Blutdruck sollte ebenfalls gemessen werden, um eine Hypertension auszuschließen. Wenn Tests auf Infektionskrankheiten negativ sind, sollten Röntgenaufnahmen von Thorax und Abdomen sowie ein Abdomenultraschall gemacht werden, um nach zugrunde liegenden entzündlichen oder neoplastischen Ursachen zu suchen. Wenn diese Untersuchungen unauffällig sind, ist eine Nierenbiopsie indiziert. Die Biopsie bestätigte die Diagnose Glomerulonephritis bei dieser Katze (**20b**), es konnte aber keine infektiöse Ursache identifiziert werden.

iv. Bis zum Vorliegen der Untersuchungsergebnisse sollte eine symptomatische Therapie begonnen werden. Diese besteht aus der schrittweisen Einführung einer Nierendiät. Eine allzu starke Eiweißreduktion sollte jedoch vermieden werden. Zusätzlich kann die Gabe eines ACE-Hemmers (z. B. Benazepril) die Schwere der Proteinurie reduzieren und die Prognose verbessern.

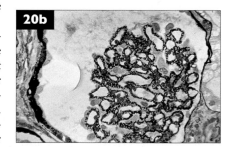
20b

21 Ein 10 Jahre alter kastrierter Europäisch-Kurzhaar-Kater wurde mit chronischem Erbrechen, Anorexie und Gewichtsverlust seit 6 Monaten vorgestellt. Er hatte Metronidazol bekommen, allerdings ohne Erfolg. Er hatte regelmäßig Freilauf und war aktuell gegen FHV, FCV, FeLV und Tollwut geimpft. In der

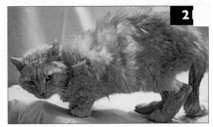

klinischen Untersuchung fielen ein deutlich reduzierter Ernährungszustand und ein verfilztes Fell auf (21). Blutbild, Serum-Organprofil, T4 und Urinuntersuchung waren bis auf eine leichte Hypalbuminämie unauffällig. Drei Kotflotationen waren negativ für Parasiteneier und Giardien. Ein FeLV-/FIV-Test sowie Röntgenaufnahmen und Ultraschall des Abdomens waren unauffällig. In der Endoskopie zeigten sich eine Gastritis mit prominenten Lymphfollikeln und punktförmigen Blutungen in der Mukosa und eine Duodenitis. Darmbiopsien ergaben eine moderate bis schwere lymphoplasmazelluläre Entzündung. Spezialfärbungen zeigten zahlreiche *Helicobacter* spp. innerhalb der Magendrüsen.
i. Wie sollte dieser Kater behandelt werden?
ii. Wie kann der Therapieerfolg kontrolliert werden?

22 Ein 7 Jahre alter kastrierter Europäisch-Kurzhaar-Kater wurde mit folgendem Vorbericht vorgestellt. Er hatte vor 8 Monaten eine kleine subkutane Umfangsvermehrung in der linken Flanke gehabt. Nach erfolgloser antibiotischer Therapie war die Masse chirurgisch entfernt worden. Ein paar Monate später war sie wieder aufgetreten und hatte begonnen sich auszubreiten. Der Kater lebte in einem Mehrkatzenhaushalt und hatte Zugang ins Freie. Bei der klinischen Untersuchung zeigte er sich munter und aufmerksam. Die Hautläsion bestand aus einem alopezischen Bereich mit multiplen runden, tiefen und nässenden Hautulzera unterschiedlicher Größe an der linken Flanke (22a), die sich

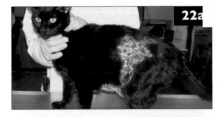

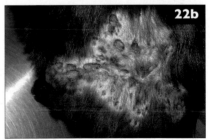

nach kaudodorsal ausbreiteten (22b). Zwei weiche subkutane Umfangsvermehrungen waren im Inguinalbereich zu palpieren.
i. Was sind die drei wahrscheinlichsten Differentialdiagnosen für diese Art von Hautveränderung?
ii. Welche dermatologischen Tests sollten durchgeführt werden?
iii. Welche der Differentialdiagnosen führen zu Gewebsgranula?
iv. Was ist die Verdachtsdiagnose, wenn ein Gewebsstück in der Ziehl-Neelsen-Färbung partiell säurefeste Stäbchen aufweist?

21 i. Die Frage ist, ob die *Helicobacter*-Infektion ursächlich für die gastrointestinalen Läsionen des Katers ist, oder ob eine zugrunde liegende Erkrankung (z. B. IBD, Futtermittelunverträglichkeit) vorliegt. Es wäre sinnvoll, das Futter auf eine hypoallergene Diät umzustellen, um die Entzündung der Mukosa zu verringern. Da der Befall bei diesem Kater massiv war, sollte ein Behandlungsversuch eingeleitet werden. Die Behandlung gegen *Helicobacter* erfolgt mit einer Kombinationstherapie (Antibiotika und antisekretorisches Medikament) über 2-4 Wochen. Die optimale Kombination und die Dauer der Behandlung sind für die Katze nicht bekannt. Wenn sich die Symptome nicht verbessern oder nach Absetzen der Therapie wiederkehren, ist evtl. eine weitere Behandlung auf IBD angezeigt.

ii. Da es bei der Katze gegenwärtig keine nichtinvasiven Nachweismöglichkeiten für *Helicobacter* spp. gibt, sollte die Gastroduodenoskopie idealerweise am Ende der Behandlung wiederholt werden, um zu schauen, ob die Bakterien vollständig beseitigt wurden und um die morphologischen Veränderungen zu überprüfen. Ein Verschwinden der Symptome, eine offensichtliche Beseitigung der Bakterien und makroskopisches und histologisches Verschwinden der gastrointestinalen Entzündung würden dafür sprechen, dass *Helicobacter* tatsächlich für die Erkrankung der Katze mit verantwortlich war. Wenn eine Wiederholung der Gastroduodenoskopie nicht möglich ist, sollte die Katze gründlich im Hinblick auf klinische Symptome, Körpergewicht und Serum-Albumin-Konzentration überwacht werden. Eine PCR für *Helicobacter* spp. im Kot wird vielleicht in Zukunft erhältlich sein und weniger invasive Diagnostik ermöglichen.

22 i. Die drei wahrscheinlichsten Differentialdiagnosen sind Nokardiose, Aktinomykose und Mykobakteriose. Diese drei Krankheiten sind klinisch nicht zu unterscheiden. Sie sind charakterisiert durch eine noduläre bis diffuse Phlegmone, ulzerierende Knoten und Abszesse mit zahlreichen Fisteln, die meist an den Gliedmaßen, Pfoten oder am ventralen Abdomen lokalisiert sind. Respiratorische Symptome, Fieber, Anorexie, Lethargie und Lymphadenopathie können ebenfalls vorhanden sein.

ii. Es sollten eine zytologische, eine bakteriologische und eine histologische Untersuchung eingeleitet werden. In der Zytologie von Exsudat oder Feinnadelaspirat ist in diesen Fällen eine pyogranulomatöse Entzündung zu sehen. Gelegentlich werden gram-positive fadenförmige, perlschnurartige bis stäbchenförmige Organismen gefunden. Sie sind säurefest (Mykobakterien), partiell säurefest (Nokardien) oder nicht säurefest (Aktinomyzeten). Die Histologie zeigt typischerweise eine noduläre bis diffuse pyogranulomatöse Dermatitis und Pannikulitis mit intraläsionalen Gewebsgranula. In der bakteriologischen Kultur benötigen Actinomyzeten anaerobe Bedingungen, während Nokardien und opportunistische Mykobakterien aerobe Bedingungen bevorzugen.

iii. Gewebsgranula werden von *Nocardia* spp. und *Actinomyces* spp. verursacht.

iv. Bei diesem Kater handelt es sich um Nokardiose. *Actinomyces* spp. weisen keine säurefeste Färbung innerhalb der Gewebsgranula auf, während Mykobakterien säurefest sind, aber nicht zur Bildung von Gewebsgranula führen. Trotz dieser Unterschiede sollte die Diagnose durch eine Erreganzüchtung bestätigt werden.

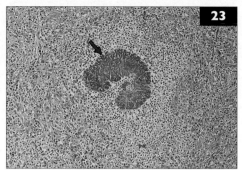

23 Bei Fall **23** handelt es sich um denselben Kater wie in Fall **22**. In der Histologie zeigte sich eine noduläre bis diffuse pyogranulomatöse Dermatitis und Pannikulitis mit intraläsionalen Gewebsgranula (**23**, Pfeil) (HE-Färbung). Es wurden Nokardien angezüchtet.
i. Warum ist die Isolation dieser Organismen wichtig?
ii. Wie sollte der Kater therapiert werden?

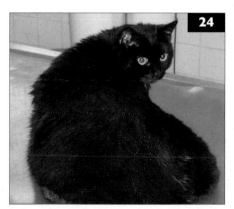

24 Eine 12 Jahre alte weiblich-kastrierte Perserkatze wurde zum jährlichen Gesundheitscheck vorgestellt. In der klinischen Untersuchung fiel ein generalisiert dünnes Haarkleid mit Krusten und Schuppen auf (**24**). Die Katze kratzte sich im Behandlungsraum.
i. Wie lauten die Differentialdiagnosen für diese Hautveränderung?
ii. Welche diagnostischen Tests sind angebracht, um die Diagnose zu bestätigen?
iii. Könnte es sich um eine Zoonose handeln?
iv. Was ist die entsprechende Therapie?

23 i. Die Isolation und Resistenztestung klinischer Nokardienisolate ist wichtig, da verschiedene Stämme unterschiedliche Resistenzmuster zeigen. Die meisten Nokardienisolate, außer *Nocardia otitidiscaviarum*, sind sensibel gegenüber Sulfonamiden. *Nocardia nova* ist gewöhnlich sensibel gegenüber Erythromycin, *Nocardia farcinia* nicht.

ii. Die Therapie der Wahl ist eine Kombination von chirurgischer Entfernung mit Drainage des infizierten Gewebes und Langzeitantibiotikabehandlung. Wenn kein Antibiogramm erhältlich ist, werden Sulfonamide als Mittel der ersten Wahl für die Nokardiosebehandlung angesehen. Eine klinische Besserung sollte innerhalb von 10 Tagen nach Beginn der Behandlung eintreten. Die Therapie sollte einen Monat über die klinische Remission hinaus fortgeführt werden. Wegen möglicher Nebenwirkungen von Sulfonamiden, wie Myelosuppression bei Langzeitgabe, oder bei fehlendem Ansprechen auf die Therapie sollten alternative Behandlungsmöglichkeiten erwogen werden.

Trimethoprim/Sulfonamid (15 mg/kg p. o. 2 x tägl.) oder Amoxicillin/Clavulansäure (10–20 mg/kg p. o. 2 x tägl.) oder Ampicillin (20–40 mg/kg p. o. 2 x tägl.)	alleine oder in Kombination mit	Erythromycin (10–15 mg/kg p. o. 3 x tägl.) oder Clarithromycin (7,5 mg/kg p. o. 2 x tägl.) oder Tetrazyklin (20 mg/kg p. o. 3 x tägl.) oder Clindamycin (11–24 mg/kg p. o. 1 x tägl.)

24 i. Cheyletiellose, Demodikose, Dermatophytose, trockene Umgebung, chronische allergische Hauterkrankungen und Mangelernährung sind die Hauptdifferential-diagnosen.

ii. Die mikroskopische Untersuchung von ausgekämmtem Fell (Haare, Schuppen, Debris) hat meist einen größeren Erfolg als die alleinige Untersuchung eines „Tesa-Abklatsch"-Präparats. Ein Vergrößerungsglas kann zur Beurteilung ausreichen. Für den Tesa-Abklatsch wird ein Streifen durchsichtiges Klebeband auf das Fell aufgedrückt und anschließend auf einen Objektträger geklebt, um ihn auf Parasiten und Eier zu untersuchen, die an den Haaren haften. Milben können auch gelegentlich in einer Kotuntersuchung gefunden werden, wenn Katzen sie bei der Fellpflege abgeleckt haben.

iii. Bei dieser Katze wurde eine Cheyletiellose diagnostiziert. Es handelt sich dabei um eine Zoonose, die beim Menschen in etwa 20–30 % der Fälle einen juckenden Hautausschlag an Armen und Rumpf verursacht.

iv. Fipronil sollte zweimalig im Abstand von drei Wochen aufgetragen werden. Selamectin und Ivermectin sind ebenfalls wirksam. Da die Milben auch abseits vom Wirt mindestens einen Monat überleben können, ist eine gründliche Umgebungsreinigung wichtig.

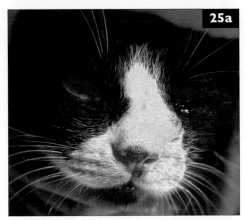

25 Ein 2 Jahre alter kastrierter Europäisch-Kurzhaar-Kater wurde vorgestellt, da er seit 2 Wochen beidseitigen mukopurulenten Nasenausfluss und eine Schwellung der Nase hatte und nieste. Der Kater lebte in Turin, Italien. In der klinischen Untersuchung fielen Stridor, inspiratorische Dyspnoe, Exophthalmus sowie Nasen- und Augenausfluss auf (25a). Der Kater war vor einem Jahr positiv auf FIV getestet worden.

i. Was sind die wichtigsten Differentialdiagnosen für die Probleme?

ii. Welche diagnostischen Schritte sollte unternommen werden?

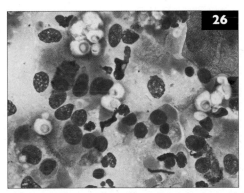

26 Bei Fall 26 handelt es sich um denselben Kater wie in Fall 25. Es wurde ein Feinnadelaspirat der Veränderung genommen (26) (May-Grünwald-Giemsa-Färbung).

i. Welche Zellarten und azellulären Strukturen befinden sich im Ausstrich?

ii. Was ist die wahrscheinlichste Diagnose bei diesem Kater?

iii. Welche ergänzenden Untersuchungen können zur Bestätigung der Diagnose durchgeführt werden?

iv. Welche prädisponierenden Faktoren sollten berücksichtigt werden?

25 i. Die Hauptdifferentialdiagnosen sind nasopharyngeale Polypen, Fremdkörper, Neoplasien und Infektionen. Neoplasien kommen hauptsächlich bei älteren Katzen vor. Polypen, Fremdkörper, bakterielle Infektionen und Pilzinfektionen verursachen üblicherweise Nasenausfluss. Vor allem Pilze können zu einer Schwellung der Nase führen.

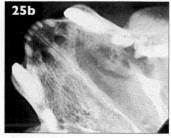

ii. Es sollten eine gründliche Untersuchung der Maulhöhle, ein Blutbild, ein Serum-Organprofil, eine Urinuntersuchung und ein FeLV-Test durchgeführt werden. Eine bildgebende Untersuchung des Kopfes ist sinnvoll, um Knochenlyse oder Verschattungen in der Nasenhöhle zu erkennen (25b). Schnittbildverfahren wie CT oder MRT sind, wenn vorhanden, sensitiver als konventionelles Röntgen. Nachdem die Lokalisation und das Ausmaß der Läsion identifiziert sind, sollte eine Feinnadelaspiration für zytologische und kulturelle Untersuchungen gemacht werden. In diesem Fall zeigten die Röntgenaufnahmen eine weichteildichte Verschattung der linken Nasenhöhle bei intaktem Septum.

26 i. Die Probe enthält viele neutrophile Granulozyten, einige Erythrozyten, zahlreiche Epithelzellen und zahlreiche von einer Kapsel umgebene Hefeorganismen, vereinbar mit *Cryptococcus* spp.

ii. Kryptokokkose wird verursacht durch *Cryptococcus* spp., übiquitäre Hefen, die häufig aus Erde, Staub, Insekten und v. a. Kot von Tauben oder anderen Vögeln isoliert werden. *Cryptococcus neoformans* ist bei der Katze verbreiteter als *C. gattii*. Die häufigsten Probleme sind Rhinitis oder Sinusitis mit ein- oder beidseitigem Nasenausfluss, ZNS-Manifestationen oder Hautläsionen. Nasenausfluss ist nicht immer vorhanden. Andere mögliche Symptome sind Lymphadenopathie sowie gelegentlich Husten und Dyspnoe, Chorioretinitis und andere okuläre Veränderungen.

iii. Die Zytologie ist eine schnelle Methode, um die Organismen in Feinnadelaspiraten, Abklatschpräparaten, Liquor und Kammerwasser nachzuweisen. Der Erreger kann aber in ca. 25 % der Fälle so nicht direkt nachgewiesen werden, daher schließt eine negative Zytologie das Vorliegen einer Kryptokokkose nicht aus. Der *Cryptococcus*-Antigen-Test weist ein Kapselantigen nach und ist sensitiv und spezifisch. Die Diagnose kann außerdem durch histologische Untersuchung von Biopsieproben oder durch Anzüchtung des Erregers bestätigt werden.

iv. Über prädisponierende Faktoren für feline Kryptokokkose wird diskutiert. Obwohl FIV-Infektionen zu Immunsuppression führen können, haben FIV-infizierte Katzen nicht häufiger eine Kryptokokkose. Einige Berichte deuten jedoch darauf hin, dass FIV-infizierte Katzen weniger gut auf die Therapie ansprechen als nicht infizierte Katzen. Das sollte bei dieser Katze berücksichtigt werden.

27 Ein 2 Jahre alter kastrierter Langhaar-Kater wurde vorgestellt, da er seit einer Woche apathisch war. Er stammte ursprünglich aus Schweden und war mit seiner Besitzerin 2 Monate zuvor nach Deutschland umgezogen. Auf dem Blutausstrich wurden Strukturen in den Erythrozyten gefunden (27).

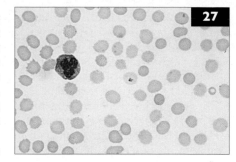

i. Um was für Strukturen handelt es sich?
ii. Was sind die klinischen Symptome dieser Infektion bei Katzen?
iii. Wie wird die Infektion bei Katzen behandelt?

28 Eine 1 Jahr alte weiblich-kastrierte Siamkatze wurde mit Niesen, Nasenausfluss, beidseitigem Blepharospasmus und Augenausfluss vorgestellt. Die Katze lebte in einem Mehrkatzenhaushalt, sie hatte Zugang nach draußen und war vollständig geimpft. Der einzig auffällige Befund der klinischen Untersuchung war eine starke Rötung und Schwellung des rechten Auges. In der ophthalmologischen Untersuchung zeigten sich seromuköser Augenausfluss, konjunktivale Hyperämie und starke Chemosis in beiden Augen (28a); das rechte Auge war stärker betroffen als das linke (28b). Die Spaltlampenuntersuchung und die Untersuchung des Augenhintergrunds waren beidseits unauffällig. Der Schirmer-Tränentest ergab eine Tränenproduktion von >25mm/min am rechten und 16 mm/min

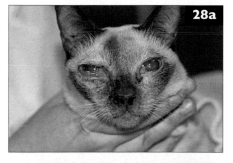

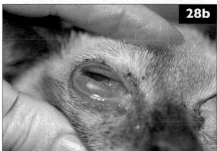

am linken Auge. Der Fluoreszeintest war beidseits negativ.
i. Was ist das Problem dieser Katze?
ii. Was sind die wahrscheinlichsten Ursachen für dieses Problem?

27 i. Bei den Parasiten in den Erythrozyten handelt es sich um Babesien. Bei Hauskatzen wurden bislang *Babesia felis* (Südafrika, Sudan), *Babesia cati* (Indien) und *Babesia canis* subspecies *presentii* (Israel) beschrieben. Babesien sind auch bei Wildkatzen in Afrika nachgewiesen worden, darunter *Babesia herpailuri*, *Babesia leo* und *Babesia pantherae*. Die Vektoren für Babesien sind bei Katzen nicht genau bekannt. Aus Nordeuropa gibt es bislang keine Berichte von Babesiose bei der Katze, und es ist ungeklärt, wie diese Katze sich in Schweden oder Deutschland infiziert hat.
ii. Berichte über klinische Symptome bei Katzen mit Babesiose stammen vorrangig aus Südafrika. Meist sind Katzen mit natürlicher Babesieninfektion jünger als 3 Jahre. Die Symptome umfassen Apathie, Anorexie, Schwäche, stumpfes Fell, Durchfall, Anämie und Ikterus. Der Ikterus ist meist prähepatisch durch Hämolyse verursacht. Die Anämie kann massiv sein und ist vermutlich die Ursache der Apathie, Anorexie, Schwäche und des stumpfen Haarkleids. Die Erkrankung verläuft bei der Katze meist chronisch. Klinische Anzeichen können über Wochen bis Monate verborgen bleiben.
iii. Über die Behandlung der Babesiose bei Katzen ist wenig bekannt. Die meisten Babesienmedikamente sind wirkungslos. Primaquinephosphat, ein Antimalariapräparat, scheint wirksam zu sein und ist das Mittel der Wahl. Die effektive Dosis von 0,5 mg/kg p. o. oder i. m. ist jedoch sehr nah an der letalen Dosis von 1 mg/kg, so dass das Medikament sehr vorsichtig und nur nach einer definitiven Diagnose angewandt werden sollte.

28 i. Die Katze hatte eine Konjunktivitis, ein häufig auftretendes Problem bei Katzen.
ii. Die wichtigsten Verursacher sind FHV, *Chlamydophila felis* und Mykoplasmen. Die durch sie verursachten Symptome sind sehr ähnlich: Blepharospasmus, konjunktivale Hyperämie, Chemosis, Nickhautvorfall, Schmerzen und Augenausfluss. Die folgenden Kriterien können aber für die Differenzierung hilfreich sein. FHV ist weit verbreitet. Tiere aus Mehrkatzenhaushalten und Katzenzuchten haben ein erhöhtes Infektionsrisiko. Bei schwerer Herpesvirus-Konjunktivitis besteht vor allem bei jungen Katzen ein deutliches Risiko, dass sich ein Symblepharon entwickelt. Einmal infiziert werden die Katzen zu latenten Virusträgern, und es kann zu wiederkehrenden Episoden von Konjunktivitis und Keratitis kommen. Katzen bis zu einem Jahr haben ein höheres Risiko für *Chlamydophila-felis*-Infektionen als ältere Katzen. Gewöhnlich wird einseitiger Augenausfluss beobachtet, das zweite Auge ist einige Tage später betroffen. Konjunktivale Hyperämie, starke Chemosis und seröser bis mukopurulenter Ausfluss sind die häufigsten Symptome am Auge. Jüngere Katzen, die in großen Gruppen gehalten werden, sind besonders empfänglich für Mykoplasmeninfektionen. Die Konjunktivitis kann initial unilateral sein, das zweite Auge kann aber dann später auch betroffen sein. Mykoplasmen-Konjunktivitis ist charakterisiert durch Chemosis, schleimig klebrigen Augenausfluss und die Bildung von Pseudomembranen auf der Konjunktiva.

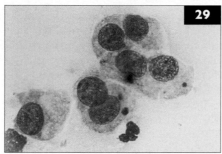

29 Bei Fall **29** handelt es sich um dieselbe Katze wie in Fall **28**. Ein Konjunktivalabstrich vom rechten Auge wurde zytologisch untersucht (**29**).
i. Welche ätiologische Diagnose kann aufgrund der Zytologie gestellt werden?
ii. Was ist die Behandlung der Wahl bei dieser Katze?

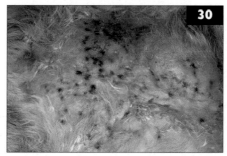

30 Eine 5 Jahre alte weiblich-kastrierte Europäisch-Kurzhaar-Katze wurde wegen nodulärer Dermatitis vorgestellt, die 12 Monate zuvor erstmals aufgefallen war. Zu Beginn waren kleine Knötchen ohne Juckreiz vorhanden gewesen. Im Lauf der Zeit hatten sie sich vergrößert, waren zum Teil ulzeriert und hatten geeitert. Vor 3 Monaten war die Katze ohne Erfolg mit Antibiotika behandelt worden. Die Katze war aktuell geimpft und entwurmt. Sie hatte freien Zugang nach draußen. Es lebten keine anderen Tiere im Haushalt. Die klinische Untersuchung ergab keine weiteren Auffälligkeiten. Im Inguinalbereich und an den Oberschenkelinnenseiten waren Papeln, Knoten und Plaques in der Haut palpierbar. Einige von ihnen wiesen Fistelkanäle auf, aus denen sich durch Drücken ein eitriges Sekret entleerte (ohne Anzeichen für Granula) (**30**).
i. Was sind die Hauptdifferentialdiagnosen?
ii. Welche Tests sollten zuerst durchgeführt werden?
iii. Was ist der weitere diagnostische Plan?

29 i. In den konjunktivalen Epithelzellen befinden sich multiple intrazytoplasmatische basophile (violette) Einschlusskörperchen, typisch für eine *Chlamydophila-felis*-Infektion. Die Elementarkörperchen (infektiöse Form) innerhalb der Zelle sind bis zu 50 Tage lang sichtbar, sind aber besonders häufig in den ersten 2 Wochen nach der Infektion zu finden. Konjunktivalzytologie ist ein sehr einfaches und hilfreiches diagnostisches Verfahren und sollte bei Katzen mit Konjunktivitis routinemäßig durchgeführt werden. Eine Zytologiebürste wird durch den unteren Bindehautsack gezogen und dann vorsichtig auf einem Objektträger ausgestrichen. Die Ausstriche werden getrocknet, acetonfixiert und anschließend mit einer Romanowsky- oder Giemsa-Färbung gefärbt. **ii.** Die Therapie der Wahl für eine *C.-felis*-Konjunktivitis ist Doxycyclin (5 mg/kg p. o. 2 x tägl.) über 6 Wochen. Enrofloxacin (das bei der Katze nicht mehr gegeben werden sollte) und Pradofloxacin (jetzt Fluorquinolon der Wahl) reduzieren zwar die klinischen Symptome, eliminieren aber die Erreger nicht so wirksam.

30 i. Bei nodulären Hauterkrankungen der Katze muss an folgende Rule-outs gedacht werden: (1) infektiöse Erkrankungen, (2) sterile Entzündungen und (3) Neoplasien. Zur ersten Gruppe zählen Erreger wie *Staphylococcus intermedius*, *Curvularia geniculata*, *Pseudoallescheria boydii* sowie Nokardien und Aktinomyzeten. Atypische Mykobakterien sind ebenfalls möglich. Sterile Pannikulitis und sterile pyogranulomatöse Dermatitis kommen dabei auch vor. Diese Katze ist noch recht jung für eine neoplastische Erkrankung, und weder die Lokalisation noch das Vorhandensein von Fistelkanälen sind typisch für kutane Neoplasien der Katze. Eine sterile Entzündung oder Infektion ist also wahrscheinlich.
ii. Der erste Schritt ist eine zytologische Beurteilung des eitrigen Sekrets. Wenn neutrophile Granulozyten, Makrophagen und Mikroorganismen zu finden sind, ist eine infektiöse Ätiologie wahrscheinlich. Eine pyogranulomatöse Entzündung ohne Anzeichen für Mikroorganismen macht Spezialfärbungen erforderlich (für säurefeste Bakterien und Pilze). Auf jeden Fall sollten bakteriologische und mykologische Untersuchungen eingeleitet werden. Wenn eine Neoplasie vermutet wird, sollte eine histologische Untersuchung von Hautbiopsien vorgenommen werden.
iii. Der nächste diagnostische Schritt ist die Durchführung einer Hautbiopsie. Es müssen mehrere Proben von verschiedenen Läsionen genommen werden. Biopsiestanzen sind dafür nicht besonders gut geeignet, da sie nicht tief genug reichen. Exzisionsbiopsien, die bis zum Unterhautfettgewebe reichen, sind besser geeignet.

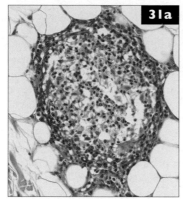
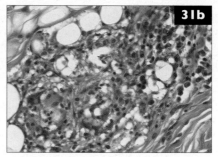

31 Bei Fall **31** handelt es sich um dieselbe Katze wie in Fall **30**. Die Biopsien ergaben pyogranulomatöse Dermatitis und Pannikulitis. In der Färbung auf säurefeste Stäbchen wurden in der schwachen (**31a**) und der starken (**31b**) Vergrößerung Bakterien identifiziert. Die Kultur ergab *Mycobacterium fortuitum*, welche sensibel waren gegenüber Doxycyclin, Enrofloxacin und einigen anderen Antibiotika.

i. Wie ist die Prognose bei dieser Katze?

ii. Welche Behandlungsmöglichkeiten gibt es?

iii. Welche dieser Optionen besitzt die größten Heilungschancen?

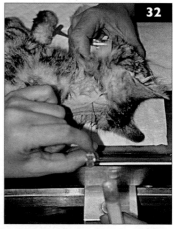

32 Eine 14 Monate alte, weiblich-nicht kastrierte Britisch-Kurzhaar-Katze wurde wegen Durchfalls vorgestellt, der seit 3 Wochen bestand. Die Katze stammte aus einem Tierheim und war gegen FPV, FHV und FCV geimpft. Sie wurde nun als reine Wohnungskatze gehalten. Vor der Vorstellung war einmalig eine erhöhte Körpertemperatur (39,9 °C) aufgefallen. Die klinische Untersuchung war unauffällig außer einer Ataxie in beiden Hintergliedmaßen. In der neurologischen Untersuchung waren die Propriozeption, das Hüpfen und die Unterstützungsreaktion hinten beidseits reduziert. Patellar- und Flexorreflexe waren normal. Der Anus erschien dilatiert, der Analreflex fehlte. Liquor wurde in Narkose mittels Subokzipitalpunktion gewonnen (**32**). Die Untersuchung ergab eine erhöhte Leukozytenzahl (340 Zellen/µl) und einen erhöhten Proteingehalt (1,8 g/l).

i. Welches sind die Hauptprobleme der Katze?

ii. Welche Rule-outs gibt es dafür?

iii. Welche weitere Untersuchung aus dem Liquor ist angezeigt?

31 i. Die Prognose bei atypischen Mykobakterien wird oft als schlecht angesehen, da die Erreger sich nicht leicht durch eine antimikrobielle Therapie eliminieren lassen. Eine chirurgische Entfernung von betroffenem Gewebe führt häufig zu Nahtdehiszenz und Rezidiven. Mit langfristiger antibiotischer Behandlung ist die Prognose jedoch relativ gut.
ii. Eine Möglichkeit ist die Gabe von Antibiotika. Rifampicin, Fluorquinolone, Makrolide, Tetrazyklin und Clofazimin sind häufig verwendete Medikamente; eine Kombination ist am besten geeignet. Eine klinische Besserung sollte innerhalb der ersten 4 Wochen auftreten. Das erste Anzeichen einer Besserung ist typischerweise eine Reduktion des Sekrets. Bei gutem Ansprechen auf die Therapie sollte die Behandlung über einen langen Zeitraum (6-12 Monate) fortgeführt und mindestens 1-2 Monate über die Heilung hinaus gegeben werden. Leider kann es zu einem Rezidiv kommen, wenn Bakterien im Zentrum des Narbengewebes überleben. Zusätzlich kann chirurgisch vorgegangen werden. Großzügige Ränder sind essentiell, da Bakterien auch über den Rand der Läsion hinaus vorhanden sein können. Häufig sind Haut-Flaps oder -Transplantate notwendig. Eine solche Operation sollte nur von einem erfahrenen Chirurgen durchgeführt werden. Häufig treten erneut Fistelkanäle auf, v. a. wenn auf eine begleitende antibiotische Behandlung verzichtet wird.
iii. Eine Kombination der zwei Möglichkeiten verspricht den größten Erfolg. Typischerweise wird mit der antimikrobiellen Therapie 4–8 Wochen vor der Operation begonnen. Das betroffene Gewebe wird dann großzügig exzidiert, so dass die meisten verbliebenen Erreger eliminiert werden. Die antimikrobielle Therapie wird nach der Wundheilung noch mindestens 2-4 Monate fortgeführt.

32 i. Die drei Hauptprobleme sind (1) Durchfall, (2) neurologische Symptome an Hintergliedmaßen und Anus (die neurologische Untersuchung lässt auf ein multifokales Geschehen schließen, welches die Rückenmarkssegmente oder Nervenwurzeln T3-L3 und S1-S3 einschließt), und (3) die anamnestisch einmalig erhöhte Körpertemperatur.
ii. Mögliche Differentialdiagnosen sind: (ad 1) Durchfall bei jungen Katzen kann eine Vielzahl von Ursachen haben. In diesem Fall deutet der reduzierte Analreflex auf eine neurologische Erkrankung hin. Alternativ könnte eine multisystemische Erkrankung wie FIP, Lymphom oder Toxoplasmose das Rückenmark/die Cauda equina und den Gastrointestinaltrakt zugleich betreffen. (ad 2) Eine multifokale Rückenmarkserkrankung bei einer jungen Katze kann durch Myelitis oder Meningomyelitis, Diskospondylitis, Bandscheibenerkrankung, Trauma, Anomalie oder erbliche neurodegenerative Erkrankung bedingt sein. (ad 3) Bei der erhöhten Körpertemperatur kann es sich entweder Hyperthermie oder Fieber handeln.
iii. Der Liquor wies eine deutliche Pleozytose, begleitet von einem erhöhten Proteingehalt, auf. Folglich hatte die Katze eine Meningomyelitis. Weitere Hinweise auf die möglichen Ursachen einer Entzündung im ZNS können oft durch die zytologische Untersuchung des Liquors gewonnen werden. Im vorliegenden Fall war eine gemischte Zellpopulation vorhanden mit ca. 80 % neutrophilen Granulozyten und einigen Makrophagen, Monozyten und Lymphozyten. Ein gemischtes Zellbild mit hoher Leukozytenzahl und hohem Proteingehalt ist stark hinweisend für FIP. Seltene Differentialdiagnosen wären chronische bakterielle Meningomyelitis oder Malazie. Bei dieser Katze waren die neurologischen Symptome trotz antibiotischer Therapie progressiv; postmortem wurde FIP diagnostiziert.

33 Ein 7 Jahre alter kastrierter Europäisch-Kurzhaar-Kater wurde wegen einer Parese der Hintergliedmaßen vorgestellt (**33**). Diese hatte vor 6 Monaten begonnen und war deutlich progressiv. Der Kater war wiederholt FeLV-positiv getestet worden. Die klinische Untersuchung war abgesehen von den neurologischen

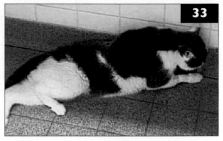

Symptomen unauffällig. In Seitenlage waren die Hinterbeine gestreckt. Es lagen eine Ataxie und eine Parese der Hintergliedmaßen vor. Beim Laufen zog der Kater die Hinterbeine intermittierend hinterher. In beiden Hintergliedmaßen waren die Propriozeption, das Hüpfen und die Unterstützungsreaktion reduziert. Auch am rechten Vorderbein war eine leichte Reduktion der Propriozeption und des Hüpfens erkennbar. Der Kater hatte außerdem eine leichte Anisokorie, wobei die linke Pupille größer war als die rechte. Die Drohreaktion war normal, aber direkter und konsensueller Pupillarreflex waren in beiden Augen reduziert.

i. Wie ist die neuroanatomische Lokalisation des Krankheitsprozesses bei diesem Patienten?

ii. Welche möglichen Differentialdiagnosen gibt es?

34 Bei Fall **34** handelt es sich um denselben Kater wie in Fall **33**. Der FeLV-Test war erneut positiv (**34**).

i. Welche Untersuchungen sollten durchgeführt werden?

ii. Was ist die wahrscheinlichste Diagnose, wenn keine der Untersuchungen diagnostisch ist?

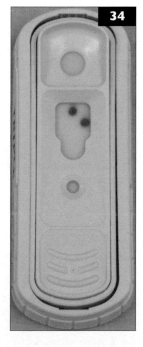

33 i. Ein veränderter Gang in den Hintergliedmaßen bei normalen spinalen Reflexen spricht für eine Läsion des Rückenmarks im Bereich T3-L3. Die zusätzlichen leichten propriozeptiven Defizite am rechten Vorderbein sprechen für eine Läsion im Zervikalmark oder Hirnstamm oder für eine Läsion im Großhirn auf der linken Seite. Die reduzierten Pupillarreflexe bei normalem Visus sprechen für eine zusätzliche Beteiligung des Mittelhirns, des N. oculomotorius, der Ziliarganglien oder der postganglionären Ziliarnerven. Daher ist eine multifokale oder eine diffuse Läsion im ZNS, die das Thorakolumbalmark und das Mittelhirn mitbetrifft, am wahrscheinlichsten. Es könnten auch zwei verschiedene Prozesse vorliegen: einer zwischen T3 und L3, der für die Parese der Hintergliedmaßen verantwortlich ist, sowie ein zweiter intrakranieller Prozess. Eine multifokale Erkrankung würde allerdings alle neurologischen Defizite erklären.

ii. Chronisch-progressive, multifokale Rückenmarks- und Hirnstammerkrankungen können durch chronisch-entzündliche Erkrankungen (z. B. FIP, Polioenzephalomyelitis, Toxoplasmose, Borna, spongiforme Enzephalopathie), multifokale Neoplasien oder degenerative Erkrankungen verursacht werden. Speicherkrankheiten oder andere erbliche Erkrankungen, Anomalien und FIP sind bei einer Katze dieses Alters weniger wahrscheinlich. Degenerative Myelopathien mit chronisch-progressiver Hinterhandparese, Ataxie und veränderten Pupillarreflexen sind bei persistent FeLV-infizierten Katzen beschrieben. Ein spinales Lymphom sowie sekundäre Infektionen bei Immunsuppression müssen bei FeLV-infizierten Katzen ebenfalls in Betracht gezogen werden.

34 i. (1) Blutbild, Serum-Biochemie und Urinuntersuchung sollten eingeleitet werden, um nach Hinweisen für Entzündung, atypische Lymphozyten oder Zytopenien aufgrund von Knochenmarksbeteiligung zu suchen. (2) Röntgenaufnahmen der Wirbelsäule sind indiziert für die Suche nach Bandscheibenerkrankungen, alten Frakturen oder Neoplasien, welche die Wirbel betreffen und kompressive Rückenmarkserkrankungen verursachen. (3) Im Abdomen-Ultraschall könnten sich Hinweise auf ein extraneurales Lymphom finden. (4) Ein MRT des Kopfes und der Wirbelsäule kann Hinweise für eine thorakolumbale Rückenmarkskompression mit Bandscheibenvorfall oder für Neoplasien ergeben. Es ist einer Myelographie vorzuziehen, da es auch intramedulläre Neoplasien oder eine Syringomyelie erfassen würde. (5) Eine Liquoruntersuchung sollte im Anschluss an das MRT durchgeführt werden, um Entzündungen des ZNS zu diagnostizieren.

ii. Am wahrscheinlichsten ist eine degenerative Myelopathie. Es wurde berichtet, dass sie bei (meist über 4 Jahre alten) persistent FeLV-infizierten Katzen auftritt. Die Symptome bestehen vor allem in Ataxie, Hyperästhesie und Parese, welche zu Paralyse fortschreitet. Einige Katzen zeigen auch Schwäche, Apathie, Verhaltensänderungen, Anisokorie mit reduziertem Pupillarreflex sowie Harninkontinenz. Die Erkrankung nimmt einen chronisch-progressiven Verlauf. Im vorliegenden Fall wurde eine degenerative Myelopathie vermutet wegen der FeLV-Infektion und des chronisch-progressiven Verlaufs der multifokalen neurologischen Symptome. Dies wurde durch die unauffälligen Labor- und Liquorbefunde und das MRT untermauert. Weder immunsuppressive noch immunmodulatorische Therapie hatte einen Einfluss auf den Krankheitsverlauf, so dass der Kater euthanasiert wurde.

35 Ein einjähriger kastrierter Europäisch-Kurzhaar-Kater wurde vorgestellt wegen Alopezie, Krusten und herdförmiger Ulzera im präaurikulären Bereich infolge Kratzens (35). Der Kater war 2 Monate zuvor aus einem Tierheim geholt worden. Zu diesem Zeitpunkt war er geimpft und entwurmt worden. Er wurde nun ausschließlich in der Wohnung gehalten. Bald nach der Abholung aus dem Tierheim hatte er

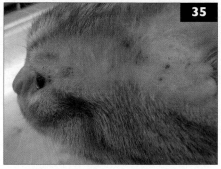

begonnen, sich heftig an den Ohren zu kratzen. Die andere Katze im Haushalt, eine 8 Jahre alte weiblich-kastrierte Europäisch-Kurzhaar-Katze, zeigte keine Symptome. Die klinische Untersuchung war unauffällig, bis auf Läsionen der Haut an beiden Seiten vor den Ohren und an den Backen. Er hatte außerdem eine beidseitige Otitis externa mit bräunlichem Sekret in den Gehörgängen.

i. Was sind die wahrscheinlichsten Ursachen für die Otitis externa bei diesem Kater?
ii. Was ist die beste diagnostische Vorgehensweise?

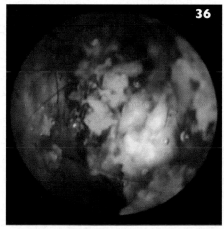

36 Bei Fall 36 handelt es sich um denselben Kater wie in Fall 35. Die otoskopische Untersuchung erwies sich als schwierig. Auf beiden Seiten konnte das Trommelfell wegen der großen Menge an Debris nicht eingesehen werden (36). Die Untersuchungen des Ohrenschmalzes und der Hautgeschabsel waren negativ.

i. Was ist die wahrscheinlichste Diagnose, wenn alle Tests negativ sind?
ii. Welche Behandlungsmöglichkeiten gibt es?

35 i. Präaurikulärer Juckreiz ist häufig mit Otitis externa verbunden, welche meistens durch Ektoparasiten oder Allergien verursacht wird. *Notoedres cati* und *Otodectes cynotis* sind die häufigsten Ektoparasiten. Da die Veränderungen bilateral sind und aufgetreten sind als die Katze bereits in der Wohnung gehalten wurde, sind Fremdkörper weniger wahrscheinlich, obwohl Katzenstreugranula auch zu chronischer Otitis externa führen können.

ii. Zuerst sollte in einem Ausstrich des Gehörgangssekrets nach *Notoedres cati* oder *Otodectes cynotis* geschaut werden. Anschließend sollte ein weiterer Ausstrich des Sekrets angefärbt werden und auf Anzeichen für Entzündung, Bakterien oder Hefen untersucht werden. Drittens sollte eine Abklatschzytologie der ulzerierten Hautstellen auf Bakterien und Hefen untersucht werden. Bakterielle Infektionen treten jedoch typischerweise sekundär zu anderen Erkrankungen auf. Daher ist es angezeigt, nach einer zugrunde liegenden Ursache zu suchen. Schließlich sollte noch ein Geschabsel der Haut im Bereich vor den Ohren gemacht werden, um nach Milben zu suchen. Für oberflächliche Hautgeschabsel wird Paraffinöl auf die Haut gegeben und anschließend behutsam auf einen Objektträger geschabt. Tiefe Hautgeschabsel für Demodexmilben (obwohl ein seltener Grund für Juckreiz am Ohr bei der Katze) werden nach dem oberflächlichen Geschabsel durchgeführt. Dafür wird die Haut gequetscht und dann geschabt bis kapilläre Blutungen auftreten.

36 i. Das Vorliegen einer Otitis externa mit großen Mengen von Debris im äußeren Gehörgang spricht für eine *Otodectes-cynotis*-Infektion, auch wenn die Untersuchung des Ohrenschmalzes und der Hautgeschabsel negativ ist. Eventuell hat der Kater sich im Tierheim infiziert und erst später Symptome entwickelt oder er hat sich bei der anderen Katze im Haushalt angesteckt, die in diesem Fall ein asymptomatischer Träger wäre.

ii. Beide Katzen sollten mit Ektoparasitika behandelt werden. Topisches Selamectin oder Moxidectin sind sichere und leicht zu handhabende Behandlungsoptionen. Eine topische Therapie mit systemischer Aktivität wird bei (Verdacht auf) *Otodectes-cynotis*-Infektion bevorzugt, da diese Milben nicht zwangsläufig auf den Gehörgang beschränkt sind und mit einer lokalen Behandlung Milben oder Eier, die sich an anderen Stellen befinden, verpasst werden können. Alternativ kann Fipronil spot-on verwendet werden. Für optimale Behandlungsergebnisse sollte ein Tropfen davon in jedes Ohr gegeben werden und der Rest der Tube zwischen den Schulterblättern aufgetragen werden. Zusätzlich kann eine Ohrspülung in Narkose empfohlen werden, um den Debris zu entfernen und die Trommelfelle zu beurteilen. Dabei könnte auch eine zytologische Probe des horizontalen Gehörgangs genommen werden, in dem sich manchmal Infektionen befinden, auch wenn der vertikale Gehörgang unauffällig ist.

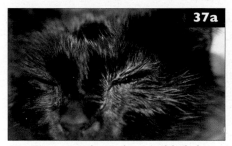 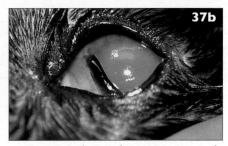

37 Eine 5 Jahre alte weiblich-kastrierte Europäisch-Kurzhaar-Katze wurde vorgestellt, da sie am linken Auge seit einigen Tagen einen Blepharospasmus und starken Tränenfluss hatte (37a). Die Katze war eine Woche vor Beginn der Symptome an den Zähnen operiert worden. Sie lebte in einem Mehrkatzenhaushalt, hatte Zugang nach draußen und war aktuell geimpft. Sie hatte zuvor noch nie Probleme an den Augen gehabt, hatte aber als Welpe einen schweren Katzenschnupfen durchgemacht. Die Untersuchung des linken Auges ergab folgende Befunde: Blepharospasmus und verstärkte Tränensekretion, alle Reflexe am Auge normal, Schirmer-Tränentest >25 mm/min, intraokulärer Druck 10 mm Hg. Die vordere Augenkammer, die Linse und der Augenhintergrund waren normal. Das Auge wurde mit Fluoreszein angefärbt (37b).
i. Wie stellt sich das Auge im Fluoreszeintest dar?
ii. Was ist die wahrscheinlichste Ursache?
iii. Welche Untersuchungen sollten zur Sicherung der Diagnose durchgeführt werden?
iv. Wie sollte die Katze behandelt werden?

38 Zwei 12 Wochen alte Europäisch-Kurzhaar-Kätzchen wurden vorgestellt mit generalisierter Ataxie, Stolpern und Fallen, die angefangen hatten seit sie begonnen hatten zu laufen. Die Symptome waren nicht progressiv. Von den sechs Geschwistern des Wurfes waren drei betroffen. Beide vorgestellten Kätzchen zeigten eine breitbeinige

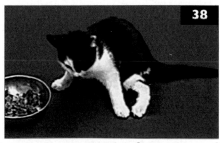

Haltung, symmetrische Hypermetrie in allen vier Gliedmaßen (38) und generalisierte Ataxie. Sie hatten außerdem einen langsamen Kopftremor und schwankten, wobei sie von Zeit zu Zeit nach rechts oder links umfielen. Der Kopftremor war am deutlichsten, wenn den Katzen Futter angeboten wurde. Der Rest der neurologischen Untersuchung war unauffällig, außer einer fehlenden Drohreaktion auf beiden Augen.
i. Wie ist die neuroanatomische Lokalisation für diese Probleme?
ii. Welche Differentialdiagnosen gibt es?
iii. Wie entsteht eine zerebelläre Hypoplasie bei Katzen?

37 i. Der Fluoreszeintest zeigt ein großes oberflächliches Hornhautulkus im linken Auge. Die Hornhaut ist leicht ödematisiert mit sehr feinen Blutgefäßen, die vom dorsalen Rand einsprossen.

ii. Am wahrscheinlichsten ist eine FHV-Infektion. FHV ist der wichtigste Erreger von Hornhauterkrankungen der Katze. Bei adulten Katzen ist eine Infektion häufig durch eine Reaktivierung einer latenten Virusinfektion bedingt, die durch verschiedene Stressfaktoren, z. B. Narkose, ausgelöst werden kann. Die primäre Infektion findet meist in jungem Alter statt und kann sich als Katzenschnupfen manifestieren. Das Virus persistiert lebenslang in den Nervenganglien.

iii. Der Nachweis von FHV erfolgt mittels PCR, Virusisolierung oder Immunfluoreszenz; die PCR ist heute am zuverlässigsten. Ein FeLV-/FIV-Test ist sinnvoll, wenn der FeLV-/FIV-Status nicht bekannt ist. Eine zytologische Untersuchung von Kornea oder Konjunktiva kann ebenfalls hilfreich für die Identifizierung begleitender Augenerkrankungen sein.

iv. Es sollten lokale antivirale Präparate angewendet werden. Idoxuridin, Trifluridin und Vidarabin sind die wirksamsten Medikamente bei der Katze. Antibiotische Augensalben sollten ebenfalls angewendet werden, um bakterielle Sekundärinfektionen zu verhindern. Die Entzündung des Auges und die Schmerzen können erfolgreich mit nichtsteroidalen Antiphlogistika behandelt werden. Kortisonhaltige Augensalben sind kontraindiziert. Wenn das Epithel am Rand des Ulkus lose ist, sollte außerdem ein vorsichtiges Débridement mit einem trockenen Baumwolltupfer erfolgen, um die Heilung zu fördern. Sollte die lokale Behandlung nicht ausreichen, kann eine systemische antivirale Behandlung mit Famzyklovir erwogen werden.

38 i. Die Ergebnisse der neurologischen Untersuchung weisen auf eine Kleinhirnerkrankung hin. Diese ist durch ein unverändertes Bewusstsein und symmetrische Ataxie mit hypermetrischen Bewegungen von Gliedmaßen, Rumpf und Kopf charakterisiert. Häufig liegt ein „Intentionstremor" vor, ein Tremor, der typischerweise bei zielgerichteten Bewegungen verstärkt wird. Die fehlende Drohreaktion kann ebenfalls ein Merkmal sein; sie kann aber bei Welpen bis zu einem Alter von 12 Wochen auch physiologisch sein.

ii. Kleinhirnsymptome bei mehr als einem Welpen desselben Wurfs sprechen für eine angeborene Störung. Zwei Arten von angeborener Kleinhirnerkrankung sind möglich; sie können anhand des Krankheitsverlaufs unterschieden werden. (1) Nicht-progressive zerebelläre Ataxie; sie wird durch Anomalien, wie der zerebellären Hypoplasie, verursacht und tritt zum ersten Mal in Augenschein, wenn die Kätzchen zu laufen beginnen. Die Ataxie bleibt lebenslang bestehen. (2) Chronisch-progressive zerebelläre Ataxie; als Ursachen kommen neurodegenerative Störungen, wie zerebelläre Abiotrophie, neuroaxonale Dystrophie oder Speicherkrankheiten (GM1- und GM2-Gangliosidose, Sphingomyelinose und Mannosidose), infrage. Neurologische Symptome treten bei Welpen auf, die jünger als 12 Monate alt sind, und verschlechtern sich mit der Zeit. Entzündliche ZNS-Erkrankungen, häufig durch FIP verursacht, können ebenfalls zu progressiven Kleinhirnsymptomen führen und sollten bei Katzen mit progressiven zerebellären Symptomen ausgeschlossen werden. Im vorliegenden Fall deuteten Vorgeschichte und Symptome auf eine zerebelläre Hypoplasie als wahrscheinlichste Ursache hin.

iii. Bei Welpen wird die zerebelläre Hypoplasie durch eine intrauterine oder frühe postnatale Infektion mit FPV ausgelöst. Oft sind nicht alle Welpen eines Wurfs betroffen.

39 Eine 3 Jahre alte weiblich-kastrierte Europäisch-Kurzhaar-Katze wurde wegen eitrigen Nasenausflusses vorgestellt, der vorhanden war seit der Besitzer die Katze 2 Wochen zuvor aus einem Tierheim geholt hatte und der sich auf eine 10-tägige Gabe von Amoxicillin/Clavulansäure nicht gebessert hatte. Der Impfstatus der Katze war nicht bekannt. Der Besitzer berichtete, dass die Katze schlecht

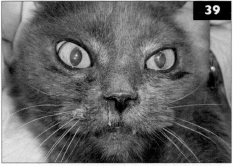

fraß, matt war und bei Stress Maulatmung zeigte. In der klinischen Untersuchung waren beidseitiger eitriger Nasenausfluss (39), ein deutlicher inspiratorischer nasaler Stridor und inspiratorische Dyspnoe bei Manipulation auffällig. Der Rest der klinischen Untersuchung war unauffällig. Ein CT der Nase zeigte nahezu vollständigen Verlust der Nasenmuscheln und eine Verdickung der Nasenschleimhaut. In der retrograden Rhinoskopie des Nasopharynx waren unregelmäßige weiße Massen sichtbar, die der Mukosa anhafteten. Es wurden Biopsieproben zur histologischen und mikrobiologischen Untersuchung genommen.
i. Was ist die wahrscheinlichste Diagnose bei diesem Patienten?
ii. Welche weiteren Tests sind hilfreich?

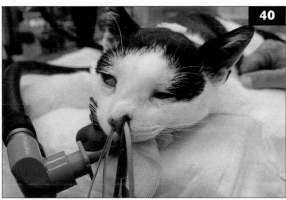

40 Bei Fall **40** handelt es sich um dieselbe Katze wie in Fall **39**. Bei der Katze wurde eine Aspergillose diagnostiziert.
i. Erörtern Sie die Behandlungsmöglichkeiten einschließlich der abgebildeten Prozedur (40).
ii. Welche potentiellen Risiken sind mit diesen Behandlungsmethoden verbunden?

39 i. Am wahrscheinlichsten ist Aspergillose, eine Infektion mit Pilzen der Gattung *Aspergillus*, die bei der Katze selten vorkommt. Das Nichtansprechen auf die antibiotische Behandlung spricht für ein mykotisches Geschehen. Die Befunde von CT und Rhinoskopie sind ebenfalls stark hinweisend für eine Aspergillose.
ii. Die Bestätigung dieser Diagnose erfordert zum Teil mehrere Tests. Da *Aspergillus* spp. auch in gesunden Nasenhöhlen zu finden sind, reicht die positive Pilzkultur eines Nasentupfers zur Diagnose nicht aus. Klinische Symptome und Ergebnisse von CT und Rhinoskopie können verdächtig sein, zur Diagnosestellung sind aber weitere Untersuchungen notwendig. Die Aussagekraft von *Aspergillus*-Antikörpernachweisen bei Katzen ist fraglich, wenngleich sie bei Hunden mit nasaler Aspergillose nützlich sein können. Zur Bestätigung der Diagnose sollten daher Biopsieproben von verändertem Nasengewebe, idealerweise unter Sichtkontrolle endoskopisch gewonnen, zur histologischen Untersuchung, Abklatschzytologie und Pilzkultur eingereicht werden. Ein positives Ergebnis in einer dieser Untersuchungen in Kombination mit typischen klinischen Symptomen und charakteristischen Veränderungen in der Endoskopie und im CT macht eine nasale Aspergillose sehr wahrscheinlich.

40 i. Es gibt nicht viele Studien zu den Behandlungsmethoden für nasale Aspergillose der Katze. Es wird eine Kombination von lokaler und systemischer Therapie empfohlen. Bevor eine lokale intranasale Therapie begonnen wird, sollten die Pilzbeläge in der Nase endoskopisch oder chirurgisch entfernt werden. Anschließend kann die Nase mit Clotrimazol (1 %-ige Lösung in Propylenglykol) gespült werden. Dies ist ausführlich beim Hund beschrieben, ist bislang aber nur bei wenigen Katzen angewendet worden. Die Katze wird in Allgemeinanästhesie intubiert, Nasopharynx und Nase werden mit Foley-Kathetern abgedichtet (**40**). Die Spüllösung wird dann über eine Stunde langsam mit einer Spritze in Nasenrachenraum und Nasennebenhöhlen instilliert. Der Pharynx muss mit Gazetupfern abgedichtet werden, um eine Aspiration der Spülflüssigkeit zu verhindern. Diese muss am Ende der Prozedur vollständig abgesaugt werden bevor der Tubus entfernt wird. Zusätzlich zur Nasenspülung sollte eine systemische antimykotische Behandlung über mindestens 4 Monate erfolgen; das Mittel der Wahl hierfür ist Itraconazol. Die Anfangsdosis (10 mg/kg p. o. 1 x tägl.) sollte reduziert werden, falls Nebenwirkungen auftreten.
ii. Potentielle Nebenwirkungen der Behandlung mit Itraconazol sind Hepatotoxizität mit Erhöhung der ALT-Aktivität, Gewichtsverlust und Anorexie. Wenn Nebenwirkungen auftreten, sollte die Dosis reduziert werden. Die intranasale Instillation von Clotrimazol kann für mehrere Tage nach der Behandlung zu leichten Reizungen und Nasenausfluss führen. Es sind auch Fälle von Lungenödem nach dieser Prozedur beschrieben; diese waren evtl. durch eine ungenügende Abdichtung und Aspiration von Clotrimazol bedingt.

41 Ein 6 Jahre alter kastrierter Europäisch-Kurzhaar-Kater wurde wegen chronischen Erbrechens seit 6 Monaten vorgestellt. Der Kater wurde nur in der Wohnung gehalten. Klinische Untersuchung, Blutbild, Serum-Biochemie, Röntgenaufnahmen und Ultraschall des Abdomens waren unauffällig. Es wurden endoskopische Biopsien der Magenschleimhaut gewonnen (**41**).

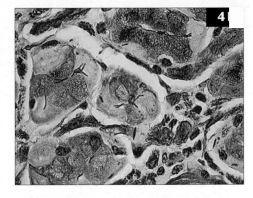

i. Welche Organismen können identifiziert werden?

ii. Auf welche Weise können diese Organismen bei der Katze noch nachgewiesen werden?

iii. Welche Spezies kommt bei der Katze am häufigsten vor?

iv. Handelt es sich bei diesen Organismen um Pathogene?

42 Eine 3 Jahre alte weiblich-kastrierte Europäisch-Kurzhaar-Katze wurde mit Verdacht auf Erkrankung des oberen Atemtrakts überwiesen. Sie war ursprünglich wegen beidseitigen Nasenausflusses vorgestellt und mit Amoxicillin/Clavulansäure (20 mg/kg p.o. 2 x tägl.) behandelt worden, allerdings ohne Erfolg. Die Katze wurde daraufhin mit Glukokortikoiden behandelt, verschlechterte sich aber

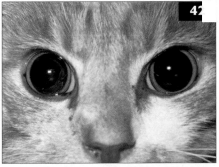

deutlich. Sie entwickelte beidseits dilatierte, aresponsive Pupillen (**42**), Blindheit, Symptome eines Vestibularsyndroms (Gleichgewichtsstörungen, Fallen, positioneller Nystagmus) und Anfälle.

i. Welche neuroanatomischen Läsionen führen zu Blindheit mit beidseits dilatierten Pupillen, die nicht auf Licht reagieren?

ii. Mithilfe welcher Untersuchungen können die möglichen Ursachen für diese Art von Blindheit unterschieden werden?

iii. Welche Rückschlüsse können beim gleichzeitigen Vorliegen von Vestibularsyndrom, Anfällen und beidseitiger Mydriasis in Bezug auf die zugrunde liegende neurologische Erkrankung der Katze gezogen werden?

iv. Was sind die beiden Hauptprobleme der Katze; können beide mit einer gemeinsamen Ätiologie erklärt werden?

v. Welche Differentialdiagnosen gibt es?

41 i. Es handelt sich um einen mit Silberfärbung gefärbten Schnitt, der *Helicobacter* spp. in den Magendrüsen zeigt.

ii. Derzeit erfordert die Diagnose von *Helicobacter* spp. in der Tiermedizin invasive Untersuchungen (z. B. Magenbiopsie). Außer in der Histologie werden *Helicobacter* spp. am häufigsten durch einen Ureasetest an Magenschleimhaut-Bioptaten nachgewiesen. Eine PCR aus Magenbiopsien und Kotproben ist zwar in der Praxis nicht allgemein verfügbar, ist aber bei Katzen (und Hunden) experimentell beschrieben. Nur die Kultur und die PCR erlauben eine Identifizierung der jeweiligen *Helicobacter*-Spezies. Wenn die Tiere auf die antibiotische Therapie ansprechen, geht man davon aus, dass Bakterien mit die Ursache für die Symptome sind.

iii. Bei der Katze sind *H. felis*, *H. heilmannii*, *H. bizzozeronii*, *H. pametensis* und *H. pylori* beschrieben; gleichzeitige Infektionen mit mehreren Spezies sind möglich.

iv. Derzeit ist nicht bekannt, ob die bei Katzen gefundenen *Helicobacter* spp. pathogen sind und ob evtl. Unterschiede in der Pathogenität bestehen. Somit ist die Rolle von Helicobacter spp. an der Entwicklung gastrointestinaler Erkrankungen bei der Katze unklar.

42 i. Blindheit in Verbindung mit bilateral dilatierten, aresponsiven Pupillen ist *per definitionem* periphere Blindheit und daher die Folge einer Erkrankung der Netzhäute, Sehnerven, des Chiasmas oder der Sehbahnen.

ii. Die beste Methode zur Unterscheidung der verschiedenen Ursachen ist die direkte oder indirekte Ophthalmoskopie (vorzugsweise letztere). Bei dieser Katze lag eine Retinitis mit Blutungen um die Papille vor, die zu fokalen Netzhautablösungen geführt hatte. Die Papille war außerdem prominenter, was für das Vorliegen einer zusätzlichen Entzündung des Sehnervs sprach. Wenn Retina und Papille sich unauffällig darstellen, können Elektroretinographie und CT oder MRT hilfreich sein.

iii. Vestibuläre Symptome deuten auf eine Erkrankung des peripheren oder zentralen Vestibularapparats hin; positioneller Nystagmus ist allerdings stark hinweisend für einen zentralen Prozess, d. h. am Hirnstamm in der hinteren Schädelgrube (unter dem Kleinhirn). Anfälle bedeuten normalerweise, dass Großhirnstrukturen, typischerweise die Großhirnrinde, betroffen sind. Diese Befunde weisen darauf hin, dass bei der Katze vermutlich eine multifokale intrakranielle und intraokuläre Erkrankung vorlag.

iv. Die Katze hatte zwei wichtige Probleme: (1) einen multifokalen intrakraniellen und intraokulären Prozess und (2) eine Erkrankung des oberen Respirationstrakts. Möglicherweise war der Prozess zu Beginn auf die Nasenhöhle beschränkt und hat sich dann aufgrund der Glukokortikoidgabe auf die Augen und das ZNS ausgebreitet.

v. Pilzinfektionen und Neoplasien können sich so verhalten; bei einer jung-adulten Katze sind Kryptokokkose, Phäohyphomykose, Infektionen mit *Neosartorya* spp. und Lymphom die wahrscheinlichsten Differentialdiagnosen. Infektionen mit *Neosartorya* spp. neigen dazu, retrobulbäre Umfangsvermehrungen (einseitig oder beidseitig) zu erzeugen.

43 Bei Fall **43** handelt es sich um dieselbe Katze wie in Fall **42**. Es wurde ein MRT durchgeführt (**43**).
i. Welche zusätzlichen Untersuchungen sind indiziert?
ii. Waren Liquorpunktion und MRT gerechtfertigt?
iii. Gibt es, abgesehen von den Kosten, Nachteile bei der Durchführung dieser Untersuchungen?

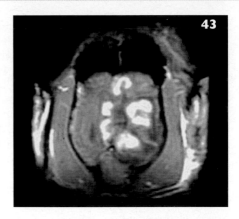

44 Bei Fall **44** handelt es sich um dieselbe Katze wie in Fall **42** und **43**. *Cryptococcus gattii* wurde auf Sabouraud-Glukose-Agar angezüchtet, und es wurden zahlreiche zerebrale Kryptokokkome nachgewiesen (**44**; fixierte Gehirnschnitte einer anderen, an Kryptokokkose gestorbenen Katze).
i. Wie ist die Prognose der Katze?
ii. Wie sollte die Katze behandelt werden?

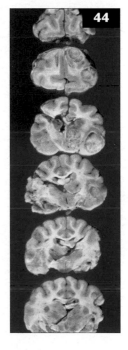

43 i. Die einfachste, kostengünstigste und effizienteste Methode, diesen Patienten weiter zu untersuchen, ist, Material aus der Nasenhöhle für eine zytologische oder histologische Untersuchung zu gewinnen. Dies kann mittels Nasentupfer oder Nasenspülung erfolgen. Im vorliegenden Fall wurden in der Zytologie aus Nasentupfern große Mengen von einer Kapsel umgebene, sprossende Hefepilze nachgewiesen; *Cryptococcus gatii* wurde anschließend auf Sabouraud-Glukose-Agar angezüchtet. Die Diagnose lautet daher Kryptokokkus-Rhinitis mit Ausbreitung auf die Netzhäute, Sehnerven und das ZNS.

ii. Bei Verdacht auf Kryptokokkose sind Nasentupfer oder -spülung günstige und einfache Methoden, um zu einer Diagnose zu gelangen. Damit lassen sich Liquoruntersuchungen und MRT evtl. vermeiden. Das MRT liefert allerdings nützliche Aufschlüsse darüber, ob die ZNS-Erkrankung hauptsächlich die Meningen betrifft oder ob Kryptokokken-Granulome (Kryptokokkome) in der Hirnsubstanz vorliegen. Bei dieser Katze zeigte das MRT multiple zerebrale Kryptokokkome.

iii. Die Narkose und besonders die Liquorpunktion resultieren bei manchen Patienten in einer deutlichen Verschlechterung der neurologischen Symptome. Auch wenn Liquorgewinnung und CT oder MRT nützliche Informationen liefern, kann das Narkoserisiko gegenüber diesen Vorteilen überwiegen.

44 i. Die Prognose ist vorsichtig. Kryptokokkose ist schwer zu behandeln, vor allem, wenn die Infektion auf das ZNS übergegriffen hat.

ii. Folgende Medikamente können verwendet werden: Amphotericin B, Flucytosin, Fluconazol, Itraconazol und Terbinafin. Nur Fluconazol kann die intakte Blut-Hirn-Schranke überwinden und ist daher bei ZNS-Beteiligung indiziert. Eine Kombinationstherapie mit Amphotericin B und Flucytosin, gefolgt von Fluconazol (um verbleibende Infektionsherde zu behandeln) ist in schweren Fällen wirksamer. Amphotericin B wird in verdünnter Form subkutan infundiert, um seine Absorption ins Blut zu verzögern. Dadurch werden hohe Maximalkonzentrationen im Blut verhindert und die Nieren durch die Aufrechterhaltung der Nierenperfusion geschont. Es ist wichtig, die Serum-Harnstoff- und -Kreatinin-Konzentrationen während der Therapie zu überwachen. Im Anschluss wird die antimykotische Therapie (z. B. Fluconazol) oral für mehrere Monate weitergeführt bis der Antigentiter negativ ist. Manche Katzen benötigen eine lebenslange Behandlung mit Fluconazol, um ein Rezidiv zu verhindern. Bei dieser Katze wurde eine vollständige Remission erreicht, der Antigentest war negativ. Die vestibulären Symptome und die Anfälle sprachen vollständig auf die Behandlung an, die Katze konnte wieder sehen, lediglich eine gewisse Erweiterung der Pupillen blieb zurück.

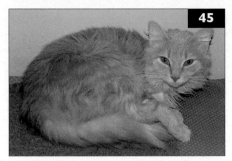

45 Eine 4 Jahre alte weiblich-kastrierte Langhaarkatze (45) wurde zu einem Beratungstermin vorgestellt. Die Katze lebte in engem Kontakt mit einem 4 Jahre alten männlich-kastrierten Husky; Hund und Katze gingen beide nach draußen. Bei dem Husky war Leptospirose, verursacht durch das Serovar *grippothyphosa*, diagnostiziert worden; er wurde seit 2 Tagen auf der Intensivstation der Tierklinik behandelt. Der Besitzer war nun sehr besorgt, dass die Katze ebenfalls infiziert sein könnte.
i. Können Katzen Leptospirose bekommen?
ii. Wie werden Katzen normalerweise infiziert?
iii. Stellen infizierte Katzen ein Risiko für Menschen oder Hunde dar?

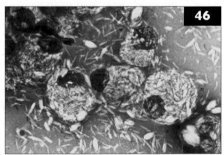

46 Ein 12 Jahre alter kastrierter Europäisch-Kurzhaar-Kater wurde wegen einer nicht heilenden Wunde an seinem linken Sprunggelenk vorgestellt, die nicht auf operative Versorgung mit Drainage und 4-wöchige Behandlung mit erst Cephalexin, anschließend Amoxicillin/Clavulansäure angesprochen hatte. Die Besitzer stammten aus Australien, sie hatten die Katze drei Wochen vorher nach Deutschland mitgebracht. Der Kater lebte vorzugsweise draußen und war seit Jahren FIV-positiv. Es wurde ein Feinnadelaspirat des Wundsekrets gewonnen und mit modifizierter Wright's-Giemsa-Färbung gefärbt (46).
i. Was sind die Befunde der Zytologie?
ii. Was sind mögliche Ursachen?
iii. Wie kann eine definitive Diagnose gestellt werden?
iv. Wie sollte der Kater behandelt werden?

45 i. Leptospirose wird durch die Infektion mit antigenetisch verschiedenen Serovaren des Bakteriums *Leptospira interrogans* hervorgerufen. Obwohl Katzen sich mit Leptospiren infizieren können, ist eine Erkrankung sehr selten. Katzen können mit Leptospiren, die von Wildtieren ausgeschieden werden, in Kontakt kommen. Antikörper gegen Leptospiren sind je nach Region bei bis zu 10 % - 40 % der Katzen vorhanden. Freiläuferkatzen haben häufiger Antikörper. Die Serovare *canicola*, *grippotyphosa* und *pomona* sind bislang bei Katzen isoliert worden. Obwohl Katzen nach der Exposition Antikörper entwickeln, sind sie weniger empfänglich für die Krankheit als Hunde. Die Symptome bei feliner Leptospirose sind meist inapparent oder mild.

ii. Anders als Hunde, die sich meistens beim Schwimmen in kontaminiertem Wasser infizieren, erfolgt die Übertragung bei Katzen gewöhnlich durch das Jagen von Nagetieren. Sie kann auch durch Kontakt mit dem Urin infizierter Hunde erfolgen.

iii. Obgleich Katzen experimentell infiziert werden können, scheiden sie nur wenige Leptospiren aus und scheinen nicht zu chronischen Ausscheidern zu werden. Daher stellen Antikörper-positive Katzen im Vergleich zu Hunden, die den Erreger über lange Zeit ausscheiden können, offensichtlich kein großes Zoonoserisiko dar. Außerdem erfolgen die meisten Infektionen von Menschen oder Hunden bei Aktivitäten im oder am Wasser.

46 i. Es sind große Makrophagen vorhanden mit massenhaft sich nicht anfärbenden Stäbchen im Zytoplasma.

ii. Eine Infektion mit Mykobakterien ist am wahrscheinlichsten. Diese sich in der modifizierten Wright's-Giemsa-Färbung nicht anfärbenden Bakterien innerhalb der Makrophagen sind ein Charakteristikum von mykobakteriellen Infektionen. Eine große Menge intrazellulärer Bakterien ist typisch für die lepromatöse Form der felinen Lepra, hervorgerufen durch *Mycobacterium lepraemurium* und andere Mykobakterienarten, z. B. *M. visibile*. Kutane Tuberkulose (durch *M. bovis*) und atypische Mykobakteriose sind weniger wahrscheinlich, vor allem wegen der großen Menge an Bakterien. Eine Infektion mit Nokardien ist ebenfalls möglich, diese färben sich aber gewöhnlich positiv an und sind verzweigt.

iii. Eine definitive Diagnose ist durch kulturelle Anzüchtung des Erregers möglich. Eine Mykobakterien-Kultur sollte immer versucht werden, da eine Speziesdifferenzierung allein aufgrund klinischer Gesichtspunkte nicht möglich ist. PCR mit Sequenzierung ist (wenn vorhanden) eine verlässliche und schnelle Alternative.

iv. Da eine Monotherapie zu Resistenzen führen kann, besteht das beste Behandlungsregime in einer Kombinationstherapie aus Clofazimin oder Rifampicin mit Clarithromycin und einem Fluoroquinolon (z. B. Pradofloxacin). Eine erfolgreiche Behandlung kann 3–6 Monate benötigen. Ein chirurgisches Debridément der Läsionen ist hilfreich. Die antibiotische Behandlung sollte nach dem Verschwinden der Veränderungen noch mindestens 2 Monate weitergeführt werden.

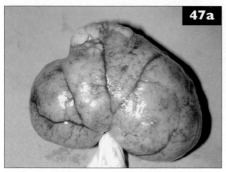
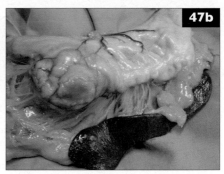

47 Bei Fall **47** handelt es sich um denselben Kater wie in Fall **46**. Zwei Monate nachdem seine feline Lepra erfolgreich behandelt worden war, zeigte der Kater Anorexie und Polydipsie. In der klinischen Untersuchung war eine Umfangsvermehrung im kranialen Abdomen palpierbar, und beide Nieren waren vergrößert, hart und höckerig. Die Besitzer lehnten weitere Untersuchungen ab, und der Kater wurde euthanasiert. In der Sektion wurden Veränderungen an Nieren (**47a**), Magen und Milz (**47b**) gefunden.
i. Welche Diagnose ist am wahrscheinlichsten?
ii. Hätte in diesem Fall eine andere Therapie empfohlen werden können?

48 Ein 7 Jahre alter Europäisch-Kurzhaar-Kater wurde wegen Stimmverlusts und seit ca. 3 Wochen bestehender Dysphagie vorgestellt; während dieser Zeit hatte er 0,5 kg Gewicht verloren. Unmittelbar vorher war er „etwas verschnupft" gewesen. Der Kater stammte ursprünglich aus London, England. Den Besitzern war beim Einatmen ein ungewöhnliches Geräusch aufgefallen. Der Kater konnte Flüssigkeiten auflecken und schlucken, verweigerte aber die Aufnahme von festem Futter. In der klinischen Untersuchung hatte er eine leichte inspiratorische Dyspnoe mit Aufblähen der Nasenflügel. Bei der Untersuchung der Maulhöhle wurde eine Umfangsvermehrung auf der rechten Seite des Nasopharynx entdeckt, die den weichen Gaumen ausbeulte und nach ventral verdrängte (**48a**).

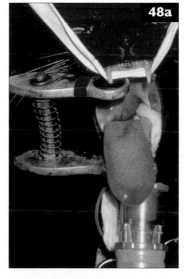

i. Wie sollte der Kater weiter untersucht werden?
ii. Welche Behandlung ist angebracht?

47 i. Es sind Umfangsvermehrungen in der Nierenrinde und der großen Kurvatur des Magens zu sehen. Da der Kater FIV-infiziert war, wäre ein Lymphom die wahrscheinlichste Diagnose. FIV-positive Katzen haben ein ca. fünffach höheres Risiko, ein Lymphom zu entwickeln, als nicht infizierte Katzen. Meist spielt FIV bei der Entstehung von Lymphomen eine indirekte Rolle; die Tumoren entwickeln sich sekundär aufgrund eingeschränkter immunologischer Kontrolle, polyklonaler B-Zell-Aktivierung, der Produktion von Zytokinen und/oder aufgrund möglicher infektiöser Kofaktoren. Das omentale Fett war orange gefärbt durch die chronische Verabreichung von Clofazimin zur Behandlung der *M.-lepraemurium*-Infektion. Die Zytologie sicherte die Diagnose Lymphom.

ii. Mittlere Remissions- und Überlebenszeiten sind bei FIV-infizierten Katzen mit Lymphom ähnlich wie bei FIV-negativen Katzen. Deshalb wäre eine Polychemotherapie für die Behandlung des Lymphoms bei diesem Kater durchaus indiziert. Es können jedoch Komplikationen bei der Durchführung einer Chemotherapie bei einer FIV-infizierten Katze auftreten, vor allem wenn Zytopenien oder begleitende Sekundärinfektionen vorliegen. Wäre dieser Kater, der ursprünglich wegen einer *M.-lepraemurium*-Infektion vorgestellt worden war, mit Chemotherapie behandelt worden, hätte er auch im Hinblick auf ein Rezidiv der Mykobakterien-Infektion überwacht werden müssen.

48 i. Bei dem Kater lag eine Erkrankung des weichen Gaumens, des hinteren Teils der Nasenhöhle und des angrenzenden Nasopharynx vor. Die einfachste und kostengünstigste Vorgehensweise in diesem Fall wäre die Durchführung einer Feinnadelaspiration von der nasopharyngealen Umfangsvermehrung unter Vollnarkose. Die zytologische Untersuchung zeigte eine granulomatöse Entzündung und große Mengen von einer Kapsel umgebene, sprossende Hefepilze. *Cryptococcus gattii* wurde anschließend auf Sabouraud-Agar isoliert.

ii. Der weiche Gaumen wurde mit Diathermie in der Medianen aufgeschnitten; vom dorsal befindlichen Granulom wurde so viel wie möglich entfernt (**48b**). Die Basis des Granuloms wurde kürettiert und die Wunde in zwei Schichten mit absorbierbarem Nahtmaterial verschlossen. Der Kater bekam intraoperativ Fluconazol i.v. und wurde anschließend mit Itraconazol p. o. weiterbehandelt. Sein Zustand verbesserte sich unmittelbar nach der Operation. Zwei Wochen später ging es dem Kater gut; es war allerdings noch eine gewisse Schwellung an der Operationsstelle vorhanden. Der Kater wurde weiter mit Itraconazol behandelt bis der *Cryptococcus*-Antigentiter negativ war.

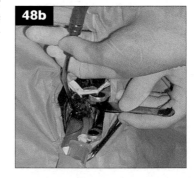

48b

49 Ein 14 Monate alter intakter Europäisch-Kurzhaar-Kater wurde mit multiplen Hautknoten, die sich in den letzten 3 Wochen entwickelt hatten, vorgestellt. Er stammte von einem Bauernhof und war nun seit 2 Monaten bei seinem jetzigen Besitzer. Die Hautveränderungen hatten als Knoten begonnen, waren dann haarlos geworden und anschließend ulzeriert. Die ersten Veränderungen waren am linken Vorderbein aufgefallen (**49a**) und anschließend an Kopf (**49b**), Hals, Zehen, dem ventralen Abdomen und dem Präputium aufgetreten. Die klinische Untersuchung war mit Ausnahme der Hautveränderungen, die den Kater nicht zu stören schienen, unauffällig.

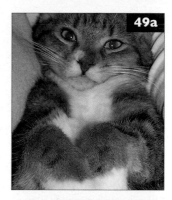

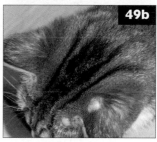

i. Was sind die Differentialdiagnosen?
ii. Wie kann eine Diagnose gestellt werden?
iii. Wie wird die Erkrankung behandelt?
iv. Wie ist die Prognose?
v. Gibt es Unterschiede in der Epidemiologie der verschiedenen Spezies, welche diese Erkrankung verursachen?

50 Ein 12 Wochen altes, weiblich-nicht kastriertes Europäisch-Kurzhaar-Kätzchen wurde wegen Gewichtsverlusts trotz normalem Appetit vorgestellt. Die Überbringerin besaß selbst vier adulte kastrierte Katzen und nahm Katzen aus dem örtlichen Tierheim zur Betreuung auf, darunter das Kätzchen, das vorgestellt wurde (**50**), seine

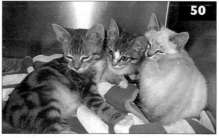

Wurfgeschwister und eine weitere Katze mit Welpen. Alle Pflegekatzen hatten untereinander, nicht aber zu den eigenen adulten Katzen der Besitzer, Kontakt. Die Pflegekatzen waren alle FeLV- und FIV-negativ, waren gegen Parasiten behandelt und gegen FPV, FHV und FCV geimpft. Das vorgestellte Kätzchen war apathisch und hatte eine Körpertemperatur von 39,4 °C. Es hatte ein umfangsvermehrtes Abdomen und verschlechterte sich zusehends trotz antibiotischer Behandlung. Es wurde schließlich eingeschläfert. In der Sektion zeigte sich eine zähflüssige, bernsteinfarbene Flüssigkeit im Abdomen.

i. Welche Diagnose ist am wahrscheinlichsten?
ii. Welcher relativ preiswerte Test könnte *ante mortem* gemacht werden, um bei der Diagnosestellung zu helfen?

49 i. Die Hauptdifferentialdiagnosen bei diesem Fall sind kutane Tuberkulose, atypische Mykobakteriose, feline Lepra, Aktinomykose, Nokardiose, Pilzinfektionen, Neoplasien und eosinophiles Granulom.

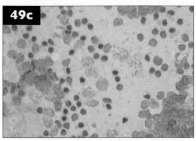

ii. Es sollten eine zytologische, eine histologische und eine mikrobiologische Untersuchung eingeleitet werden. Die zytologische Untersuchung von Feinnadelaspiraten zeigte degenerierte neutrophile Granulozyten und Makrophagen. In der Ziehl-Neelsen-Färbung wurden schlanke, säurefeste Stäbchen innerhalb der Makrophagen und Riesenzellen (**49c**) identifiziert. Die Histologie ergab eine pyogranulomatöse Entzündung mit säurefesten Organismen. Die Mykobakterien-Kultur war negativ. In der PCR wurde jedoch *Mycobacterium lepraemurium* nachgewiesen. Die Katze hatte also feline Lepra.

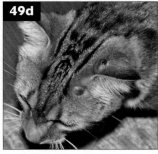

iii. Es ist eine Kombination von chirurgischem Vorgehen und medikamentöser Therapie erforderlich. Fokale Veränderungen sollten möglichst großzügig chirurgisch entfernt werden, und die Katze sollte mit einer antibiotischen Kombinationstherapie (Clofazimin zusammen mit Clarithromycin und/oder Rifampicin) behandelt werden. Die Behandlung sollte 2 Monate über das Verschwinden der Veränderungen hinaus gegeben werden, um das Risiko eines Rezidivs zu reduzieren.

iv. *M. lepraemurium* breitet sich aggressiv aus und rezidiviert häufig postoperativ, wenn keine Langzeitantibiose gegeben wird. Bei diesem Kater ulzerierten die Läsionen am Kopf (**49d**) im Verlauf der Erkrankung, aber alle Veränderungen verschwanden schließlich mit der Therapie.

v. Feline Lepra wird durch *M. haemophilum* oder *M. lepraemurium* hervorgerufen. Erstere lassen sich in der HE-Färbung anfärben, letztere nicht. *M. lepraemurium* tritt bei jüngeren und häufiger bei männlichen Katzen auf und wird durch Bisse infizierter Nagetiere übertragen; *M. haemophilum* kommt bei älteren und immunsupprimierten Katzen vor.

50 i. Es handelt sich hier um eine Haltungssituation mit hoher „Katzendichte" und vielen Welpen, die aus einer Umgebung mit noch mehr Katzen auf engem Raum stammen. Die Anamnese und klinische Untersuchung legen nahe, dass das Kätzchen an FIP erkrankt war.

ii. Der Aszites ist ein praktisches Medium für eine Erguss-Untersuchung. Ein einfacher und günstiger Test für die FIP-Diagnostik bei Katzen mit Erguss ist die Rivalta-Probe. Dieser Test hat einen hohen positiven prädiktiven Wert und einen hohen negativen prädiktiven Wert. Bei Tierheimen ist es oft notwendig lediglich aufgrund der Anamnese, der klinischen Symptome und ein oder zwei einfacher und kostengünstiger Untersuchungen zu einer Diagnose zu kommen. Obwohl sie keine 100 %-ige Aussage ermöglicht, ist daher gerade in einer solchen Situation die Rivalta-Probe zu empfehlen.

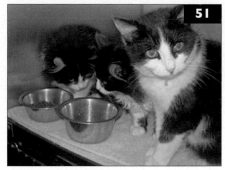

51 Bei Fall **51** handelt es sich um dieselbe Katze wie in Fall **50**. Die Pflegefamilie wusste nicht, was sie mit den verbleibenden Wurfgeschwistern und den anderen aufgenommenen Katzen und ihren Welpen machen sollte (**51**). Sie war außerdem sehr besorgt um ihre eigenen adulten Katzen. Der Verlust von Pflegestellen kann bedeuten, dass mehr Kätzchen euthanasiert werden müssen; und die Panik vor FIP kann dazu führen, dass die Adoptionen aus dem Tierheim zurückgehen.

i. Was kann der Pflegefamilie im Hinblick auf das Erkrankungsrisiko der Wurfgeschwister geraten werden?

ii. Was kann der Pflegefamilie im Hinblick auf das Erkrankungsrisiko der nicht verwandten Welpen im selben Haushalt geraten werden?

iii. Was kann der Pflegefamilie im Hinblick auf das Erkrankungsrisiko für die anderen adulten Katzen im Haus geraten werden?

iv. Kann diese Pflegestelle gefahrlos weitere Kätzchen aufnehmen?

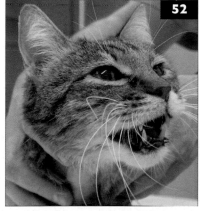

52 Eine 9 Jahre alte weiblich-kastrierte Europäisch-Kurzhaar-Katze wurde mit einer Vorgeschichte von intermittierendem Husten seit 4-5 Jahren vorgestellt (**52**). Kurz vor der Vorstellung hatte sich der Husten verschlimmert und die Katze hatte Episoden von Maulatmung. Bis dahin war sie bei Verschlechterung der Symptome jeweils mit Prednisolon behandelt worden. Dieses Mal waren die Symptome aber mit Prednisolon nicht besser geworden. Die Katze wurde mit einer anderen Katze zusammen in der Wohnung gehalten und war vollständig geimpft. Die klinische Untersuchung ergab eine Körpertemperatur von 40,2 °C und eine Atemfrequenz von 60/min mit verlängerter Exspiration. Herz- und Lungenauskultation waren unauffällig, aber wenn die Katze gestresst wurde, zeigte sie akute Dyspnoe. Es wurde ein Blutbild eingeleitet. Die veränderten Befunde waren: Leukozyten $25,2 \times 10^9/l$, segmentkernige neutrophile Granulozyten $21,5 \times 10^9/l$, stabkernige neutrophile Granulozyten $0,8 \times 10^9/l$, Eosinophile $1,2 \times 10^9/l$.

i. Was sind wahrscheinliche Ursachen für den chronischen Husten der Katze?

ii. Welche weiteren Untersuchungen werden empfohlen?

51 i. Die Wahrscheinlichkeit, FIP zu entwickeln, ist bei Vollgeschwistern im Vergleich zu anderen Katzen etwa doppelt so hoch. Das Risiko hängt von genetischen Faktoren, dem Alter, der Pathogenität des kursierenden FCoV-Stamms und dem Immunsystem der einzelnen Katze ab.

ii. Das Risiko für die nicht verwandten Kätzchen ist geringer. Zu den Faktoren, die die Replikations- und Mutationsrate von FCoV erhöhen, zählen die gemeinsame Haltung von vielen Katzen (vor allem Kätzchen unter einem Jahr) auf engem Raum und das Vorhandensein virulenterer oder mutationsfreudigerer FCoV-Stämme.

iii. Es ist wahrscheinlich, dass alle Katzen im Haushalt gegenüber FCoV exponiert waren. Die erwachsenen Katzen haben ein geringeres Risiko an FIP zu erkranken als die Welpen. Generell ist das durchschnittliche Risiko für eine Katze, die in einem FCoV-endemischen Haushalt lebt, 5-10 %.

iv. In der Pflegestelle sollten nach diesen Kätzchen für mindestens 3 Monate keine neuen mehr aufgenommen werden. Erst sollten die eigenen Katzen FCoV-frei sein bevor neue Tiere in den Haushalt kommen. Generell sollte immer nur ein Wurf in einem Haushalt betreut werden.

52 i. Die Vorgeschichte in Verbindung mit dem Ansprechen auf anti-entzündliche Behandlung, steht in Einklang mit der Diagnose felines Asthma. Bei der jetzigen Verschlechterung der Symptome könnte die Eosinophilie auf eine Hypersensitivitätsreaktion hindeuten. Die Katze hat jedoch zusätzlich Fieber und eine Leukozytose mit Linksverschiebung, was auf eine bakterielle Infektion hindeutet. In diesem Fall könnten die chronische Bronchitis und die immunsuppressive Behandlung mit Glukokortikoiden zu strukturellen Veränderungen der Atemwege geführt haben. Wenn das der Fall ist, kann eine Infektion durch die normale Mikroflora des oberen Atemtrakts oder durch primäre respiratorische Pathogene wie *Bordetella bronchiseptica* oder *Mycoplasma* spp.ausgelöst werden.

ii. (1) Es sollten Röntgenaufnahmen des Thorax angefertigt werden. Bei felinem Asthma sind typischerweise eine vorwiegend bronchiale Zeichnung, bei schwereren Fällen mit alveolärer Beteiligung, ein überblähtes Lungenfeld und manchmal ein kollabierter rechter mittlerer Lungenlappen zu sehen. (2) Eine bronchoalveoläre Lavage (BAL) sollte durchgeführt werden, um Material zur zytologischen und bakteriologischen Untersuchung zu erhalten. BAL-Zytologie ist ein wichtiges Diagnostikum, wenn Verdacht auf einen entzündlichen oder infektiösen Prozess im unteren Atemtrakt besteht. Neutrophile Entzündung und intrazelluläre Bakterien weisen auf eine bakterielle Infektion hin; eosinophile Entzündung ohne Bakterien wäre hinweisend für felines Asthma. (3) Wenn die Röntgenbilder Anzeichen für lokalisierte Veränderungen in den Atemwegen zeigen, ist eine Bronchoskopie angezeigt, um sich die veränderten Bereiche anzuschauen und Probenmaterial davon zu gewinnen. (4) Die Katze sollte auch auf FeLV und FIV getestet werden, da diese Infektionskrankheiten zu Immunsuppression führen können.

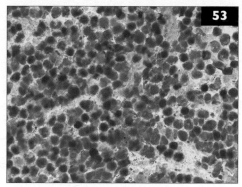

53 Bei Fall **53** handelt es sich um dieselbe Katze wie in Fall **52**. Es wurden Röntgenaufnahmen des Thorax angefertigt; sie zeigten eine bronchiale Lungenzeichnung. Der Patient wurde anästhesiert und eine BAL durch einen sterilen Endotrachealtubus durchgeführt. Es wurden zytologische Ausstriche der Probe angefertigt (**53**) und Kulturen für aerobe Bakterien und Mykoplasmen eingeleitet.
i. Welche Informationen liefert die Zytologie bei diesem Fall?
ii. Wenn das Ergebnis einer bakteriologischen Untersuchung der BAL dieses Patienten negativ ist, kann dann eine bakterielle Infektion ausgeschlossen werden?
iii. Sollte mit der antibiotischen Therapie begonnen werden bevor die Ergebnisse der Kultur und des Antibiogramms zurück sind?
iv. Welche Antibiotika sind geeignet?

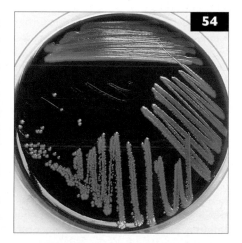

54 Bei Fall **54** handelt es sich um dieselbe Katze wie in Fall **52** und **53**. Nach drei Tagen zeigte die bakteriologische Kultur der BAL ein starkes Wachstum von *Bordetella bronchiseptica* (**54**). Die Mykoplasmen-Kultur war negativ. Laut Antibiogramm waren die Bordetellen resistent gegen alle Antibiotika außer Enrofloxacin und Gentamycin.
i. Welches der beiden Antibiotika ist bei dieser Katze besser geeignet?
ii. Ist es empfehlenswert, die andere Katze im Haushalt gegen *B. bronchiseptica* zu impfen?

53 i. Die BAL-Zytologie ergab eine neutrophile Entzündung mit intra- und extrazellulären stäbchenförmigen Bakterien. Das passt zur Diagnose einer bakteriellen Infektion des unteren Atemtrakts.

ii. Auch wenn die bakteriologische Untersuchung negativ ist, kann eine bakterielle Infektion nicht vollständig ausgeschlossen werden. Es gibt verschiedene Gründe für ein falsch negatives Ergebnis, darunter: (1) falsches Handling und Verschicken der Probe und (2) falsches Kulturmedium; dies ist vor allem bei Verdacht auf Bordetellen- oder Mykoplasmen-Infektion von Bedeutung. Da Mykoplasmen ein spezielles Nährmedium zum Wachstum benötigen, sollte das Labor auch über den Verdacht einer Mykoplasmen-Infektion informiert werden, und die Proben sollten schnellstmöglich in einem speziellen Transportmedium verschickt werden. Wenn die Zytologie der BAL auf eine bakterielle Infcktion hindeutet, ist auch bei negativer bakteriologischer Kultur eine antibiotische Therapie gerechtfertigt. Auch ein positives Ansprechen auf antibiotische Behandlung ist ein Hinweis für eine bakterielle Infektion.

iii. Die antibiotische Behandlung sollte sofort eingeleitet werden, da der Patient schwere klinische Symptome zeigt. Wenn die Ergebnisse der Kultur und des Antibiogramms vorliegen, kann die Therapie, wenn nötig, angepasst werden.

iv. Die meisten stäbchenförmigen Organismen aus dem Respirationstrakt sind gram-negative Bakterien, z. B. *Pasteurella* spp., *Escherichia coli* oder *Bordetella bronchiseptica*. Weil in der Zytologie stäbchenförmige Bakterien vorhanden waren, sollte das gewählte Antibiotikum dagegen eine gute Wirksamkeit im gram-negativen Bereich besitzen. Mögliche Präparate sind Fluorquinolone, Aminoglykoside oder Cephalosporine der dritten Generation. Liegen gram-positive Erreger vor, sind v. a. Doxycyclin oder Azithromycin geeignet.

54 i. Enrofloxacin und andere Fluorquinolone erreichen deutlich höhere Konzentrationen in den Bronchien als Gentamycin. Fluorquinolone haben außerdem den Vorteil, dass sie sich in den neutrophilen Granulozyten anreichern. Enrofloxacin kann jedoch eine akute Retinadegeneration auslösen, die zu irreversibler Blindheit führen kann. Eine mögliche Alternative zu Enrofloxacin stellt das neue Fluorquinolon, Pradofloxacin, dar, das keine Nezthautschäden verursacht. Wenn Gentamycin verwendet wird, sollte die Nierenfunktion vor der Behandlung und regelmäßig während der Behandlung beurteilt werden. Alternativ könnte Gentamycin mit einem Inhalator verabreicht werden und so lokal eine hohe Konzentration in den Bronchien erreichen, während das Risiko für Nebenwirkungen reduziert wird.

ii. *B. bronchiseptica* ist ein primäres Pathogen des Respirationstrakts bei Katzen und kann sowohl zu Infektionen der oberen als auch der unteren Atemwege führen. Es wird leicht durch direkten Kontakt, Niesen und kontaminierte Geräte übertragen. Deshalb ist eine Infektion der zweiten Katze im Haushalt möglich. Es ist eine intranasale Lebendimpfung gegen *B. bronchiseptica* erhältlich; ab 3 Tage nach der Applikation werden im Falle einer Infektion die klinischen Symptome reduziert. Daher kann die Impfung der anderen Katze mit einer intranasalen *B.-bronchiseptica*-Vakzine mehrere Tage vor der Rückkehr der infizierten Katze aus der Klinik empfohlen werden.

55 Eine 16 Monate alte weiblich-kastrierte Europäisch-Kurzhaar-Katze wurde zum jährlichen Gesundheitscheck vorgestellt (55). Die Katze lebte hauptsächlich in der Wohnung, durfte aber nach draußen. Sie war die einzige Katze im Haushalt, es lebten aber mehrere Katzen in der Nachbarschaft. Die Katze war im Alter von 8, 12 und 16 Wochen gegen FPV, FHV und FCV geimpft worden, mit 12 und 16 Wochen gegen FeLV und mit 16 Wochen gegen Tollwut. Mit 16 Wochen war sie FeLV und FIV negativ getestet worden. Sie bekam Selamectin zur Parasitenprophylaxe und war gesund seit sie im Alter von 8 Wochen zu ihrem Besitzer gekommen war. Die klinische Untersuchung war unauffällig.

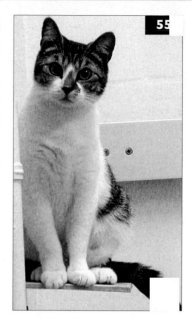

i. Sollte die Katze bei diesem Besuch geimpft werden?

ii. Wenn ja, welche Impfungen sollten gegeben werden und wann wäre die nächste Auffrischungsimpfung nötig?

56 Eine jung-adulte weibliche Europäisch-Kurzhaar-Katze (genaues Alter und Kastrationsstatus unbekannt) aus einem Tierheim wurde morgens apathisch und dehydriert mit grünlichem Erbrochenem in ihrem Käfig gefunden (56). Sie war seit 9 Tagen im Tierheim. Ein adulter Europäisch-Kurzhaar-Kater mit unbekanntem Alter und Kastrationsstatus, der seit 11 Tagen im Tierheim war und in der gleichen Abteilung untergebracht war, zeigte

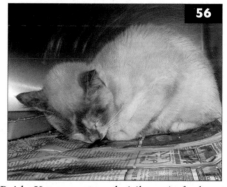

ebenfalls Erbrechen und war apathisch. Beide Katzen waren bei ihrer Aufnahme gegen FPV, FHV und FCV geimpft worden. Laut den Mitarbeitern waren am Nachmittag vorher keine Auffälligkeiten bemerkt worden, und beide Katzen waren bei Aufnahme scheinbar gesund.

i. Was sind die wahrscheinlichsten Differentialdiagnosen für diese Symptome?

ii. Welche Untersuchungen könnten vor Ort gemacht werden, um weitere Hinweise zu bekommen?

iii. Wie kann eine definitive Diagnose gestellt werden?

55 i. Als Welpe hat die Katze eine angemessene Anzahl von Core-Vakzinen (FPV, FHV, FCV und Tollwut) in einem Zeitraum bekommen, der höchstwahrscheinlich ausreichend ist, um nicht mit maternalen Antikörpern zu interferieren. Der Abschluss der Grundimmunisierung sollte bei den Core-Impfungen ein Jahr nach den ersten Impfungen, also zum Zeitpunkt der jetzigen Vorstellung, erfolgen.

ii. Ein allgemeiner Grundsatz bei Impfungen ist, dass sie Schutz gegen wichtige Krankheitserreger bieten sollen, während das Risiko für Nebenwirkungen möglichst gering gehalten werden soll. Folglich sollten Gesundheit und Lebensbedingungen bei jeder Katze individuell beurteilt werden, um ein passendes Impfschema mit möglichst niedriger Anzahl an Impfungen zu finden. Bei dieser Katze sollten die Auffrischungsimpfungen der Core-Vakzinen (FPV, FHV und FCV) jetzt verabreicht werden, um gegen diese häufigen und hochinfektiösen Krankheiten zu schützen. Diese Impfstoffe induzieren eine stabile Immunität für mindestens 3 Jahre, vermutlich sogar länger. Bezüglich Tollwutimpfung müssen die rechtlichen Bestimmungen des jeweiligen Landes berücksichtigt werden. In Deutschland muss die Auffrischung nach Herstellerangaben erfolgen. Da die Katze nach draußen geht und dort Kontakt mit Katzen mit unbekanntem FeLV-Status haben könnte, ist eine FeLV-Impfung ebenfalls ratsam.

56 i. Bei einer Tierheimkatze mit vorher unbekanntem Impfstatus ist die wahrscheinlichste Ursache feline Panleukopenie.

ii. Parvovirus kann mittels Antigen-Schnelltest im Kot nachgewiesen werden. Dieser kann jedoch bei kürzlich geimpften Katzen auch positiv sein. Gelegentlich treten falsch negative Ergebnisse auf (z. B. wenn der Kot sehr wässrig ist), so dass Panleukopenie nicht allein aufgrund eines negativen Schnelltests ausgeschlossen werden kann. Ein Blutausstrich zur Beurteilung der Leukozytenzahl kann auch vor Ort angeschaut werden. Wenn die Leukozytenzahl normal oder erhöht ist, kommen andere Ursachen in Betracht. Wenn eine Katze stirbt oder euthanasiert wird, sollte eine Sektion gemacht werden. Die histologischen Befunde bei Panleukopenie sind in der Regel beweisend.

iii. Feline Panleukopenie wird bei Tierheimkatzen meist durch eine Kombination von Vorgeschichte (unvollständige Impfung), klinischen Symptomen, Parvovirose-Schnelltest aus dem Kot und Leukozytenzahl diagnostiziert. Ein positiver Antigen-Test bei einer nicht kürzlich geimpften Katze ist beweisend für eine Panleukopenie.

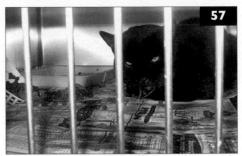

57 Bei Fall **57** handelt es sich um dieselbe Katze wie in Fall **56**. Zwei weitere adulte Katzen (**57**) in der gleichen Abteilung des Tierheims erkrankten ebenfalls. Kot von beiden Katzen war im Parvovirus-Schnelltest stark positiv für Parvovirus-Antigen; ein Blutausstrich zeigte bei einer der Katzen eine Leukopenie. Es wurde feline Panleukopenie diagnostiziert. Beide Katzen wurden wegen sehr schlechten Allgemeinbefindens euthanasiert. In der Abteilung befanden sich 25 weitere Katzen. Alle waren bei ihrer Aufnahme mit inaktivierten Impfstoffen gegen FPV, FHV und FCV geimpft worden und waren zwischen einem Tag und 35 Tagen im Tierheim. Die Käfige wurden täglich mit quartären Ammoniumverbindungen desinfiziert.
i. Wie sollten die Käfige, in denen die beiden erkrankten Katzen waren, desinfiziert werden?
ii. Was kann im Bezug auf die 25 exponierten Katzen empfohlen werden, um eine weitere Ausbreitung der Infektion zu verhindern?

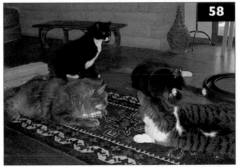

58 Bei Fall **58** handelt es sich um denselben Fall wie bei **56** und **57**. Vier der adulten Katzen im Tierheim waren bereits vollständig geimpft aufgenommen worden. Sie waren zum Zeitpunkt der Vorstellung klinisch unauffällig (**58**).
i. Wie hoch ist das Risiko, dass diese Katzen erkranken?
ii. Welches Impfschema sollte in Zukunft empfohlen werden, um das Risiko von Panleukopenie-Ausbrüchen in diesem Tierheim zu reduzieren?

57 i. Quartäre Ammoniumverbindungen inaktivieren FPV nicht. Die Käfige sollten mit Reinigungsmittel und Wasser gereinigt und anschließend mit einem gegen Parvoviren wirksamen Desinfektionsmittel desinfiziert werden. Das Desinfektionsmittel sollte mindestens 10 Minuten einwirken, und die Käfige müssen gut abtrocknen. Wenn Parvoviren nicht inaktiviert werden, können sie über ein Jahr in der Umgebung überleben.

ii. Exponierte Katzen sollten isoliert werden. Wenn möglich, sollten sie 14 Tage in Quarantäne gehalten werden. In Tierheimen, in denen routinemäßig ein Parvoviren-wirksames Desinfektionsmittel benutzt wird, und in denen wenig indirekte Übertragungsquellen vorhanden sind, kann ein Ausbruch verhindert werden. In diesem Fall jedoch sollten alle Katzen in der Abteilung als potentiell infiziert angesehen werden. Das Erkrankungsrisiko kann wie folgt abgeschätzt werden: (1) *Sehr geringes Risiko:* Katzen älter als 4 Monate, die mindestens eine Woche vor der Exposition einmalig mit Lebendimpfstoff oder zweimalig mit inaktiviertem Impfstoff geimpft wurden; und klinisch unauffällige Katzen mit einem nachgewiesenen protektiven Antikörpertiter gegen FPV. (2) *Mittleres Risiko:* Kätzchen jünger als 4 Monate, auch wenn sachgerecht geimpft. (3) *Hohes Risiko:* Katzen, die nur einmalig weniger als eine Woche vor der Exposition mit Lebendimpfstoff geimpft wurden; und Katzen, die nur einmalig mit einer inaktivierten Vakzine geimpft wurden, unabhängig vom Impfzeitpunkt. (4) *Höchstes Risiko:* alle ungeimpften Katzen.

58 i. Für diese vier Katzen besteht kein wesentliches Risiko zu erkranken, und es müssen keine Vorsichtsmaßnahmen getroffen werden.

ii. Ein gutes Impfregime reduziert das Risiko einer FPV-Ausbreitung in einem Tierheim oder Mehrkatzenhaushalt. Wegen ihres schnellen Wirkungseintritts wird die Verwendung einer Lebendvakzine empfohlen. Katzen sollten unmittelbar zum Zeitpunkt der Aufnahme ins Tierheim geimpft werden. Welpen sollten erstmals mit 4-6 Wochen geimpft werden; die Impfung sollte dann alle 3 Wochen bis zum Alter von 16 Wochen wiederholt werden. Erwachsene Katzen sollten bei der Aufnahme geimpft und nach 3 Wochen nachgeimpft werden. Bei trächtigen Katzen muss das Risiko einer Schädigung der Feten durch die Impfung gegen das Risiko einer Infektion der Kätzin und ihrer Welpen abgewogen werden. Katzen, die (z. B. aus medizinischen Gründen) bei Aufnahme ins Tierheim nicht geimpft werden können, sollten mit Feliserin® passiv immunisiert werden.

59 Ein 7 Jahre alter kastrierter Europäisch-Kurzhaar-Kater wurde wegen Nasenausfluss, Niesen und einer subkutanen Umfangsvermehrung an der Stirn, die seit 4 Monaten bestand, vorgestellt. Der Kater war vom Besitzer vor einem Monat aus Australien mitgebracht worden. Die Symptome hatten sich auf eine Behandlung mit Antibiotika und Kortison nicht

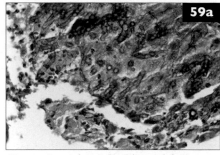

gebessert. Bei der Untersuchung zeigte der Kater eine schnarchende und frequente Maulatmung. Durch das rechte Nasenloch kam keine Luft hindurch. Weiter waren eine deutliche Schwellung im Bereich der Nasenwurzel, leichter beidseitiger Nasenausfluss und vergrößerte Mandibularlymphknoten auffällig. Mit einer Zange wurden mehrere Biopsien aus der rechten Nasenhöhle gewonnen. Zusätzlich wurde subkutanes Material der geschwollenen Nasenwurzel zur histologischen und bakteriologischen Untersuchung (59a) gewonnen. Dieses bestand aus „Streifen" braun marmorierten Gewebes durchsetzt mit grauweißem faserigem Gewebe.
i. Was ist in den histologischen Schnitten zu sehen?
ii. Wie lautet die Diagnose?
iii. Wie sollte der Kater behandelt werden?

60 Eine ca. 2 Jahre alte weiblich-kastrierte Europäisch-Kurzhaar-Katze wurde vorgestellt, weil sie akut kollabiert war und Atemnot hatte (60). Die Katze war streunend 2 Monate zuvor in Pisa, Italien, aufgegriffen worden und wurde seitdem ausschließlich in der Wohnung gehalten. Zu diesem Zeitpunkt hatte sie gesund gewirkt, war FeLV- und FIV-negativ

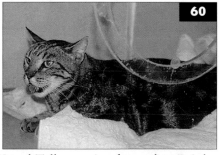

gewesen und gegen FPV, FHV, FCV, FeLV und Tollwut geimpft worden. Bei der klinischen Untersuchung erschien die Katze jetzt desorientiert und miaute, sie hatte starke Atemnot und setzte große Mengen Urin und blutigen Kot ab. Das Herz war aufgrund verschärfter bronchialer Atemgeräusche nicht zu hören. Sie hatte blasse, leicht zyanotische Schleimhäute, die Körpertemperatur war erniedrigt (37,2 °C), die Atemfrequenz erhöht (65/min) und der Puls nicht palpierbar.
i. In welchem Zustand befindet sich die Katze?
ii. Welche Therapie und Diagnostik sollten unverzüglich eingeleitet werden?

59 i. Die Biopsien der Umfangsvermehrung am Nasenrücken bestanden
aus massenhaft Entzündungszellen,
einschließlich Plasmazellen, eosinophilen
Granulozyten und Makrophagen sowie
aus reichlich nekrotischem Material mit
vielen Pilzhyphen. Die Zangenbiopsien der
Nase zeigten chronische Entzündung,
epitheliale und glanduläre Hyperplasie
und wenige Pilzzellen. Die Ausstriche des

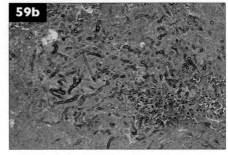

gewonnenen braunen Materials zeigten nekrotisches Gewebe mit Massen von
Pilzhyphen (**59b**).

ii. Es wurden Kulturen der Proben auf Sabouraud-Glukose-Agar mit Chloramphenicol
und Gentamycin angelegt. Ein fadenförmiger Pilz wurde nach 3-tägiger Inkubation bei
28 °C isoliert und als *Metarhizium anisopliae* identifiziert. Der Kater wurde daraufhin
auf FeLV und FIV getestet, war aber negativ. Die Diagnose lautete daher invasive
Rhinitis aufgrund einer *Metarhizium-anisopliae*-Infektion.

iii. Der Kater wurde initial mit Itraconazol behandelt. Nach 2 Wochen hatte sich seine
Atmung verbessert, und es kam mehr Luft durch das rechte Nasenloch. Er nieste auch
seltener und hatte weniger Nasenausfluss. Nach etwa 2 Monaten wurde die Therapie aus
finanziellen Gründen auf Ketoconazol für weitere 80 Tage umgestellt. Sechs Monate
nach Ende der Behandlung traten die Symptome der invasiven mykotischen Rhinitis
wieder auf. Die Besitzer des Katers wünschten aber keine weitere Behandlung mehr. Zur
weiteren Behandlung hätte Posaconazol (5 mg/kg 1 x tägl. mit Futter) empfohlen werden
können, da dieses Medikament ein größeres Wirkspektrum hat als Itraconazol, besser
vertragen wird und kaum hepatotoxisch ist.

60 i. Die Katze befand sich im Schock. Da Respirationstrakt und Gastrointestinaltrakt
betroffen sind, ist eine systemische Reaktion wie Anaphylaxie oder Stromschlag oder ein
massives primär gastrointestinales Geschehen wahrscheinlich. Da die Lunge das
Schockorgan der Katze ist, kann jede Schockursache zu Atemnot führen. Ein Trauma
wurde bei der Wohnungskatze als unwahrscheinlich angesehen.

ii. Es sollte eine sofortige Notfallbehandlung eingeleitet werden. Die Katze wurde mit
Sauerstoff versorgt und möglichst in Ruhe gelassen, um Stress zu reduzieren. Sie bekam
Furosemid und Prednisolon sowie kolloidale Infusionslösungen, um das zirkulierende
Blutvolumen und den Blutdruck wiederherzustellen und eine potentielle anaphylaktische
Reaktion zu therapieren. Amoxicillin/Clavulansäure wurde wegen der offensichtlich
gestörten Darmschranke intravenös verabreicht. Es wurden Vorbereitungen für eine
Intubation und künstliche Beatmung für den Fall einer Verschlechterung getroffen.
Spezielle Untersuchungen wurden verschoben bis der Patient stabilisiert war.

61 Bei Fall **61** handelt es sich um dieselbe Katze wie in Fall **60**. Nach 3-stündiger Notfallbehandlung war die Katze stabil genug für Diagnostik.

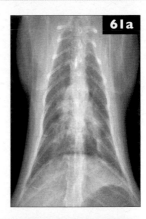

Blutbild/Serum-Biochemie	Ergebnisse
Hämatokrit	0,26 l/l
Segmentkernige Neutrophile	20,1 × 10^9/l
Stabkernige Neutrophile	6,4 × 10^9/l
Metamyelozyten	0,6 × 10^9/l
Eosinophile	2,3 × 10^9/l
Basophile	0,5 × 10^9/l
Gesamtprotein	45 g/l
ALT	203 IU/l

Es wurden Röntgenaufnahmen des Thorax (l/l **61a** und v/d **61b**) angefertigt.

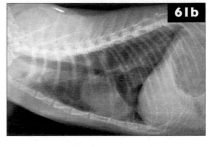

i. Wie sind die Laborveränderungen zu beurteilen?
ii. Was ist auf den Röntgenaufnahmen zu sehen?
iii. Welche diagnostischen Schritte sollten als nächstes durchgeführt werden?

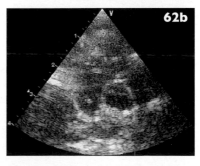

62 Bei Fall **62** handelt es sich um dieselbe Katze wie in Fall **60** und **61**. Röntgenaufnahmen und eine Ultraschalluntersuchung des Abdomens waren bis auf flüssigkeitsgefüllte Darmschlingen unauffällig. Wegen der Vorgeschichte von akutem Kollaps mit Atemnot, der Eosinophilie und des vorberichtlichen Italienaufenthaltes ist Dirofilariose eine mögliche Ursache. Ein Herzwurm-Antigentest zeigte eine positive Reaktion (**62a**). Mehrere kurze Abschnitte paralleler Linien waren in der Echokardiographie im Bereich des rechten Ventrikels darstellbar (**62b**).

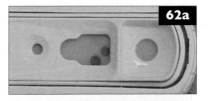

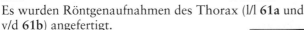

i. Sind diese Befunde vereinbar mit Dirofilariose?
ii. Lässt sich der Zustand der Katze mit diesen Befunden erklären?
iii. Welche Behandlung sollte empfohlen werden?

61 i. Die Befunde sind vereinbar mit einer starken Entzündungsreaktion und dem akuten intestinalen Blutverlust, der bei der Katze beobachtet wurde. Die Eosinophilie spricht für Parasitenbefall oder Hypersensitivitätsreaktion.

ii. Die Röntgenbilder zeigen eine unregelmäßige interstitiell-alveoläre Lungenzeichnung mit verbreiterten Lungenarterien in den kaudalen Lungenlappen.

iii. Blutbild, Serum-Biochemie, Urinuntersuchung, Blutgerinnung, Kot-Flotation und Wiederholung des FeLV-/FIV-Tests sind indiziert. Zusätzlich den Thorax-röntgenaufnahmen sollten auch Röntgenaufnahmen und eine Ultraschalluntersuchung des Abdomens gemacht werden.

62 i. Die Befunde sind diagnostisch für feline Dirofilariose. Der Antigentest weist parasitäres Antigen nach, so dass Tests, die für Hunde entwickelt wurden, auch bei Katzen verwendet werden können. Aufgrund der niedrigen Wurmlast sind sie bei der Katze allerdings weniger sensitiv als beim Hund; sie sind jedoch hochspezifisch. Ein positives Ergebnis bedeutet, dass mindestens 2 adulte weibliche Herzwürmer vorhanden sind.

ii. Anaphylaxie ist, wenn auch selten, bei Katzen mit Herzwurminfektion beschrieben. Es kann ein plötzlicher Tod eintreten, der in Verbindung gebracht wird mit pulmonären Reaktionen durch das Absterben eines Herzwurms und das Freisetzen der Wolbachien (symbiontische Rickettsien der Dirofilarie).

iii. Wegen des hohen Risikos, dass der Patient beim Absterben eines Herzwurms stirbt, ist eine Adultizid-Therapie bei der Katze kontraindiziert. Die klinischen Symptome kann man oft mit Glukokortikoiden in antiinflammatorischer Dosis und Bronchodilatatoren in den Griff bekommen. Eine operative Entfernung der Würmer ist angezeigt, wenn eine medikamentöse Therapie allein nicht ausreicht. Bei diesem Patienten wurden 2 Herzwürmer über die Vena jugularis entfernt und die Katze für 4 Wochen mit Doxycyclin behandelt.

Ein Jahr später zeigten die Röntgenaufnahmen noch eine mittelgradige broncho-interstitielle Zeichnung; die Katze war aber klinisch unauffällig.

63 Eine 8 Jahre alte weiblich-kastrierte Burmakatze wurde vorgestellt, da sie seit 4 Tagen erbrach und nicht mehr fraß. In der klinischen Untersuchung war die Katze 10 % dehydriert, hatte ikterische Schleimhäute und eine erhöhte Körpertemperatur (40,1 °C). Es wurden ein Ultraschall (**63**), Blutbild, Serum-Organprofil und eine Urinuntersuchung

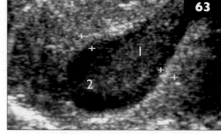

durchgeführt (1 – Gallenblase, 2 – Sludge). Die wesentlichen Befunde waren:

Blutbild/Serum-Biochemie	Ergebnisse
Leukozyten	$3,7 \times 10^9$/l
Segmentkernige Neutrophile	$0,10 \times 10^9$/l
Stabkernige Neutrophile	$1,90 \times 10^9$/l
Lymphozyten	$0,90 \times 10^9$/l
ALT	428 IU/l
AP	9 IU/l
Gesamtprotein	82 g/l
Albumin	26 g/l
Globuline	56 g/l
Bilirubin	33 µmol/l
Kreatinin	260 µmol/l
Harnstoff	25 mmol/l
Urinuntersuchung	
Spez. Gewicht	1.052
Restliche Parameter	unauffällig

i. Was sind die wichtigsten Laborbefunde und ihre Rule-outs?
ii. Was zeigt der Ultraschall?
iii. Was sollte als nächstes gemacht werden?

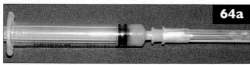

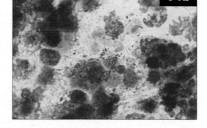

64 Bei Fall **64** handelt es sich um dieselbe Katze wie in Fall **63**. Es wurde ein Gallen-blasenaspirat (**64a**) entnommen und eine zytologische Untersuchung des Aspirats (**64b**) (modifizierte Wright's-Giemsa-Färbung) durchgeführt.

i. Was sind die Befunde der Zytologie?
ii. Wie entsteht eine akute Cholangitis bei der Katze?

63 i. Es liegen eine Neutropenie mit sehr wenigen segmentkernigen und vielen stabkernigen neutrophilen Granulozyten (Linksverschiebung) und eine Lymphopenie vor. Dies kann einen ausgeprägten Bedarf an Entzündungszellen widerspiegeln. Eine weniger wahrscheinliche Erklärung wäre eine immun-mediierte Zerstörung reifer neutrophiler Granulozyten. Die Lymphopenie kann durch endogene Kortisonproduktion bei akuten entzündlichen Prozessen, durch virale Infektionen (z. B. FeLV, FIV), durch Verluste (z. B. Darmerkrankung) oder durch Stress bedingt sein. Die Hyperbilirubinämie ist in diesem Fall vermutlich ein Anzeichen für Cholestase. Hämolyse als prähepatischer Grund für Hyperbilirubinämie kann ausgeschlossen werden, da die Katze nicht anämisch ist. Ein intrahepatischer Ikterus ist nicht ausgeschlossen, da es Hinweise auf hepatozelluläre Nekrose (erhöhte ALT-Aktivität) gibt. Eine normale AP-Aktivität bei einer ikterischen Katze ist nicht ungewöhnlich, weil die Halbwertszeit der AP bei der Katze weniger als 6 Stunden beträgt. Die Dehydratation schlägt sich in einer prärenalen Azotämie nieder (hohes Urin-spezifisches-Gewicht).
ii. Die Gallenblasenwand erscheint im Ultraschall verdickt und hyperechogen, was für eine Entzündung oder ein Ödem spricht. Die Galle in der Gallenblase ist hyperchogen. Dies kann bei der Katze ein normaler Befund sein, aber auch für eingedickte Galle oder Eiter sprechen.
iii. Eine Aspiration der Galle ist angezeigt. Die beste Methode ist per Ultraschall-geführter perkutaner Cholezystozentese. Die Probe sollte zur zytologischen und bakteriologischen Untersuchung eingeschickt werden.

64 i. Der Gallenblaseninhalt ist im Gegensatz zur dunkelgrünen Farbe normaler Galle gelb, was für eine eitrige Infektion spricht. Die Galle gesunder Katzen ist steril. In der modifizierten Wright's-Giemsa-Färbung sind stäbchenförmige Bakterien zwischen degenerierten Zellen zu sehen. In der Gram-Färbung erwiesen sich die Stäbchen als gram-negativ. Es wurde *Salmonella enterica* Serovar *typhimurium* in Reinkultur aus der Galle isoliert.
ii. Katzen haben eine besondere Gallengangsanatomie. Der Ductus choledochus und der Ductus pancreaticus münden mit der Papilla duodeni gemeinsam ins Duodenum. Verglichen mit Hunden oder Menschen haben Katzen eine große Anzahl Bakterien (einschließlich obligat und fakultativ anaeroben) im proximalen Dünndarm. Störungen der Darmmotilität können zu einem Rückfluss von Darminhalt in den Ductus choledochus und zu sekundärer bakterieller Besiedelung führen. In den meisten Fällen akuter Cholangitis liegt eine Mischinfektion mit anaeroben und aeroben Bakterien, wie *E. coli*, Clostridien, Fusobacterien, *Actinomyces* spp., Streptokokken und *Bacteroides* spp. (alle Teil der normalen Darmflora) vor. Salmonellen sind relativ häufig für eine Cholangitis bei der Katze verantwortlich.

65 Eine 9 Jahre alte weiblich-kastrierte Burmakatze starb plötzlich vor den Augen ihrer Besitzer. Die Katze war vor 6 Monaten von ihren Besitzern aus den USA (San Diego, Kalifornien) nach Deutschland mitgebracht worden. Sie hatte eine Vorgeschichte von Asthma und wurde von Zeit zu Zeit mit Prednisolon behandelt. Es lebten noch zwei verwandte Burmakatzen im Haushalt (ebenso aus den USA importiert), diese erschienen gesund. Alle Katzen waren aktuell geimpft und wurden in der Wohnung gehalten.

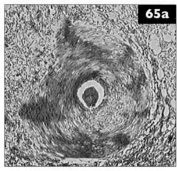

Die Sektion der toten Katze war unauffällig mit der Ausnahme einer gestauten Lunge (**65a**) (HE-Färbung).
i. Was zeigt dieser histologische Schnitt?
ii. Besteht für die anderen Katzen im Haushalt ein Risiko, die gleiche Erkrankung zu bekommen?

66 Eine 3 Jahre alte weiblich-kastrierte Europäisch-Kurzhaar-Katze (**66a**) wurde wegen chronischer Hämaturie und Dysurie, die nicht auf Antibiose ansprachen, überwiesen. Die Katze war ansonsten gesund und wurde zusammen mit einer anderen, gesunden Katze in der Wohnung gehalten. Sie wurde mit Trockenfutter gefüttert. Die klinische Untersuchung war unauffällig. Im Abdomenröntgen stellten sich die Nieren unverändert dar; es waren keine Steine in der Harnblase zu sehen. Im Ultraschall fiel eine kleine Blase mit verdickter Wand auf (**66b**). Es wurde Urin per Zystozentese gewonnen und eine Urinuntersuchung inklusive bakteriologischer Untersuchung durchgeführt. Die Kultur war negativ. Die Urinuntersuchung ergab folgende auffällige Befunde:

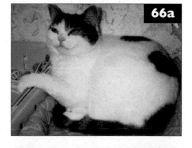

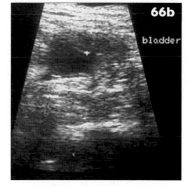

Urinuntersuchung	Ergebnisse
Farbe, Aussehen	gelb, trüb
Protein	(+)
Blut	++++
Erythrozyten	10–50 Zellen/hpf
Leukozyten	5–10 Zellen/hpf

i. Was sind die Probleme der Katze?
ii. Was sind die Differentialdiagnosen?
iii. Welche weiteren Untersuchungen sollten durchgeführt werden?
iv. Wie sollte die Katze behandelt werden?

65 i. Der auffälligste Befund ist eine deutlich hypertrophierte Wand der Lungenarteriole. Es ist eine Entzündung des Interstitiums vorhanden und ein Thrombus im Lumen der Arteriole. Diese pulmonal-arterielle okklusive Hypertrophie mit interstitieller Entzündung ist eine klassische Manifestation der "feline heartworm-associated respiratory disease" (HARD), die sich beim Vorliegen von Larven oder adulten Herzwürmern entwickeln kann. Die Lungen-veränderungen und damit verbundenen Asthma-artigen

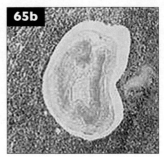

Symptome Husten und Atemnot können auch nach einer Elimination der Parasiten persistieren. Ein weiterer Schnitt zeigte einen toten Herzwurm im Querschnitt in einer Lungenarteriole (65b). In diesem Fall zerfiel die Wand der Arteriole, und es lag angrenzend eine starke Entzündung vor, die die Alveolen verlegte. Plötzlicher Tod ist eines der häufigsten Symptome bei feliner Dirofilariose.

ii. Katzen mit Herzwurminfektion haben selten eine Mikrofilariämie, so dass man davon ausgeht, dass sie für *Dirofilaria immitis* einen Fehlwirt darstellen. Die infizierte Katze stellt keine Gefahr für die anderen Katzen dar. Herzwürmer können nur bei Vorhandensein entsprechender Mücken übertragen werden. Diese sind in Deutschland nicht endemisch.

66 i. Die anamnestischen Probleme sind Hämaturie und Dysurie. Die Urinuntersuchung ergab eine mikroskopische Hämaturie und geringgradige Pyurie. Diese Befunde sind vereinbar mit "feline lower urinary tract disease" (FLUTD).

ii. Die Hauptursachen für FLUTD bei jungen Katzen sind: (1) idiopathische Zystitis und (2) Urolithiasis. Harnsteine in der Blase sind in diesem Fall unwahrscheinlich, da bei der Katze die meisten Steine röntgendicht sind.

iii. Zystitiden sind bei Katzen meist steril; die Ursache bleibt unbekannt. Daher sollten bei jungen Katzen keine Antibiotika gegeben werden. Bakterielle Zystitis ist häufiger bei Katzen, die älter als 10 Jahre sind und prädisponierende Krankheiten haben. Zystozenteseurin sollte zum Ausschluss einer bakteriellen Zystitis bakteriologisch untersucht werden. Die idiopathische Zystitis ist in der Regel eine Ausschlussdiagnose.

iv. Die Diät sollte wegen des höheren Wassergehalts auf Feuchtfutter umgestellt werden. Sollte sich das als wirkungslos erweisen, können andere Therapien, wie Schmerzmanagement oder Amitriptylin, erwogen werden.

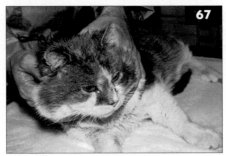

67 Ein 12 Jahre alter kastrierter Europäisch-Kurzhaar-Kater wurde wegen leichter Apathie und struppigen Fells vorgestellt (**67**). Er war 2 Jahre zuvor positiv auf FIV getestet worden, war bislang aber laut Besitzerin gesund. Er wurde als Einzelkatze ausschließlich in der Wohnung gehalten. In der klinischen Untersuchung fielen ein struppiges Haarkleid, geringgradig vergrößerte Mandibular- und Popliteallymphknoten und massive Stomatitis auf. Das Blutbild zeigte eine Leukopenie (3,5 × 10^9/l) mit einer deutlichen Neutropenie (segmentkernige neutrophile Granulozyten 0,8 × 10^9/l) ohne Linksverschiebung (stabkernige neutrophile Granulozyten 0 × 10^9/l). Ansonsten waren das Blutbild, das Serum-Organprofil und die Urinuntersuchung unauffällig.

i. Wie sollte die Neutropenie bei einer FIV-infizierten Katze behandelt werden?
ii. Sollte eine neutropenische FIV-infizierte Katze mit Antibiotika behandelt werden?
iii. Sollte dieser Kater Immunstimulanzien bekommen?

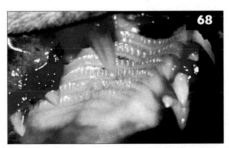

68 Bei Fall **68** handelt es sich um denselben Kater wie in Fall 67. Außer dem struppigen Fell hatte er noch geringgradig vergrößerte Mandibular- und Popliteallymphknoten und eine massive Stomatitis (**68**).

i. Welche antiviralen Medikamente könnten bei diesem Kater verwendet werden?
ii. Ist die Anwendung von Interferon bei FIV-infizierten Katzen sinnvoll?
iii. Was kann gegen die Stomatitis des Katers gemacht werden?

67 i. In verschiedenen Studien wurden Zytokine (z. B. Filgrastim, Neupogen®) zur Behandlung der Neutropenie bei FIV-infizierten Katzen eingesetzt. Filgrastim ist aber bei FIV-infizierten Katzen kontraindiziert. Auch wenn es die Zahl der neutrophilen Granulozyten steigert, erhöhte sich der FIV-Virusload bei allen Katzen signifikant. Erythropoetin (rekombinantes humanes Erythropoetin) wird bei Katzen mit aregenerativer Anämie bei chronischer Niereninsuffizienz eingesetzt. Im Gegensatz zur Behandlung mit Filgrastim wurde kein erhöhter Virusload gefunden, aber ein allmählicher Anstieg der Leukozytenzahl beobachtet. Daher kann Erythropoetin bei FIV-infizierten Katzen gefahrlos angewendet werden.

ii. Es ist wahrscheinlich, dass die FIV-Infektion bei diesem Kater für die Neutropenie verantwortlich ist, und Katzen mit hochgradiger Neutropenie sind anfälliger für bakterielle Sekundärinfektionen. Eine „prophylaktische" Antibiose wird jedoch kontrovers diskutiert. Wenn keine Antibiotika gegeben werden, sollte der Kater gut überwacht werden. Wenn seine Körpertemperatur ansteigt, könnte eine bakterielle Sekundärinfektion vorliegen, und er sollte so bald wie möglich behandelt werden.

iii. Immunstimulanzien oder Immunmodulatoren werden bei FIV-infizierten Katzen oft eingesetzt. Es ist jedoch nicht bewiesen, dass sie eine günstige Auswirkung auf die Gesundheit oder das Überleben bei FIV-infizierten Katzen haben. Eine unspezifische Stimulation des Immunsystems könnte sogar kontraindiziert sein, da sie zu einer erhöhten Virusreplikation führen kann. Daher sollten unspezifische Immunmodulatoren mit unbekannter Wirkung bei FIV-infizierten Katzen nicht verwendet werden.

68 i. Einige humanmedizinische Virostatika können zur Behandlung von FIV-Infektionen verwendet werden. Zidovudin (AZT) hat eine gewisse Wirkung bei FIV-infizierten Katzen, vor allem bei Stomatitis oder neurologischen Symptomen. Es verbessert die Lebensqualität und verlängert die Lebenserwartung. Unter der Behandlung sollte regelmäßig das Blutbild kontrolliert werden, weil eine aregenerative Anämie häufig als Nebenwirkung auftritt. Leider können bereits nach 6-monatiger Behandlung Resistenzen gegen AZT auftreten.

ii. Felines Interferon-ω (Virbagen-ω®) kann bei Katzen als Langzeittherapie verwendet werden, ohne dass Antikörper entstehen. Bei Katzen sind keine Nebenwirkungen bekannt. Es wirkt *in vitro* gegen FIV. Bislang wurde nur eine Studie bei FIV-infizierten Katzen mit felinem Interferon-ω durchgeführt, in der es jedoch nicht wirksamer war.

iii. Bei diesem Kater wurden alle Zähne gezogen, wodurch sich die Stomatitis deutlich besserte.

69 Eine 3 Jahre alte weiblich-kastrierte Europäisch-Kurzhaar-Katze wurde wegen einer soliden, rosa-weißlichen Umfangsvermehrung im linken Auge vorgestellt (69). Die Pupille war verformt und konnte nicht dilatiert oder verengt werden. Ansonsten war die Katze gesund. Sie wurde nur in der Wohnung gehalten und war vollständig geimpft. Die Spaltlampenuntersuchung

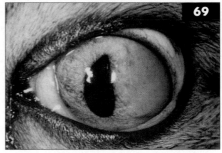

der linken vorderen Augenkammer ergab ein geringgradiges Kammerwasserflare. Die Umfangsvermehrung stammte von der Iris und ragte in die vordere Augenkammer. Auf der Iris, die diffus geschwollen war, waren feine Blutgefäße zu sehen. Linse, Glaskörper und Retina beider Augen stellten sich unauffällig dar. Es wurde eine weiterführende Augenuntersuchung durchgeführt. Die wesentlichen Befunde waren:

Ophthalmologische Untersuchung	Rechtes Auge (OD)	Linkes Auge (OS)
Pupillarreflex (direkt und indirekt)	+	verzögert und unvollständig
intraokulärer Druck	17 mm Hg	10 mm Hg

i. Wie lautet die Diagnose am Auge und was sind mögliche Ursachen?
ii. Welche diagnostischen Tests sind angebracht?
iii. Ist die Verformung der Pupille typisch?

70 Ein 3 Jahre alter kastrierter Europäisch-Kurzhaar-Kater wurde wegen multifokaler Alopezie vorgestellt (70), die 2 Monate zuvor erstmals aufgefallen war. Zu Beginn waren die alopezischen Bereiche kaum sichtbar gewesen, sie hatten sich aber im Lauf der Zeit vergrößert, und die betroffenen Hautstellen wurden schuppig. Es

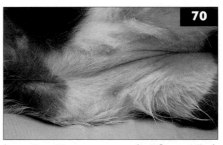

wurden keine Krusten oder Papeln beobachtet. Der Kater war regelmäßig geimpft und entwurmt und hatte Zugang nach draußen. Es lebten keine weiteren Tiere im Haushalt. Die klinische Untersuchung ergab außer den Hautveränderungen keine weiteren Auffälligkeiten. Eine multifokale Alopezie mit gering- bis mittelgradiger Schuppenbildung war an den Sprunggelenken zu sehen.
i. Was sind die Differentialdiagnosen bei diesem Kater?
ii. Wie ist die beste diagnostische Vorgehensweise?

69 i. In der vorderen Augenkammer des linken Auges befindet sich eine Masse, es ist ein Kammerwasserflare vorhanden, und der Augeninnendruck ist niedrig. Diese Symptome deuten auf eine Uveitis anterior hin, vermutlich infolge einer Neoplasie. Mögliche Ursachen einer Uveitis bei der Katze sind Infektionskrankheiten, Neoplasien (z. B. Lymphom) und immun-mediierte Erkrankungen.

ii. Die Veränderung in der vorderen Augenkammer steht in Verbindung mit der vorderen Uvea. Eine Ultraschalluntersuchung des Auges ist angebracht, um die Größe und Ausdehnung der Masse zu beurteilen, die sich nach hinten in den Glaskörper ausdehnen könnte. Da ein hochgradiger Verdacht auf eine okuläre Neoplasie besteht, sollten ein Blutbild, ein Serum-Organprofil, eine Urinuntersuchung und ein FeLV-/FIV-Test gemacht werden. Zusätzliche Untersuchungen sollten Röntgenaufnahmen von Thorax und Abdomen, Abdomenultraschall und Lymphknoten- oder Knochenmarksaspirate beinhalten. Das Blutbild ergab eine leichte aregenerative Anämie. Der FeLV-Antigentest war positiv. Eine zytologische Untersuchung von Knochenmarksaspiraten bestätigte die Verdachtsdiagnose Lymphom, den häufigsten intraokulären Tumor bei Katzen.

iii. Veränderungen der Iriskontur können auf eine neoplastische Infiltration oder auf eine hintere Synechie bei chronischer Uveitis hinweisen. Bei der Katze kann die Pupille die Form eines (umgedrehten) „D"s annehmen. Dies wird durch eine Schädigung der ziliaren Innervation hervorgerufen, die zu funktionalen Ausfällen der Pupille führt.

70 i. Multifokale Alopezie kann bei der Katze bedingt sein durch: (1) Selbsttrauma; (2) Entzündung des Haarfollikels (z. B. bei Dermatophytose, Demodikose oder bakterieller Pyodermie); (3) Schädigung des Haarschafts und Abbrechen des Haares (z. B. bei Dermatophytose); (4) Zerstörung des Haarfollikels (z. B. bei immun-mediierter Alopecia areata); (5) vermindertes Haarwachstum (z. B. bei sehr seltenen hormonellen Erkrankungen).

ii. Zuerst sollte ermittelt werden, ob Juckreiz besteht oder nicht. Dies kann jedoch schwer herauszufinden sein, da sich manche Katzen nicht vor ihrem Besitzer schlecken. Wenn Juckreiz vorhanden ist, sind allergische Erkrankungen (z. B. Floh-, Futtermittel- oder Umwelt-Allergie) oder psychogene Ursachen am wahrscheinlichsten. Wenn kein Juckreiz besteht, sollte an den Haaren der betroffenen Stellen untersucht werden, ob die Spitzen abgebrochen sind oder sich verjüngen, wie bei hormonellen Erkrankungen der Fall. Bei abgebrochenen Haaren, sollte mit einer Wood'schen Lampe nach fluoreszierenden, mit Dermatophyten infizierten Haarschäften geschaut werden. Viele Dermatophyten (darunter 50 % der *M. canis*) fluoreszieren allerdings nicht. Wenn der Test negativ ist, ist daher eine Dermatophyten-Kultur von Haaren und Schuppen am Rand der Läsion angezeigt. Ein tiefes Hautgeschabsel ist zum Ausschluss der seltenen felinen Demodikose ebenfalls nötig. Wenn alle Untersuchungen negativ sind, sollten allergische Erkrankungen in Betracht gezogen werden. Auch eine Biopsieentnahme kann hilfreich sein, um seltene Gründe für multifokale Alopezie auszuschließen.

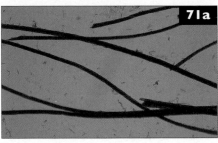
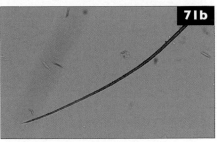

71 Bei Fall **71** handelt es sich um denselben Kater wie in Fall **70**. Trichogramme zeigten abgebrochene Haarspitzen (**71a**) im Vergleich zu normalen Haaren (**71b**). Die Untersuchung mit der Wood'schen Lampe war negativ. Die Pilzkultur ergab ein Wachstum von *Microsporum canis*.
i. Welche Behandlungsmöglichkeiten gibt es bei Dermatophytose?
ii. Über welchen Zeitraum sollte der Kater behandelt werden?

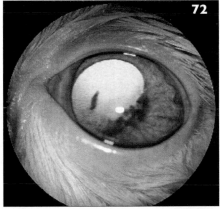

72 Ein 4 Jahre alter kastrierter Europäisch-Kurzhaar-Kater wurde wegen einer Augenveränderung vorgestellt, die 2 Tage zuvor erstmals aufgefallen war. In der klinischen Untersuchung waren in der vorderen Augenkammer des linken Auges weißliche Hornhautendothel-Präzipitate und eine Kammerwassertrübung auffällig (**72**). Der intraokuläre Druck links war mit 12 mm Hg im Vergleich zum rechten Auge (18 mm Hg) verringert. Die Fundoskopie ergab keine Auffälligkeiten.
i. Was sind die wichtigsten Ursachen für eine Uveitis anterior?
ii. Wie kann eine Toxoplasmen-induzierte Uveitis diagnostiziert werden?
iii. Was sind die Risiken, wenn der Kater nicht behandelt wird?

71 i. Die Behandlung kann mit topischen oder systemischen Antimykotika oder mit einer Kombination der beiden erfolgen. Wichtig ist die Durchführung einer sporiziden topischen Behandlung, da sonst die Umwelt weiterhin mit sporenbehafteten Haaren verunreinigt wird. Da Pilzsporen bis zu 1,5 cm von der Läsion entfernt gefunden werden können, ist eine Ganzkörperbehandlung (z. B. Spülungen mit Enilconazol oder Lime-Sulfur) notwendig. Die Besitzer müssen über das zoonotische Potential von *M. canis* (vor allem bei immunsupprimierten Personen und Kindern) aufgeklärt werden. Wenn die Gefahr einer Übertragung auf Menschen besteht oder bei hochgradigem Befall, kann eine zusätzliche systemische Therapie mit Griseofulvin, Itraconazol oder Terbinafin in Betracht gezogen werden. Griseofulvin kann, vor allem bei FIV-infizierten Katzen, zu Knochenmarkssuppression führen, so dass wöchentliche Blutbildkontrollen im ersten Monat ratsam sind. Es ist außerdem teratogen und sollte nicht bei trächtigen Katzen angewendet werden. Itraconazol ist gelegentlich hepatotoxisch; eine Erhöhung der Leberenzymaktivitäten erfordert aber im Normalfall kein Absetzen der Therapie solang keine klinischen Symptome auftreten.
ii. Die Behandlung sollte für mindestens 2 Monate über die klinische Remission und über negative Pilzkulturen hinaus weitergegeben werden.

72 i. Die wichtigsten Ursachen sind Infektionskrankheiten, wie FIP, Bartonellose, Toxoplasmose, systemische Mykosen, FHV-Infektion oder FIV- oder FeLV-Infektion.
ii. Ein Anstieg von *Toxoplasma-gondii*-IgM-Antikörpern in gepaarten Serumproben spricht für eine akute oder reaktivierte Infektion. Da *T.-gondii*-Zysten lebenslang bestehen bleiben, zeigt ein einzelner hoher Antikörpertiter nicht notwendigerweise eine aktive Infektion an. Alternativ kann die Antikörperkonzentration im Kammerwasser bestimmt werden. Um sicherzugehen, dass die Antikörper nicht durch eine gestörte Blut-Kammerwasser-Schranke übergetreten sind, müssen die Antikörpertiter gegen *T. gondii* und ein nicht-okuläres infektiöses Agens, z. B. FCV, aus Serum und Kammerwasser verglichen werden. In diesem Fall war das Verhältnis von *T.-gondii*- zu FCV-Antikörpern im Kammerwasser höher als im Serum. Es wurden keine Antikörper gegen andere Erreger im Kammerwasser gefunden, was die Diagnose einer Toxoplasmose sehr wahrscheinlich machte.
iii. Unbehandelt kann die Uveitis zu Linsenluxation, Glaukom, Retinaablösung und Blindheit führen. Das empfohlene Behandlungsschema für Toxoplasmenuveitis beinhaltet Clindamycin für 4 Wochen sowie die kurzzeitige Gabe einer kortisonhaltigen Augensalbe. Bei diesem Kater hatten sich die Präzipitate am linken Auge nach 3-wöchiger Behandlung nahezu aufgelöst, und der intraokuläre Druck betrug auf beiden Augen wieder 18 mm Hg. Die Therapie wurde noch 3 Wochen weitergeführt. Zu diesem Zeitpunkt waren die Augen wieder normal.

73 Eine 8 Monate alte weibliche Europäisch-Kurzhaar-Katze wurde zur Kastration vorgestellt. Der Besitzer hatte die Katze und ihren Bruder mit 8 Wochen von einem Nachbarn bekommen. Beide Kätzchen hatten sich normal entwickelt, hatten je zwei Impfungen gegen FPV, FHV und FCV bekommen und waren FeLV- und FIV-negativ. Die klinische Untersuchung war unauffällig. Am Anfang der Operation

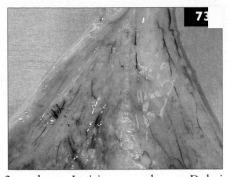

wurde das linke Uterushorn durch eine 2 cm lange Inzision vorgelagert. Dabei wurde festgestellt, dass am Ligamentum latum, welches normalerweise transparent ist, ein grau-weißliches noduläres Infiltrat vorhanden war. Ähnliche, 2-4 mm große Knötchen befanden sich am Uterushorn und an den Ovarien. Die Gewebe waren leicht gelblich gefärbt (73).

i. Was sind die Differentialdiagnosen für diese Veränderungen?

ii. Was ist die beste weitere Vorgehensweise?

74 Bei Fall 74 handelt es sich um dieselbe Katze wie in Fall 73. Nach dem Fund von Veränderungen an Uterus und Ovarien wurde die Inzision für eine gründliche Exploration der Bauchhöhle erweitert. Multifokale Knötchen befanden sich auf allen serösen Oberflächen, einschließlich den abdominalen Organen, dem Zwerchfell und der Bauchwand. Das Omentum war verklumpt und gelblich gefärbt. Es war mittelgradig klarer gelber Aszites vorhanden. Die Untersuchung der Flüssigkeit ergab ein proteinreiches modifiziertes Transsudat mit nicht degenerierten neutrophilen Granulozyten und Makrophagen. Die Rivaltaprobe war positiv. Der Besitzer entschied sich dafür, die Katze in der Narkose zu euthanasieren. Es wurde eine Sektion durchgeführt. Sie offenbarte einen Erguss in Brusthöhle, Bauchhöhle und Herzbeutel (74). Die histologische Untersuchung ergab eine pyogranulomatöse Entzündung und eine neutrophile Vaskulitis.

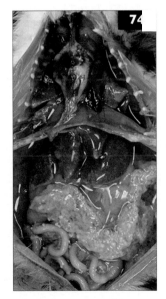

i. Wie lautet die Diagnose?

ii. Wie ist die Prognose für den Bruder dieser Katze?

73 i. Bei abdominalen Infiltraten der Katze kommen entzündliche Erkrankungen (z. B. FIP oder andere granulomatöse Erkrankungen, Steatitis, Pankreatitis), Mineralisierungen und abnormale Fettablagerungen in Frage. Bei den meisten dieser Veränderungen würde man eigentlich damit einhergehende klinische Symptome erwarten.
ii. Das beste Vorgehen bei der Operation wäre, die Inzision zu erweitern, um das Abdomen gründlich zu untersuchen. Der Besitzer sollte während der Operation kontaktiert werden, um ihn über die Befunde zu informieren und um eine Erlaubnis zur Durchführung zusätzlicher Maßnahmen, wie Biopsieentnahme, einzuholen.

74 i. Die Befunde sprechen stark für FIP. Auch wenn die Katze keine offensichtlichen Symptome hatte, war der Krankheitsprozess schon weit fortgeschritten. Sobald klinische Symptome auftreten, tritt meist innerhalb von Wochen bis Monaten eine Verschlechterung ein, und die Katze stirbt.
ii. Nicht pathogene FCoV sind weit verbreitet. Aus nicht vollständig geklärten Gründen mutieren diese gelegentlich, so dass sie sich systemisch ausbreiten können. FIP entsteht vermutlich als immun-mediierte Antwort auf eine systemische Ausbreitung der FCoV und Vermehrung in Makrophagen. Der genetische Hintergrund der einzelnen Katze spielt hierbei eine Rolle. Welpen und jung-adulte Katzen sind empfänglicher für die Entwicklung der Krankheit als ältere Katzen. Es ist wahrscheinlich, dass das Wurfgeschwisterchen auch mit FCoV infiziert ist. Weil er außerdem genetische Merkmale mit der betroffenen Katze teilt, besteht ein erhöhtes Risiko, dass er ebenfalls FIP entwickelt. Der Bruder sollte eine gute Gesundheitsvorsorge und gutes Futter für ein gesundes Immunsystem bekommen. Elektive Operationen und Stress sollten vermieden werden. Im Durchschnitt entwickeln 5-10 % aller mit FCoV infizierten Katzen (zumindest in Mehrkatzenhaushalten) FIP.

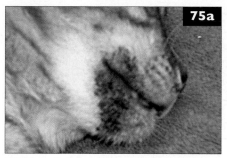

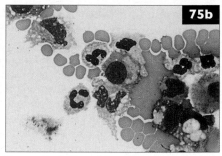

75 Eine 3 Jahre alte weiblich-kastrierte Europäisch-Kurzhaar-Katze wurde mit Knubbeln und Krusten am Kinn vorgestellt. Die Katze lebte mit vier weiteren Katzen zusammen, von denen zwei ähnliche Veränderungen hatten. Bei der klinischen Untersuchung fiel auf, dass das ganze Kinn und der Bereich um das Maul betroffen waren (75a). Es waren Komedonen und Pusteln vorhanden mit schwarzen „Krümelchen" im Fell, die die Katze aber nicht zu beeinträchtigen schienen. Es wurde eine zytologische Untersuchung von Pustelinhalt durchgeführt (75b).
i. Was sind die Differentialdiagnosen für diese Veränderungen?
ii. Wie kann eine Diagnose gestellt werden?
iii. Wie wird die Erkrankung behandelt?

76 Ein einjähriger kastrierter Europäisch-Kurzhaar-Kater wurde vorgestellt wegen Ataxie seit 10 Tagen (76). Der Kater hatte Zugang nach draußen. Er war zweimalig als Welpe (mit 8 und 12 Wochen) gegen FPV, FHV und FCV geimpft. Seit kurzem war er apathisch und zeigte eine Kopfschiefhaltung sowie bilaterale Ataxie der Hintergliedmaßen. Die Körpertem-

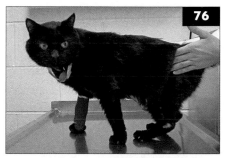

peratur betrug 40,4 °C, die Herzfrequenz war 200/min und die Atemfrequenz 30/min. Die Schleimhäute waren blass und die Mandibularlymphknoten geringgradig vergrößert. Die neurologische Untersuchung ergab ein reduziertes Bewusstsein, eine leichte Kopfschiefhaltung nach links und eine hochgradige Ataxie der Hintergliedmaßen. Die Haltungs- und Stellreaktionen waren an beiden Hintergliedmaßen und am linken Vorderbein reduziert. Die spinalen Reflexe und Kopfnerven waren unauffällig, außer einem positionellen vertikalen Nystagmus.
i. Was ist die neuroanatomische Lokalisation der neurologischen Symptome?
ii. Was sind die wahrscheinlichsten Ursachen?

75 i. Die Hauptdifferentialdiagnosen sind Akne, Demodikose, Malasseziendermatitis, Kontaktallergie und Dermatophytose.

ii. Die zytologische Untersuchung des Pustelinhalts zeigte intra- und extrazelluläre Bakterien, degenerierte neutrophile Granulozyten und Makrophagen. Die histologische Untersuchung von Hautbiopsien ergab dilatierte, keratin-gefüllte Follikel, Follikulitis, Furunkulose und Fibrose, vereinbar mit feliner Akne.

iii. Reinigung mit einem 2 %-igen Benzoylperoxid-Shampoo oder einer antibiotischen Lösung (und anschließend gutes Ausspülen) ist ein wichtiger Bestandteil der Behandlung. Ein 2 %-iges Mupirocin-Gel, 2 x täglich über 3-6 Wochen aufgetragen, kann ebenfalls verwendet werden. Clindamycin sollte in schwereren Fällen eine Woche über das Verschwinden der Symptome hinaus gegeben werden. Retinoide können mit Vorsicht eingesetzt werden, wobei auf mögliche Nebenwirkungen wie Erhöhung der Leberenzymaktivitäten, Irritationen, Juckreiz, trockene Schleimhäute und Konjunktivitis geachtet werden muss.

76 i. Kopfschiefhaltung ist ein Zeichen für ein Vestibularsyndrom, welches entweder peripher (Innenohr, N. vestibulocochlearis) oder zentral (Hirnstamm, Vestibulo-cerebellum) sein kann. In der neurologischen Untersuchung sprechen Defizite in den Haltungs- und Stellreaktionen, vertikaler Nystagmus, Nystagmus mit Richtungsänderung sowie Kopfnervenausfälle, außer Fazialisparese (VII) oder Horner-Syndrom, für ein zentrales Vestibularsyndrom. Der N. fazialis und die sympathische Innervation des Auges können durch Erkrankungen des Mittelohrs betroffen sein, eine Schädigung des Hirnstamms ist aber auch möglich. Die Propriozeption wird als bester Test zur Unterscheidung zwischen peripherem und zentralem Vestibularsyndrom angesehen, da die aufsteigenden propriozeptiven Bahnen bei Hirnstammläsionen meist unterbrochen sind und zu reduzierten Haltungs- und Stellreaktionen führen. Anders als bei Hunden können bei Katzen Hüpfen oder Schubkarre zur Erkennung von Haltungs- und Stellreaktionsdefiziten sensitiver sein als die bewusste Propriozeption. Im vorliegenden Fall wurde aufgrund des vertikalen Nystagmus und der reduzierten Haltungs- und Stellreaktionen ein zentrales Vestibularsyndrom diagnostiziert (Läsion im Hirnstamm).

ii. Die Hauptursachen für akute Hirnstammläsionen bei Katzen unter einem Jahr sind entzündliche ZNS-Erkrankungen (z. B. FIP, Toxoplasmose, hämatogene oder otogene bakterielle Enzephalitis, Kryptokokkose, wandernde *Cuterebra*-Larven, Polioencephalo-myelitis, virale Enzephalitis); alimentäre Ursachen (z. B. Thiaminmangel); toxische Ursachen (z. B. Metronidazol, Chlorkohlenwasserstoffe) oder erbliche neuro-degenerative Störungen. Auch an Lymphom muss (v. a. bei FeLV-infizierten Katzen) immer gedacht werden.

77 Bei Fall 77 handelt es sich um denselben Kater wie in Fall 76. Zusätzlich zu den neurologischen Symptomen hatte er eine Blutung und Trübung in der vorderen Augenkammer des linken Auges (77).

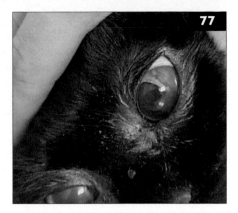

i. Was sind die wahrscheinlichsten Ursachen für die Symptome am Auge?
ii. Welche Untersuchungen sollten zur weiteren Abklärung der neurologischen Symptome durchgeführt werden?
iii. Wie kann die Verdachtsdiagnose bestätigt werden?

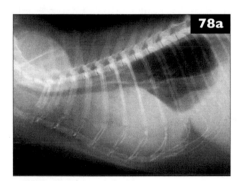
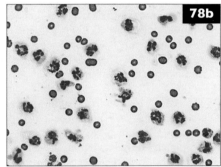

78 Ein 7 Jahre alter kastrierter Europäisch-Kurzhaar-Kater wurde wegen Apathie und Anorexie seit 3 Tagen vorgestellt. Dem Besitzer war seit einigen Tagen eine angestrengte Atmung aufgefallen. Der Kater war aktuell geimpft, er hatte Zugang nach draußen und lebte mit zwei weiteren Katzen im selben Haushalt. In der klinischen Untersuchung fielen eine erhöhte Atemfrequenz sowie gedämpfte Herztöne und Atemgeräusche auf. Der Patient hatte Fieber und war dehydriert. Thorax-Röntgenaufnahmen (78a) zeigten einen Erguss in beiden Pleurahöhlen. Im Blutbild war eine Neutrophilie mit Linksverschiebung zu sehen; Serum-Biochemie und Urinuntersuchung waren unauffällig. Es wurde eine Thorakozentese und anschließende Punktatuntersuchung inklusive Zytologie (78b) durchgeführt. Die auffälligsten Befunde waren: spezifisches Gewicht 1.038, Leukozyten 237×10^9/l, Gesamteiweiß 66 g/l, LDH 3005 IU/l, α-Amylase 1658 IU/l, Triglyceride 0,4 mmol/l.
i. Wie lautet die Diagnose?
ii. Was kann die Ursache dieser Erkrankung sein?

77 i. Die Symptome weisen auf eine Uveitis anterior hin. FIP ist häufig mit Uveitis anterior und hämorrhagischem Exsudat in der vorderen Augenkammer verbunden. Andere Ursachen sind Pilzinfektionen, Toxoplasmose und FeLV-Infektion. Seltener führen Sepsis und Gerinnungsstörungen zu ähnlichen Veränderungen. FIP ist oft mit Fieber verbunden und stellt eine häufige Ursache für neurologische und ophthalmologische Erkrankungen bei jungen Katzen dar.

ii. Eine otoskopische Untersuchung sollte eine Ohrerkrankung ausschließen. Ein Blutbild, ein Serum-Organprofil und eine Urinuntersuchung sollten eingeleitet werden, um nach systemischen Krankheiten zu suchen. Es sollte ein Abdomenultraschall gemacht werden, um nach freier Flüssigkeit oder granulomatösen Infiltraten zu schauen. Die Methode der Wahl zur Diagnose von ZNS-Entzündungen ist eine Liquoruntersuchung. Eine Zytologie des Liquors ist sinnvoll. In diesem Fall wurde eine kleine Menge gelben Liquors mit hohem Fibringehalt gewonnen. Er wies eine hohe Leukozytenzahl (vor allem neutrophile Granulozyten) und einen hohen Proteingehalt auf. Es wurden keine Organismen gesehen. Diese Befunde sind verdächtig für FIP.

iii. Eine FIP-Meningoenzephalomyelitis ist sehr schwer zu diagnostizieren. Die PCR kann nicht zwischen „harmlosen" FCoV und FIP-verursachenden FCoV unterscheiden. Deshalb ist eine positive PCR aus Liquor kein Beweis für eine FIP des ZNS. Extraneurale FIP kann durch Biopsien von betroffenen Organen diagnostiziert werden. Eine positive Immunhistochemie von Biopsieproben oder zytologischen Ergusspräparaten ist beweisend für FIP. Diese Katze wurde auf Wunsch des Besitzers euthanasiert. In der Sektion wurde FIP bestätigt.

78 i. Der Kater hat einen Pyothorax. Typisch für diese Art von Erguss sind die hohe Leukozytenzahl ($> 5 \times 10^9$ Zellen/l), der hohe Proteingehalt (> 33 g/l), das hohe spezifische Gewicht (> 1.030) und eine signifikante Zahl an (oft stark degenerierten) neutrophilen Granulozyten. In der Zytologie sind intrazelluläre Bakterien zu sehen.

ii. Mögliche Ursachen eines Pyothorax sind Bisswunden, penetrierende Thoraxverletzungen, Fremdkörper, die Ausweitung einer Pneumonie oder von zervikalen, lumbalen oder mediastinalen Infektionen, Ösophagusperforation oder hämatogene Ausbreitung von Bakterien, die zu einer Infektion der Pleurahöhle führt. Bei diesem Freiläuferkater aus einem Mehrkatzenhaushalt wären eine penetrierende Bissverletzung oder ein wandernder Fremdkörper wahrscheinliche Erklärungen, obwohl die Ausbreitung einer Infektion von anderen Stellen des Körpers nicht ausgeschlossen werden kann. Die bei Katzen mit Pyothorax am häufigsten isolierten Bakterien sind *Pasteurella multocida* und anaerobe Bakterien. Weniger häufig sind *Nocardia asteroides*, *Actimomyces* spp. und andere. Selten werden auch Pilze, wie *Aspergillus* spp. und *Cryptococcus neoformans*, bei Katzen mit Pyothorax isoliert.

79 Bei Fall 79 handelt es sich um denselben Kater wie in Fall 78. In der bakteriologischen Kultur wurde ein Bakterienwachstum (79) festgestellt.

i. Welche zusätzlichen Untersuchungen sollten gemacht werden?

ii. Wie sollte der Kater behandelt werden?

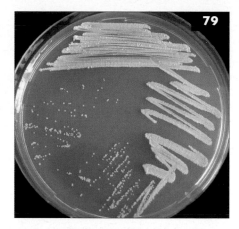

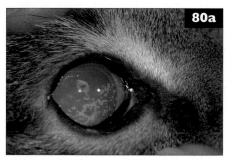
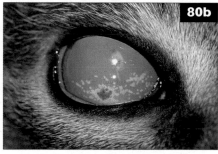

80 Eine einjährige weiblich-kastrierte Europäisch-Kurzhaar-Katze wurde wegen Rötung, Blinzeln und Tränen des rechten Auges sowie einer gesprenkelten Hornhaut vorgestellt. Die Symptome bestanden seit einigen Tagen. Die Katze war kurz zuvor aus dem Tierheim geholt worden. Sie hatte Zugang nach draußen und war aktuell geimpft und entwurmt. Ein kürzlich durchgeführter FeLV-/FIV-Test war negativ. Bis auf das Auge erschien die Katze normal. An der Innenseite der Cornea befanden sich multiple weißliche Präzipitate (80a), und es lag ein gering- bis mittelgradiges Kammerwasserflare vor (80b). Die Iris war hyperämisch, und es bestand eine mittelgradige zelluläre Glaskörperinfiltration. Es wurden ein Blutbild, ein Serum-Organprofil und eine Urinuntersuchung durchgeführt. Dort zeigten sich eine Anämie, Neutrophilie mit Linksverschiebung, Lymphopenie und Hyperbilirubinämie sowie eine erhöhte Gesamteiweißkonzentration und ein niedriger Albumin-Globulin-Quotient.

i. Was sind Hornhautendothelpräzipitate und was ist ihre Bedeutung?

ii. Was ist vermutlich die Ätiologie der Augenveränderungen?

iii. Welche zusätzlichen Untersuchungen sollten gemacht werden?

iv. Welche Behandlung wird für das rechte Auge empfohlen?

79 i. Mittels Ultraschall des Thorax sollte nach abgekapselten Bereichen, Fremdkörpern, Abszessen oder Massen in der Lunge oder im Mediastinum gesucht werden. Die intrathorakalen Strukturen können besser dargestellt werden solange noch Flüssigkeit vorhanden ist. Wenn Umfangsvermehrungen gefunden werden, können Feinnadelaspirate unter Ultraschallkontrolle zur zytologischen Untersuchung genommen werden. Der Erguss sollte anschließend abgezogen werden, und die Röntgenaufnahmen sollten wiederholt werden. Es sollte eine Kultur mit Antibiogramm vom Erguss eingeleitet werden.

ii. Die Behandlung des Pyothorax erfolgt medikamentös und chirurgisch. Wenn eine signifikante Menge septischer Erguss vorhanden ist, ist eine Drainage angezeigt. Diese kann kontinuierlich mit einem geschlossenen Saugsystem oder intermittierend mehrmals täglich per Spritze erfolgen. Zusätzlich kann eine Thoraxspülung durchgeführt werden. Die Thoraxkatheter sollten so lange belassen werden, bis der Erguss weitgehend verschwunden ist und wiederholte zytologische Untersuchungen nur noch wenige Leukozyten und keine Bakterien mehr zeigen. Zusätzlich zum chirurgischen Vorgehen wird für mindestens 6 Wochen und mindestens so lange, bis die klinischen und radiologischen Veränderungen verschwunden sind, eine Antibiose gegeben. Bis zum Vorliegen der Ergebnisse von Kultur und Antibiogramm werden Breitspektrumantibiotika i. v. gegeben. Zusätzlich sind Infusionstherapie und Schmerzmanagement erforderlich. Bei dieser Katze wurden *Nocardia asteroides* nachgewiesen. Sie wurde über 8 Wochen mit Sulfonamiden behandelt und war danach unauffällig.

80 i. Hornhautendothelpräzipitate sind Ansammlungen von zellulärem Debris (z. B. Makrophagen, mononukleäre Zellen) auf dem Endothel der Cornea. Sie können sehr klein sein oder zu größeren Ablagerungen verschmelzen. Sie sind typisch für Uveitis anterior und werden als pathognomonisch für granulomatöse Entzündungen angesehen.

ii. Die okulären Befunde, zusammen mit den Laborveränderungen, sind stark hinweisend für eine infektiöse Ursache, insbesondere FIP. Die Augenveränderungen sind jedoch nicht diagnostisch für FIP; ähnliche Veränderungen können z. B. auch bei FeLV- oder FIV-Infektionen auftreten.

iii. Röntgenaufnahmen von Thorax und Abdomen, Abdomenultraschall und Kammerwasseruntersuchung sollten durchgeführt werden, wenn FIP-Verdacht besteht. Ein eindeutiger Nachweis von FIP ist durch Bestimmung von FCoV-Antigen in Makrophagen mittels Immunhistochemie möglich.

iv. Es sollte ein potentes Antiphlogistikum eingesetzt werden. Das Mittel der Wahl bei Uveitis anterior der Katze ist Prednisolonacetat. Wenn ein Hornhautulkus vorliegt, sind nicht-steroidale Augensalben wie Flurbiprofen oder Diclofenac geeignete Alternativen. Zusätzlich sollte eine Atropin-Salbe zur Dilatation der Pupille, Stabilisierung der Blut-Kammerwasser-Schranke und Schmerzlinderung eingesetzt werden.

81 Eine 6 Jahre alte weiblich-kastrierte Siamkatze wurde wegen Atemnot vorgestellt. Sie war zuvor wegen einer primären autoimmun-hämolytischen Anämie (AIHA) mit Cyclosporin (6 mg/kg 2 x tägl. p. o. über 8 Wochen) behandelt worden. In der klinischen Untersuchung hatte die Katze eine hohe Körpertemperatur (40,5 °C) und war tachypnoeisch (60/min) mit inspiratorischer Dyspnoe. Röntgenaufnahmen zeigten einen beidseitigen Thoraxerguss.

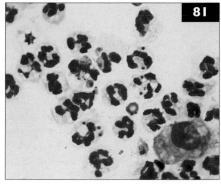

Es wurde ein zytologisches Präparat des Aspirats angefertigt (81) (modifizierte Wright's-Giemsa-Färbung). Ein FeLV-/FIV-Test war negativ.

i. Was sind die Befunde der Thoraxerguss-Zytologie?

ii. Was sind die Probleme des Antikörpernachweises bei dieser Krankheit?

82 Ein ca. einjähriger nicht kastrierter Europäisch-Kurzhaar-Kater wurde wegen ulzerierenden und knotigen Hautveränderungen, die seit 6 Monaten bestanden, vorgestellt. Der Kater stammte ursprünglich aus Brasilien und wurde vor 9 Monaten nach Deutschland mitgebracht. Beim ersten Auftreten von Knoten hatte er eine Glukokortikoidinjektion und anschließend orales Prednisolon und Amoxicilin bekommen, hatte aber nicht darauf angesprochen. In der klinischen Untersuchung zeigte sich der Kater aufmerksam und munter. Er hatte noduläre, krustige Läsionen, zum Teil mit Fistelkanälen und Ulzerationen unterschiedlicher Größe, auf dem Nasenrücken (82a), den Augenlidern, Ohrrändern und den Vorderbeinen. Ein Abklatsch vom Nasenrücken wurde mikroskopisch untersucht (modifizierte Wright's-Giemsa-Färbung). Er zeigte degenerierte neutrophile Granulozyten, wenige Makrophagen und zahlreiche runde bis ovale hefeähnliche Organismen (82b, Pfeil).

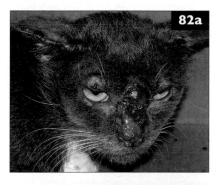

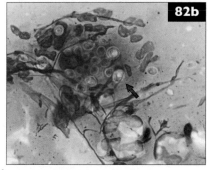

i. Was sind die Differentialdiagnosen und was ist die Verdachtsdiagnose?

ii. Was ist über die Ätiologie und Pathogenese bekannt?

iii. Welche weiteren Symptome können auftreten?

iv. Welche weiterführenden Untersuchungen können die Diagnose bestätigen?

81 i. In der Zytologie sind viele nicht-degenerierte neutrophile Granulozyten, einige Erythrozyten und wenige Makrophagen zu sehen. Im Zytoplasma vieler neutrophiler Granulozyten befinden sich protozoäre Tachyzoiten, deren Morphologie auf *Toxoplasma gondii* schließen lässt. Die hohe Cyclosporin-Dosis hat die Katze vermutlich immunsupprimiert und zur Reaktivierung einer *Toxoplasma*-Infektion geführt.
ii. Ein Nachweis von Antikörpern gegen *T. gondii* ist nicht gleichbedeutend mit klinischer Erkrankung und kann nicht zwischen latenter und aktiver Infektion unterscheiden. Ein IgM-Titer kann Monate bis Jahre nach einer Infektion bestehen bleiben. Bei einer reaktivierten Toxoplasmose kann eine IgM-Antwort fehlen. Hohe IgG-Titer können sogar für mehr als 6 Jahre nach einer Infektion bestehen bleiben. Nur ein Anstieg im IgM-Titer bei einer akut kranken Katze kann zumindest hinweisend auf die Krankheit Toxoplasmose sein.

82 i. Die Verdachtsdiagnose lautet kutane Sporotrichose (Infektion mit *Sporothrix schenkii*). Andere Differentialdiagnosen sind tiefe bakterielle Infektionen (Nokardiose, atypische Mykobakteriose, Aktinomykose, feline Lepra) oder andere Pilzinfektionen (Histoplasmose, Kryptokokkose, Blastomykose, Kokzidiomykose, Phaeohyphomykose).
ii. *Sporothrix schenkii* ist ein weltweit vorkommender, ubiquitärer, saprophytischer und dimorpher Pilz. Meist erfolgt die Infektion bei Freiläuferkatzen durch Kratz- oder Bisswunden und gelegentlich über Pflanzen. Bei diesem Kater hat vermutlich eine Autoinokulation beim Putzen und Kratzen der Hautläsionen zur Ausbreitung geführt. Die vorausgegangene Therapie mit Glukokortikoiden kann ebenfalls zum Fortschreiten der Hautveränderungen beigetragen haben.
iii. Weitere Symptome sind Apathie, Anorexie, Fieber und respiratorische Symptome. Blutbild und Serum-Organprofil zeigen häufig eine Anämie, Leukozytose mit Neutrophilie, Hypalbuminämie und Hyperglobulinämie.
iv. Zytologische und histologische Untersuchungen helfen, den Pilz zu erkennen. Zur Spezifizierung der Organismen sind aber Pilzkulturen von Sekret oder Gewebe notwendig. Die typischen histologischen Befunde sind noduläre bis diffuse pyogranulomatöse Dermatitis mit intraläsionalen hefeähnlichen Organismen. Spezialfärbungen (periodic acid-Schiff [PAS] und Gomori-Methenamin Silber [GMS]) sind manchmal zum Nachweis der Organismen notwendig, wenn nur eine geringe Anzahl Pilze vorhanden ist. Wenn die Organismen in der Histologie nicht nachweisbar sind und die Kultur negativ ist, sollte eine für Sporothrix spezifische Immunfluoreszenz durchgeführt werden. Eine Blutkultur könnte eingeschickt werden, wenn eine hämatogene Ausbreitung vermutet wird.

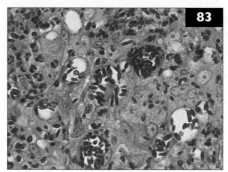

83 Bei Fall **83** handelt es sich um denselben Kater wie in Fall **82**. Histologisch fanden sich eine diffuse pyogranulomatöse Dermatitis und intraläsionale hefeähnliche Organismen (**83**) (PAS-Färbung).
i. Wie sollte der Kater behandelt werden?
ii. Was sind die Risiken für den Menschen und wie kann eine Übertragung verhindert werden?

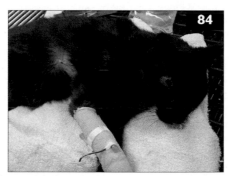

84 Eine 9 Monate alte weiblich-nicht kastrierte Europäisch-Kurzhaar-Katze wurde wegen plötzlicher Schwäche, Anorexie und Erbrechens seit 3 Tagen vorgestellt. In der klinischen Untersuchung war die Katze matt, hochgradig dehydriert (**84**) und hatte Fieber (Körpertemperatur 41 °C). Die Darmschlingen waren verdickt, und es fiel eine mesenteriale Lymphadenopathie auf. Auf Nachfragen berichteten die Besitzer, dass die Katze noch nie geimpft worden war. Aufgrund der klinischen Symptome und der Anamnese wurde feline Panleukopenie vermutet.
i. Welches sind mögliche Erscheinungsbilder der felinen Panleukopenie?
ii. Wie kann feline Panleukopenie diagnostiziert werden?
iii. Wie sollte dieser Patient behandelt werden?
iv. Wie wird FPV übertragen?

83 i. Aufgrund der geringeren Nebenwirkungen verglichen mit anderen Antimykotika ist Itraconazol (5-10 mg/kg p. o. 1 x tägl.) das Mittel der Wahl bei Katzen. Erkrankte Katzen müssen unbedingt mindestens 2 Monate über die komplette klinische Remission hinaus behandelt werden. Wenn die Therapie nicht anschlägt oder nicht tolerierbare Nebenwirkungen auftreten, kann Terbinafin (10-30 mg/kg p. o. 1 x tägl.) als Alternative eingesetzt werden.

ii. Aufgrund der großen Zahl an Organismen in den Läsionen bei Katzen wird Sporotrichose als wichtige Zoonose angesehen. Infektionen beim Menschen stammen meistens von direktem Kontakt mit Läsionen, Sekret oder Kot infizierter Katzen. Eine andere Möglichkeit sind Kratzer oder Bisse von infizierten Katzen oder sogar Kontakt mit klinisch unauffälligen Katzen, die Kontakt mit einer infizierten Katze hatten. Betroffene Personen leiden meist an der lymphokutanen Form, die durch pustuläre bis noduläre Läsionen im Gesicht und an den Extremitäten gekennzeichnet ist, mit Sekundärläsionen, die sich entlang der Lymphgefäße ausbreiten. Personen, die Katzen mit Verdacht auf Sporotrichose behandeln, sollten Einweghandschuhe tragen und anschließend Hände und Unterarme mit desinfizierender Seife waschen.

84 i. Wenn eine Kätzin sich während der ersten Hälfte ihrer Trächtigkeit erstmals mit FPV infiziert, können die Welpen resorbiert oder abortiert werden. In der späten Trächtigkeit besteht die Gefahr der Entstehung einer Kleinhirnhypoplasie bei den Welpen. Wenn ein Neugeborenes infiziert wird, können ebenso eine zerebelläre Hypoplasie und eine reversible Hypoplasie von Lymphgewebe und Knochenmark auftreten. Ältere Kätzchen und ungeimpfte adulte Katzen entwickeln Nekrosen in Lymphgewebe und Darm sowie Knochenmarkssuppression. Katzen mit ausreichendem Antikörperschutz gegen FPV (maternale Antikörper oder Impftiter) bekommen normalerweise keine klinischen Symptome.

ii. Die Verdachtsdiagnose feline Parvovirose wird anhand der klinischen Symptome in Verbindung mit den typischen Blutbildveränderungen (hochgradige Panleukopenie) gestellt. Die Diagnose wird durch den Nachweis von Parvoviren in Kotproben anhand von Parvovirus-Antigenschnelltest, PCR oder Elektronenmikroskopie bestätigt.

iii. Intravenöse Infusionstherapie ist entscheidend für eine Genesung. Bei Erbrechen sollten Antiemetika gegeben werden. Außerdem sollte einer Sepsis, die durch die hochgradige Leukopenie und den Verlust der normalen Darmschranke entstehen kann, mit einem intravenösen bakteriziden Breitspektrumantibiotikum vorgebeugt werden. Eventuell sind Plasma- oder Vollbluttransfusionen notwendig.

iv. FPV wird mit dem Kot ausgeschieden und wird fäkal-oral oder indirekt über kontaminierte Gegenstände übertragen. Es ist hochinfektiös, sehr resistent und überlebt in der Umwelt mindestens ein Jahr.

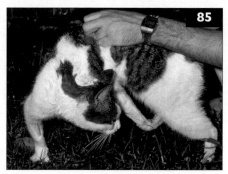

85 Eine 6 Jahre alte weiblich-kastrierte Europäisch-Kurzhaar-Katze wurde mit lokalisiertem Tetanus vorgestellt, bei dem vor allem die Halsmuskulatur betroffen war (85). Die Katze war eine Freiläuferkatze. Dem Besitzer waren 5 Tage zuvor zum ersten Mal Symptome aufgefallen, beginnend mit Steifheit.
i. Wie sollte die Katze behandelt werden?
ii. Welche Behandlungsmöglichkeiten wären während der ersten 3 Tage der Erkrankung sinnvoll gewesen als die Steifheit sich entwickelte?

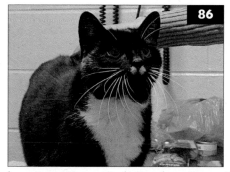

86 Ein 8 Jahre alter kastrierter Europäisch-Kurzhaar-Kater (86) wurde zu einem Beratungstermin vorgestellt. Er lebte als einziges Haustier im Haushalt. Als Freiläuferkater fing er gelegentlich Mäuse und Vögel. Einen Tag vor der Vorstellung, hatte die Besitzerin beobachtet, wie der Kater im Garten einen toten Vogel gefressen hatte. Sie war nun sehr besorgt, da die Gegend eine Woche zuvor zum H5N1-Vogelgrippe-Sperrgebiet erklärt worden war. Bei einigen Wasservögeln, die tot in einem ca. 5 km entfernten Dorf gefunden worden waren, war aviäre Influenza A H5N1 nachgewiesen worden. In der Folge waren Katzenbesitzer angewiesen worden, ihre Katzen in der Wohnung halten. Die Besitzerin hatte dies jedoch nicht befolgt.
i. Können Katzen sich mit aviärer Influenza infizieren?
ii. Wie wird die Infektion übertragen?

85 i. Die folgende Behandlung wird empfohlen: (1) Die Wunde sollte identifiziert, gereinigt, von nekrotischem Gewebe befreit und offen gelassen werden, um ein Wachstum von verbliebenen *Clostridium tetani* zu verhindern. (2) Die Katze sollte mit Antibiotika behandelt werden (z. B. Penicillin G und Metronidazol). Idealerweise sollten Antibiotika während der ersten paar Tage i. v. oder i. m. verabreicht werden. (3) Wenn die Spasmen im betroffenen Vorderbein sehr stark sind, können zentral wirksame Muskelrelaxantien wie Diazepam (0,5 mg/kg p. o. 2-3 x tägl.) oder Methocarbamol eine symptomatische Besserung bringen. Die Prognose in Fällen wie diesem ist sehr gut, solange der Tetanus nur lokalisiert ist. Fast alle Tiere erholen sich vollständig, obwohl es mehrere Monate dauern kann bis die Beine wieder voll funktionsfähig sind.

ii. Im Anfangsstadium besteht die Gefahr, dass lokalisierter Tetanus zu generalisiertem Tetanus fortschreitet. Daher ist es wichtig, in einem gerade erst entstehenden Fall aggressiv vorzugehen. Zusätzlich zu Antibiotikagabe und Wundreinigung ist es im frühen Stadium der Erkrankung sinnvoll, Tetanus-Antitoxin zu verabreichen. Weil das Antitoxin ein equines Immunglobulin ist, das häufig zu anaphylaktischen Reaktionen führt, sollte es erst intrakutan getestet werden, bevor die ganze Menge dann langsam i. v. gegeben wird.

86 i. Katzen und andere Feliden sind empfänglich für Infektionen mit aviären Influenza-A-H5N1-Viren. Das hochpathogene Virus entstand 1997 in Hongkong und wurde von Geflügel auf den Menschen übertragen. Einige Jahre später verursachte das Virus größere letale Ausbrüche bei Geflügel und Menschen. Es gab außerdem mindestens zwei Ausbrüche bei Tigern und Leoparden in Thailand mit tödlichem Ausgang. In Europa gab es 2006 zwei Ausbrüche bei Katzen in Deutschland und Österreich. Experimentelle Infektionen von Katzen mit aviärem Influenza-A-H5N1-Virus führen zu tödlichen Erkrankungen.

ii. Die Übertragung von aviärem Influenza-A-H5N1-Virus auf Säugetiere erfolgte bislang nur sporadisch. Katzen können sich direkt durch Fressen eines infizierten Vogels infizieren. Die Infektion von Katzen ist meist tödlich. Experimentelle Studien haben gezeigt, dass eine horizontale Übertragung zwischen Katzen möglich ist. Eine Übertragung von der Katze auf den Menschen ist denkbar, ist allerdings bislang noch nicht beobachtet worden.

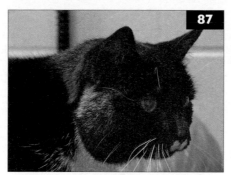

87 Bei Fall **87** handelt es sich um denselben Kater wie in Fall **86**. Bei der klinischen Untersuchung wirkte der Kater völlig gesund (**87**).
i. Welche klinischen Symptome zeigen Katzen mit aviärer Influenza-A-H5N1-Infektion?
ii. Wie kann eine H5N1-Infektion bei Katzen nachgewiesen werden?

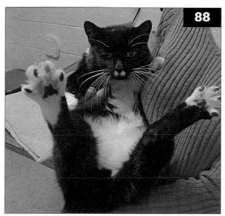

88 Bei Fall **88** handelt es sich um denselben Kater wie in Fall **86** und **87**. Die Besitzerin hing sehr an ihrem Kater. Er lebte mit ihr in sehr engem Kontakt und schlief normalerweise in ihrem Bett direkt neben ihrem Gesicht (**88**).
i. Können Katzen mit H5N1-Infektion ein Risiko für den Menschen darstellen?
ii. Kann die Erkrankung bei Katzen behandelt werden?
iii. Wie kann die Infektion bei Katzen kontrolliert werden?

87 i. Die Inkubationszeit ist kurz; bei experimentell infizierten Katzen betrug sie 2 Tage, bei natürlich infizierten Großkatzen wurde von 3 Tagen berichtet. Die Hauptsymptome bei Katzen sind Fieber, Apathie, Nickhautvorfall, Konjunktivitis, Nasenausfluss und angestrengte Atmung aufgrund von Pneumonie. Generalisierte Gerinnungsstörungen, Ikterus und neurologische Symptome mit Anfällen und Ataxie sind ebenfalls beschrieben. In schweren Fällen kann bereits zwei Tage nach Beginn der klinischen Symptome ein plötzlicher Tod eintreten. Auch subklinische Infektionen wurden beobachtet.

ii. An aviäre Influenza-A-H5N1-Infektion sollte gedacht werden bei Fieber und akuten respiratorischen Symptomen bei Freiläuferkatzen aus Gebieten, in denen H5N1-Infektionen bei Geflügel oder wildlebenden Wasservögeln aufgetreten sind. Die Symptome sind nicht pathognomonisch für die Erkrankung, und es kann schwierig sein, sie von FHV- oder FCV-Infektionen zu unterscheiden. Die Diagnose kann durch PCR aus Rachentupfern gestellt werden. Ein Antikörpernachweis ist möglich (mittels HAH-Test), es ist aber zu erwarten, dass der Titer noch negativ ist, wenn klinische Symptome auftreten.

88 i. Unter Umständen könnten Katzen eine Rolle in der Übertragung von aviärer Influenza-A-H5N1 auf den Menschen spielen. Es ist denkbar, dass das Virus sich an Katzen adaptiert und subklinische Infektionen verursacht, die ein mögliches Risiko für Menschen darstellen.

ii. Zurzeit ist nicht bekannt, ob eine antivirale Therapie bei Katzen wirksam ist.

iii. Aviäre Influenza-A-H5N1-Infektionen bei Katzen und anderen empfänglichen Haustieren (z. B. Frettchen) können kontrolliert werden, indem Kontakt mit infiziertem Geflügel oder infizierten Wildvögeln vermieden wird. Deshalb wird empfohlen, Katzen in Gebieten, in denen Fälle von aviärer Influenza aufgetreten sind, im Haus zu halten. Wenn eine Katze, bei der Verdacht auf eine Infektion besteht, in eine Tierklinik gebracht wird, sollte der Tierarzt verschiedene Maßnahmen zur Minimierung des Übertragungsrisikos ergreifen, wie Tragen von Handschuhen, Maske und Brille, Isolierung der Katze, Reinigung der Oberflächen mit Desinfektionsmitteln, und den Fall an die Veterinärbehörde melden. Empfehlungen zum Schutz des Besitzers sind, den Umgang mit der Katze auf ein Minimum zu beschränken und Gegenstände wie Katzentoilette und Futterschüsseln zu reinigen und zu desinfizieren. Gegenwärtig gibt es keine Influenza-Impfung für Katzen. In diesem Fall waren Rachentupfer negativ in der PCR, und der Kater blieb gesund. Die Besitzerin versprach, sich beim nächsten Ausbruch streng an die Empfehlungen zu halten.

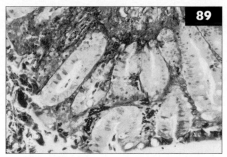

89 Ein 4 Wochen alter männlich-nicht kastrierter Europäisch-Kurzhaar-Katzenwelpe wurde vorgestellt wegen Anorexie, Durchfalls und Apathie seit 2 Tagen. Alle drei Wurfgeschwister waren in den letzten 5 Tagen gestorben. In der klinischen Untersuchung war das Kätzchen etwa 10 % dehydriert, leicht ikterisch und reagierte kaum auf Ansprache. Es starb bevor eine Behandlung begonnen werden konnte. In der Sektion zeigten sich helle 1-2 mm große Herde auf der Serosa und den Anschnitten der Leber sowie im Ileozäkalbereich am Darm. Es wurden histologische Schnitte verschiedener Organe einschließlich Darm (**89**) angefertigt (Warthin-Starry-Färbung).
i. Was ist die wahrscheinlichste Diagnose?
ii. Wie wird die Diagnose normalerweise gestellt?

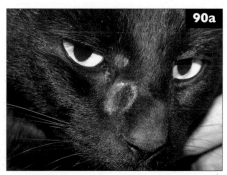

90 Eine 5 Jahre alte weiblich-kastrierte Europäisch-Kurzhaar-Katze wurde mit Verdacht auf Dermatophytose vorgestellt. Die Katze hatte juckende, runde haarlose Stellen im Gesicht (**90a**).
i. Was ist Dermatophytose?
ii. Welche Tests werden zur Diagnose der Dermatophytose eingesetzt?
iii. Was sind die Probleme bei der Untersuchung mit der Wood'schen Lampe?

89 i. Die wahrscheinlichste Diagnose ist Tyzzer'sche Krankheit, verursacht durch *Clostridium piliforme*. Die Krankheit ist selten. Ausbrüche betreffen oft ganze Würfe, die Infektionsquelle bleibt meist unbekannt. Oft gibt es eine Vorgeschichte von Immunsuppression oder Stress. Die Erkrankung verläuft perakut, der Tod tritt oft innerhalb von 48 Stunden nach Einsetzen der ersten Symptome ein.
ii. Da die Erkrankung so schnell fortschreitet, werden die meisten Diagnosen in der Sektion gestellt. Es ist nur wenig über Diagnosemöglichkeiten *ante mortem* oder zur Therapie bekannt. Die Organismen färben sich in der HE-Färbung nur schwach an, sind aber mit Spezialfärbungen leicht erkennbar.

90 i. Dermatophytose, hervorgerufen durch *Microsporum canis*, ist eine häufige Erkrankung bei Katzen, die durch Kontakt mit Haaren, Schuppen oder Pilzzellen übertragen wird. Die klinischen Symptome variieren und können von diffuser leichter Hypotrichose, zirkulärer Alopezie, Krustenbildung, Hyperpigmentierung der Haut und Seborrhoe bis zu generalisierter Alopezie reichen (**90b**). Juckreiz ist normalerweise nicht vorhanden, kann aber hin und wieder auch hochgradig sein. In seltenen Fällen sind Hautknoten (Pseudomycetom) vorhanden.
ii. Wegen der Vielfältigkeit der Symptome kann eine Diagnose nicht allein aufgrund der Klinik gestellt werden. Eine Untersuchung mit der Wood'schen Lampe, eine mikroskopische Untersuchung betroffener Haare und Pilzkulturen sind nötig. Bei Verdacht auf die noduläre Form ist manchmal eine Hautbiopsie angezeigt. Bei allen anderen Formen der Erkrankung wird jedoch die Histologie als weniger sensitiv angesehen als die Pilzkultur.
iii. Die Wood'sche Lampe kann nur zum anfänglichen Screening verwendet werden. Ihre Sensitivität ist niedrig, weil nur 30-80 % der *Microsporum-canis*-Infektionen und so gut wie keine der anderen gelegentlich vorkommenden Dermatophyten (z. B. *Trichophyton mentagrophytes*, *Microsporum gypseum*) fluoreszieren. Ein positiver Befund bei der Wood'schen Lampe ist normalerweise charakterisiert durch hellgrüne Fluoreszenz entlang der Haarschäfte (**90c**). Falsch-positive Befunde durch Krusten (Keratin), Pseudomonaden, Fussel, Seife, Petroleum oder topische Medikamente kommen vor, sind aber meist schwach, haben andere Farben und betreffen andere Strukturen als die Haare. Daher sollten verdächtige Haare immer mittels Pilzkultur untersucht werden. Die Fluoreszenz ist abhängig von der Wellenlänge des Lichts; daher wird empfohlen, die Wood'sche Lampe vorher 5 Minuten lang aufzuwärmen und Lampen mit Kabel statt batteriebetriebener Modelle zu verwenden.

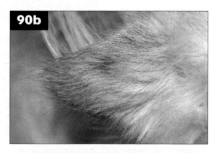

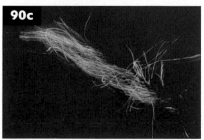

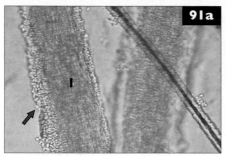
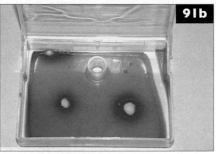

91 Bei Fall **91** handelt es sich um dieselbe Katze wie in Fall **90**. Die Untersuchung mit der Wood'schen Lampe war negativ. Haare wurden in Öl unter dem Mikroskop untersucht (**91a**, Pfeil – Arthrokonidien; 1 – Pilzhyphe). In der Kultur (Dermatophyten-Transportmedium [DTM]) trat ein Farbwechsel auf (**91b**). Es wurde eine zytologische Untersuchung der Kultur durchgeführt.
i. Wie effektiv ist eine mikroskopische Untersuchung von Haaren?
ii. Wann wird eine Dermatophytenkultur als positiv für Dermatophytose angesehen?
iii. Wie lautet die Diagnose anhand der zytologischen Untersuchung der Kultur?
iv. Wie sollten Proben von einer Katze mit Verdacht auf Dermatophytose genommen werden, wenn keine offensichtlichen Hautläsionen vorhanden sind?

92 Eine 2 Jahre alte weiblich-kastrierte Europäisch-Kurzhaar-Katze wurde wegen Dyspnoe, Husten, Anorexie und Dehydratation, die seit 2 Tagen bestanden, vorgestellt. Die Katze hatte Zugang nach draußen. In der klinischen Untersuchung waren gedämpfte Herztöne auffällig. Röntgenaufnahmen des Thorax zeigten einen hochgradigen Pleuralerguss. In der Thorakozentese wurde eine purulente rot-braune Flüssigkeit, die kleine graue Granula enthielt (**92**), mit hohem Proteingehalt (62 g/l) und hoher Leukozytenzahl (89×10^9/l; hauptsächlich

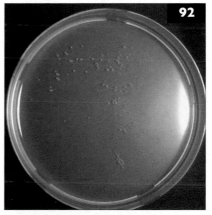

degenerierte neutrophile Granulozyten und Makrophagen) gewonnen.
i. Wie wird diese Art von Erguss genannt und was ist die Bedeutung der grauen Granula?
ii. Wie wird die Diagnose bestätigt?
iii. Welche mikrobiologischen Untersuchungen sollten eingeleitet werden?

91 i. Wenn Haare vorhanden sind, die unter der Wood'schen Lampe fluoreszieren, kann eine vorläufige Diagnose gestellt und die Behandlung begonnen werden. Wenn keine fluoreszierenden Haare vorhanden sind, muss unter dem Mikroskop gesucht werden. Die typischen mikroskopischen Befunde sind unregelmäßig verdickte Haarschäfte mit Strukturverlust und Pilzhyphen innerhalb der Haare. Die Oberfläche

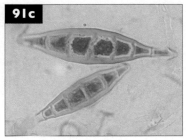

betroffener Haar ist mit kleinen, runden transparenten Pilzsporen überzogen, die Arthrokonidien genannt werden (91a).

ii. Die Kultur sollte 21 Tage lang beobachtet werden. Ein Farbwechsel zu rot und die gleichzeitige Entwicklung von weißlichen Kolonien sind verdächtig für Dermatophyten. Zur Bestätigung der Diagnose ist eine zytologische Untersuchung der Kolonie notwendig.

iii. Es sind spindelförmige, dickwandige Makrokonidien mit sechs oder mehr Zellen zu sehen (91c) (Methylenblau-Färbung). Diese Merkmale sind diagnostisch für *Microsporum canis*. Makrokonidien können nur in der Pilzkultur gefunden werden, ähnliche Strukturen sind aber gelegentlich auf der Hautoberfläche (von saprophytischen Pilzen) zu finden.

iv. Die beste Art, Proben zu sammeln, ist mit der MacKenzie-Zahnbürstenmethode. Bei dieser Methode wird mit einer sterilen Zahnbürste durch das Fell des Tieres gebürstet, um Haare und Keratin zu sammeln, die anschließend auf das Kulturmedium inokuliert werden.

92 i. Bei der Flüssigkeit handelt es sich um ein Exsudat. Die „Schwefelgranula" deuten auf Aktinomykose oder Nokardiose hin. Beide verursachen eine suppurative bis pyogranulomatöse Erkrankung, die in lokalisierter oder disseminierter Form bei Katzen (und Hunden) vorkommen kann. Immunsupprimierte Tiere haben ein größeres Infektionsrisiko. Klinisch manifestiert sich die Erkrankung in Abszessen im Bereich von Gesicht und Hals oder im Abdomen, in Pyothorax, kutanen Granulomen, Osteomyelitis oder seltener als disseminierte Erkrankung. Die Infektion erfolgt meist über ein penetrierendes Trauma.

ii. Die Diagnose erfolgt durch zytologische, histologische und bakteriologische Untersuchung. Die Zytologie des Exsudats zeigt meist eine pyogranulomatöse Entzündung und eine gemischte Bakterienpopulation. Das Vorliegen von „Schwefelgranula" ist typisch für Aktinomykose oder Nokardiose. Die Granula bestehen aus Bakterienkolonien. *Actinomyces* spp. treten einzeln oder in dichten Matten (Granula) als gram-positive, nicht säurefeste, verzweigte, fadenförmige Stäbchen auf. Nokardienaggregate enthalten gram-positive, partiell säurefeste, selten verzweigte, fadenförmige Stäbchen mit Knospungen.

iii. Eine definitive Diagnose kann durch Anzüchtung des Exsudats (für mindestens 4 Wochen) gestellt werden. Nicht selten sind die Kulturen bei Aktinomykose oder Nokardiose aber auch negativ. Bei dieser Katze wurden Nokardien angezüchtet.

93 Ein 5 Monate altes, männlich-nicht kastriertes Europäisch-Kurzhaar-Kätzchen wurde vorgestellt, weil es seit 3 Tagen kaum noch laufen wollte und wechselnde Lahmheit zeigte. In der klinischen Untersuchung war es ca. 8 % dehydriert, hatte Fieber (Körpertemperatur 40,4 °C) und geschwollene Gelenke, die bei Palpation schmerzhaft waren. Die Synovia, die aus einem

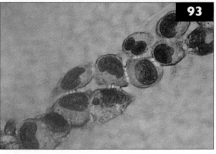

Tarsalgelenk gewonnen wurde, war trüb und dünnflüssig. Es wurde eine zytologische Untersuchung durchgeführt (93) (Wright's-Giemsa-Färbung).

i. Was sind die zytologischen Befunde der Synovia?
ii. Welche Diagnose ist am wahrscheinlichsten?

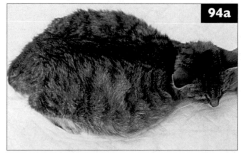

94 Eine 8 Monate alte, weiblich-nicht kastrierte Europäisch-Kurzhaar-Katze wurde wegen plötzlicher Umfangsvermehrung des Abdomens vorgestellt. Die Katze lebte vorrangig im Haus, durfte aber in den Garten gehen. Sie war die einzige Katze im Haushalt und hatte ihre ersten Impfungen erhalten. Den Besitzern war bislang keine Rolligkeit aufgefallen. Sie war noch nicht kastriert worden, weil sie zum Zeitpunkt der geplanten Kastration Durchfall gehabt hatte, der sich später von selbst wieder gegeben hatte. Ansonsten war die Katze bislang gesund gewesen. Ein massiv umfangsvermehrtes Abdomen war der einzig auffällige Befund der klinischen Untersuchung (94a).

i. Was sind die Rule-outs für ein umfangsvermehrtes Abdomen?
ii. Welche diagnostischen Schritte sollten eingeleitet werden?
iii. Was sind die Rule-outs für Erguss in der Bauchhöhle?
iv. Was ist der nächste diagnostische Schritt bei Vorhandensein von Erguss?

93 i. Die Zytologie der Synovia zeigt ein mononukleäres Infiltrat mit proteinreichem Hintergrund. Bakterielle, mykoplasmeninduzierte, rickettsiale und immun-mediierte Polyarthritis führen zu einer neutrophilen Entzündung mit hoher Zellzahl. Degenerative Gelenkerkrankungen betreffen bei jungen Tieren normalerweise nicht mehrere Gelenke gleichzeitig, und die Zellzahl ist meist niedrig mit einer gemischten Entzündung.
ii. Die wahrscheinlichste Diagnose ist Calicivirus-Polyarthritis. Dies ist ein klassisches Bild des „limping kitten syndrome", bei dem Katzenwelpen nach natürlicher FCV-Infektion oder FCV-Impfung eine hochgradige mononukleäre Polyarthritis und hohes Fieber entwickeln. Typische respiratorische Symptome können vorhanden sein oder fehlen. Die Behandlung erfolgt symptomatisch und mit Schmerzmitteln; eine vollständige Genesung ohne zurückbleibende Gelenksschädigung wird innerhalb einer Woche erwartet. Aus dem Sprunggelenk dieses Kätzchens wurde FCV angezüchtet.

94 i. Mögliche Rule-outs sind Erguss, Trächtigkeit, Pyometra, Organomegalie oder Aufgasung. Die hochgradige Umfangsvermehrung macht einen Erguss oder Trächtigkeit bei dieser Katze am wahrscheinlichsten.
ii. Der nächste Schritt ist Röntgen und/oder Ultraschall.
iii. Die zwei großen Rule-outs für Aszites sind: (1) Austritt normaler Körperflüssigkeiten in die Bauchhöhle. Dabei kann es sich um Blut, Galle, Urin oder Chylus (eher im Thorax) handeln. Die Flüssigkeit kann durch Vergleich von Laborparametern im Erguss mit denen im Blut charakterisiert werden. (2) Nicht-physiologische Flüssigkeiten, wie Transsudat, modifiziertes Transsudat oder Exsudat. Sie können anhand ihrer Zellzahl, ihres Proteingehalts und des spezifischen Gewichts unterschieden werden. Diese sind niedrig beim Transsudat, mittel oder gemischt beim modifizierten Transsudat und hoch beim Exsudat.
iv. Wenn Erguss vorhanden ist, sollte er untersucht werden; eine Untersuchung des Ergusses ist deutlich aussagekräftiger als Blutuntersuchungen, vor allem bei der FIP-Diagnostik. Die Punktion kann entweder unter Ultraschallkontrolle (**94b**) oder blind durchgeführt werden. Im letzteren Fall sollte die Katze horizontal an Schultern und im Lendenbereich schwebend gehalten werden. Die Punktion wird dann am niedrigsten Punkt des Abdomens, etwa 1 cm paramedian in der Nähe des Nabels durchgeführt (**94c**).

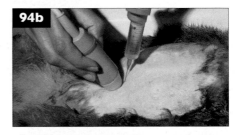

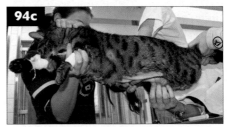

95 Bei Fall **95** handelt es sich um dieselbe Katze wie in Fall **94**. Das Röntgenbild zeigte Aszites (**95a**). Es wurde eine Punktion des Ergusses durchgeführt. Dieser war gelb (**95b**) und von klebriger Konsistenz.

i. Wie hoch ist die Prävalenz von FIP bei Katzen mit Aszites?

ii. Welches sind die nächsten diagnostischen Schritte?

iii. Wie könnte FIP bei dieser Katze bestätigt werden?

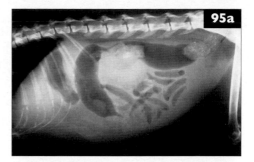

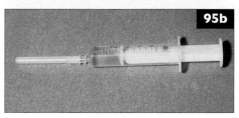

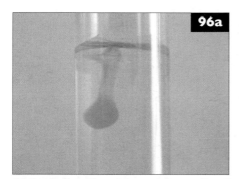

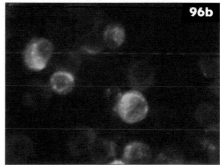

96 Bei Fall **96** handelt es sich um dieselbe Katze wie in Fall **94** und **95**. Es wurden eine Rivalta-Probe (**96a**) und eine Immunfluoreszenzfärbung zum Nachweis von FCoV-Antigen in Makrophagen im Erguss (**96b**) durchgeführt.

i. Was ist die Rivalta-Probe, und wie ist das Ergebnis bei dieser Katze zu interpretieren?

ii. Wie ist die FCoV-Immunfluoreszenz bei dieser Katze zu deuten?

95 i. Nur etwa die Hälfte der Katzen mit Erguss haben FIP. Obwohl ein klarer, gelblicher Erguss von klebriger Konsistenz oft als „typisch" bezeichnet wird, ist das Vorhandensein dieser Art von Flüssigkeit in den Körperhöhlen nicht diagnostisch für FIP. Ein „FIP-Erguss" ist typischerweise klar, strohgelb, zähflüssig und kann beim Schütteln aufgrund des hohen Proteingehalts schäumen. Wenn das Punktat blutig, purulent, übelriechend oder chylusartig ist, ist FIP weniger wahrscheinlich, obwohl der Erguss bei FIP auch so aussehen kann.

ii. Vom Erguss sollten Zellzahl, Proteingehalt und spezifisches Gewicht untersucht werden. Ergüsse bei FIP sind normalerweise als modifiziertes Transsudat oder Exsudat klassifiziert. Der Proteingehalt ist aufgrund der hohen γ-Globulin-Konzentration normalerweise sehr hoch (> 35 g/l), während die Leukozytenzahl niedrig ist (< 5 x 10^9/l). Typischerweise sind die LDH- und α-Amylase-Aktivitäten hoch. Andere Erkrankungen, die ähnliche Ergüsse verursachen, sind Lymphom, Herzversagen, Cholangiohepatitis, Pankreatitis und bakterielle Peritonitis oder Pyothorax. In der Zytologie sind Ergüsse bei FIP typischerweise pyogranulomatös, während Ergüsse bei bakterieller Serositis oder Lymphom oft Bakterien beziehungsweise maligne Zellen enthalten.

iii. Die beiden Untersuchungen, die zur Bestätigung der Diagnose FIP gemacht werden sollten, sind die Rivalta-Probe und der Nachweis von FCoV-Antigen in Makrophagen aus dem Erguss mittels Immunfluoreszenz.

96 i. Die Rivalta-Probe ist sehr hilfreich, um bei der Katze zwischen Ergüssen aufgrund von FIP und Ergüssen anderer Ursache zu unterscheiden. Ein Reagenzglas wird zu drei Vierteln mit destilliertem Wasser gefüllt, ein Tropfen Eisessig dazugegeben und vorsichtig gemischt. Anschließend wird ein Tropfen Punktat vorsichtig auf die Oberfläche dieser Lösung gegeben. Löst sich der Tropfen auf und die Lösung bleibt klar, ist der Test negativ. Behält der Tropfen seine Form und bleibt an der Oberfläche hängen oder schwebt langsam zu Boden, ist der Test positiv. Diese Probe hat einen relativ hohen positiven prädiktiven Wert und einen sehr hohen negativen prädiktiven Wert zum Nachweis von FIP. Bei Katzen mit bakterieller Peritonitis oder Lymphom kann es zu falsch-positiven Ergebnissen kommen. Die Rivalta-Probe ist eine sehr praktische und kostengünstige Methode, die keine spezielle Laborausrüstung erfordert und in der Praxis einfach durchzuführen ist. Die Rivalta-Probe dieser Katze war positiv.

ii. Eine andere Methode zum direkten Virusnachweis ist die Untersuchung auf FCoV-Antigen. Eine Immunfluoreszenzfärbung von intrazellulärem FCoV-Antigen in Makrophagen des Ergusses ist zu 100 % beweisend für FIP, wenn der Test positiv ausfällt. Leider gibt es einige Fälle, in denen der Test negativ ist, obwohl die Katze FIP hat; eine Erklärung ist eine zu geringe Anzahl von Makrophagen im Erguss dieser Katzen. Die Immunfluoreszenzfärbung dieser Katze war positiv; die Katze hatte also FIP.

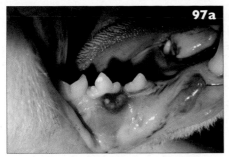
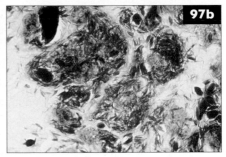

97 Ein 2 Jahre alter kastrierter Europäisch-Kurzhaar-Kater wurde wegen Inappetenz vorgestellt. Der Kater lebte zeitweilig in London, England. Dort hatte er 4 Wochen zuvor eine tote Ratte nach Hause gebracht. In der klinischen Untersuchung fielen ein vergrößerter rechter Mandibularlymphknoten (2 x 1 x 1 cm) sowie mehrere kleine Knoten auf der Maulschleimhaut (**97a**) auf. Der Kater hatte eine erhöhte Körpertemperatur (39,9 °C). Es wurde ein Feinnadelaspirat vom rechten Mandibularlymphknoten genommen (**97b**) (modifizierte Ziehl-Neelsen-Färbung).
i. Was ist die wahrscheinlichste Diagnose?
ii. Wie sollte der Kater behandelt werden?
iii. Welche möglichen Komplikationen können bei der Behandlung auftreten?

98 Eine 7 Jahre alte, weiblich-nicht kastrierte Europäisch-Kurzhaar-Katze wurde wegen neurologischer Symptome nach einer Bisswunde am Kopf vorgestellt. Die Katze hatte ein Langzeitpenicillin bekommen, und die Wunde war mit Kochsalzlösung gespült worden. Jetzt hatte die Katze zwei kurze generalisierte Anfälle. In der klinischen Untersuchung waren eine Schwellung über der Stirn und den Schläfen sowie

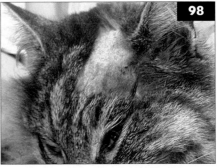

zwei kleine verkrustete Narben zu sehen (**98**). Die Körpertemperatur war 37,9 °C. Die Katze war stuporös und konnte nicht stehen. Die Haltungs- und Stellreaktionen des rechten Vorder- und Hinterbeins fehlten, auf der linken Seite waren sie vermindert. Die Drohreaktion war beidseits negativ. Die Pupillen waren klein, aber der Pupillarreflex war beidseits vorhanden. Der physiologische Nystagmus fehlte auf beiden Seiten.
i. Wie ist die neuroanatomische Lokalisation der Läsion, und was sind die wahrscheinlichsten Rule-outs?
ii. Was sind mögliche Risiken, sollte eine Anästhesie in Betracht gezogen werden?

97 i. Im Aspirat sind massenhaft parallel angeordnete säurefeste Stäbchen im Zytoplasma der Makrophagen zu sehen. Die wahrscheinlichste Diagnose ist feline Lepra, verursacht durch *Mycobacterium lepraemurium* sowie andere Mykobakterienspezies, z. B. *M. visibile*. Man geht davon aus, dass Katzen die Infektion durch den Biss eines mit *M. lepraemurium* infizierten Nagetiers bekommen. Sie entwickeln multiple kutane und/oder subkutane Umfangsvermehrungen, vor allem an Kopf und Vorderbeinen. Die Knoten sind derb, behaart oder unbehaart und ulzerieren häufig. So wie in diesem Fall, sind die Veränderungen gelegentlich auch an der Maul- oder Nasenschleimhaut zu finden. Oft ist auch der regionale Lymphknoten betroffen. Die Erkrankung tritt am häufigsten in gemäßigten Klimazonen im Winter auf und betrifft vor allem junge Katzen.
ii. Die beste Behandlungsmethode ist eine Kombination aus chirurgischer Resektion der lokalen Veränderungen und antimikrobieller Therapie 2 Monate über das Verschwinden der klinischen Symptome hinaus. Nach alleiniger chirurgischer Entfernung treten häufig Rezidive auf. Kombinationen aus zwei oder drei Antibiotika (Clofazimin oder Rifampicin mit Clarithromycin und Ciprofloxacin) sind oft erfolgreich. Gelegentlich treten spontane Remissionen auf, besonders während der Sommermonate.
iii. Als mögliche Komplikationen bei der Behandlung sind Rezidive zu nennen, wenn die Behandlung nicht lange genug durchgeführt wird, sowie unerwünschte Arzneimittelwirkungen. Clofazimin, ein Iminophenazin-Derivat, und Rifampicin, ein makrozyklisches Lakton, können beide reversible Leberschädigungen verursachen. Clarithromycin, ein Makrolidantibiotikum, kann zu Erythemen (generalisiert oder auf der Pinna) führen.

98 i. Bewusstseinsveränderungen und Anfälle können durch intrakranielle Prozesse, metabolische oder toxische Ursachen hervorgerufen werden. Hier deuten Kopfnervenausfälle (fehlende Drohreaktion und vestibulookuläre Reflexe) sowie eine obere Motoneuron-Tetraparese (stärker ausgeprägt auf der rechten Seite) auf einen intrakraniellen Prozess hin. Zusammengefasst weist die neurologische Untersuchung auf einen Prozess an zwei Stellen hin, nämlich Großhirn (Anfälle, fehlende Drohreaktion) und Hirnstamm (OMN-Tetraparese, fehlender physiologischer Nystagmus). Es könnte sich also um eine diffuse oder multifokale intrakranielle Läsion handeln oder um eine ausgedehnte Läsion im Großhirn mit Herniation und anschließender Hirnstamm-Kompression. Die Haltungs- und Stellreaktionsdefizite waren auf der rechten Seite deutlicher ausgeprägt, was auf einen seitenbetonten Prozess hindeutet. Unter Berücksichtigung der Anamnese wurden Entzündung und Trauma in Betracht gezogen.
ii. Da vermutlich ein erhöhter intrakranieller Druck besteht und eine Herniation droht, müssen während einer Allgemeinanästhesie ausreichende Beatmung und Oxygenierung sichergestellt werden. Die Katze sollte intubiert und beatmet werden, um Hyperkapnie zu vermeiden; der pCO_2 sollte kontinuierlich überwacht werden. Eine Kompression der Jugularvenen muss unbedingt vermieden werden, da dies den venösen Rückfluss aus dem Kopf behindern würde und so zu einem fatalen Anstieg des intrakraniellen Drucks führen würde. Für die Darstellung pathologischer Veränderungen im Neuroparenchym, wie Abszesse, Entzündung, Blutung oder Ödem, ist ein MRT sensitiver als das CT. Seine größten Nachteile sind aber die längere Narkosedauer und die schlechtere Überwachungsmöglichkeit während der Narkose.

99 Bei Fall **99** handelt es sich um dieselbe Katze wie in Fall **98**. Die Behandlung wurde auf Cefotaxim und Metronidazol umgestellt, und die Katze bekam Infusionen im Erhaltungsbedarf. Sie starb dennoch am nächsten Tag.

i. Was hätte man anders machen können?

ii. Welche Medikamente, außer Antibiotika, hätten noch gegeben werden können?

100 Eine 10 Jahre alte weiblich-kastrierte Europäisch-Kurzhaar-Katze wurde wegen Gewichtsverlusts und reduzierten Appetits seit einem Monat vorgestellt (**100**). Die Katze lebte in einem Mehrkatzenhaushalt und hatte Zugang nach draußen. Seit ca. 2 Monaten waren dem Besitzer Blut im Urin und Strangurie aufgefallen. Die Katze war 2 Wochen lang antibiotisch

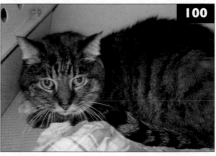

behandelt worden, zunächst mit Erfolg. Aufgrund von Aggressivität konnte sie nicht vollständig klinisch untersucht werden. Röntgenaufnahmen zeigten eine sehr kleine linke Niere und Mineralisationen im Bereich des Magens. Im Ultraschall stellte sich die rechte Niere hyperechogen dar, das rechte Nierenbecken und der proximale Teil des Ureters waren dilatiert. Die linke Niere war lediglich 2 cm lang und wies eine veränderte Struktur auf. Es wurden ein Blutbild, ein Serum-Organprofil und eine Urinuntersuchung eingeleitet; die auffälligen Befunde waren:

Blutbild/Serum-Biochemie	Ergebnisse
Stabkernige Neutrophile	$0{,}48 \times 10^9$/l
Kreatinin	301 mmol/l
Harnstoff	25 mmol/l
Urinuntersuchung (Zystozentese)	
Farbe/Aussehen	gelb, trüb
Spezifisches Gewicht	1.026
Blut	++++
Erythrozyten	zahlreich
Leukozyten	5–10 Zellen/hpf
Zylinder	0–1 grob granulierte Zylinder/hpf

i. Was sind die zwei Hauptprobleme dieser Katze?

ii. Wie können die Probleme beurteilt werden?

99 i. Die Behandlung einer bakteriellen Enzephalitis wird in der Regel empirisch mit Breitspektrumantibiotika, die die Blut-Hirn-Schranke überwinden, begonnen. Parenteral angewendete bakterizide Antibiotika werden bevorzugt. Bei Abszessen im Gehirn sollten Antibiotika gewählt werden, die gegen Anaerobier wirksam sind. Die Kombination von z. B. Cefotaxim mit Metronidazol erfüllt diese Voraussetzungen. Chloramphenicol oder Trimethoprim-Sulfonamide wären mögliche Alternativen. Beide sind Breitspektrumantibiotika, die die Blut-Hirn-Schranke überwinden. Clindamycin kann durch seine Anreicherung in den Leukozyten einen starken postantibiotischen Effekt über messbare Konzentrationen im Liquor hinaus haben. Aminoglykoside und Cephalosporine der ersten Generation werden zur Behandlung bakterieller ZNS-Infektionen nicht empfohlen.
ii. Hirnödem und drohende Herniation werden normalerweise mit sofortiger diuretischer Behandlung mit Furosemid (1–2 mg/kg i. v. 3-4 x tägl.) und Mannitol (1–2 g/kg i. v. über 15–30 min) therapiert. Man kann während der ersten 2 Tage der Behandlung auch antientzündliche Dosen Dexamethason (0,1–0,2 mg/kg 2 x tägl.) geben, um die proinflammatorischen Zytokine zu reduzieren. Bei einer plötzlichen Verschlechterung und Herniation können auch höhere Dosen notwendig werden. Die Infusionstherapie sollte sorgfältig geplant werden. Das Ziel ist es, die Hydratation zu erhalten, aber eine Überhydratation strikt zu vermeiden, da dies zur Verschlechterung des neurologischen Status führen kann. Deshalb wird die Rehydratation am besten mit synthetischen Kolloiden (HES) oder hypertoner Kochsalzlösung durchgeführt. Weil die Katze zwei generalisierte Anfälle hatte, hätte mit Phenobarbital (1,5–2 mg/kg p. o. oder i. v. 2 x tägl.) begonnen werden sollen.

100 i. Die zwei Hauptprobleme sind: (1) reduzierter Appetit (verbunden mit Gewichtsverlust) und (2) Azotämie.
ii. Problem 1 ist reduzierter Appetit und Gewichtsverlust, wobei Ersteres wahrscheinlich die Ursache des Gewichtsverlusts ist. Problem 2, die Azotämie, erklärt die klinischen Befunde. Es sollten aber trotzdem bei dieser älteren Katze auch andere Möglichkeiten, wie z. B. Zahnprobleme, als Ursache des reduzierten Appetits in Betracht gezogen werden. Für die Azotämie sollten prärenale, renale und postrenale Ursachen in Betracht gezogen werden: (1) Bei einem rein prärenalen Grund, sollte das spezifische Gewicht >1.030 sein. (2) Bei einer postrenalen Ursache wäre ein Hinweis auf Ruptur oder Obstruktion im Harntrakt vorhanden. (3) Das spezifische Gewicht des Urins von 1.026, die Azotämie und die veränderten Nieren deuten stark darauf hin, dass die Azotämie renalen Ursprungs ist. Die nächste Frage bei renaler Azotämie ist, ob die Niereninsuffizienz akut oder chronisch ist. In diesem Fall sprechen die Mineralisierung des Magens und die kleine linke Niere, in Verbindung mit der Dauer der klinischen Symptome, für eine chronische Niereninsuffizienz. Die Dilatation von Nierenbecken und proximalem Ureter in der rechten Niere könnte durch eine bakterielle Infektion (Pyelonephritis) oder durch eine partielle Ureterobstruktion bedingt sein. Die Urinuntersuchung spricht für eine Entzündung im Harntrakt.

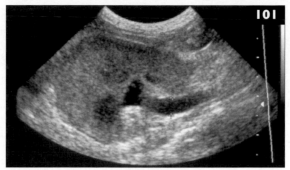

101 Bei Fall **101** handelt es sich um dieselbe Katze wie in Fall **100**. Es besteht Verdacht auf eine Pyelonephritis, wobei eine partielle Ureterobstruktion ebenfalls möglich ist. Das rechte Nierenbecken und der proximale Teil des rechten Ureters waren im Ultraschall dilatiert (**101**).
i. Welche weiteren Untersuchungen sollten durchgeführt werden?
ii. Wie sollte die Katze behandelt werden?

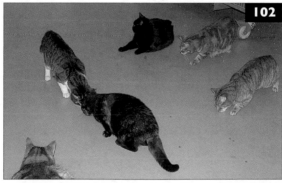

102 Eine 10 Jahre alte, weiblich-nicht kastrierte Europäisch-Kurzhaar-Katze wurde mit Dermatophytose vorgestellt. Sie lebte in einer Katzenzucht in einer Gruppe von 23 Katzen. Acht dieser Katzen zeigten Hautveränderungen, die verdächtig waren für Dermatophytose (**102**).
i. Was sind die drei Hauptansatzpunkte zur Lösung dieses Problems?
ii. Wie können betroffene Katzen identifiziert werden, und wie sollten sie behandelt werden?
iii. Muss die Umgebung dekontaminiert werden?
iv. Wie kann das Ansprechen auf die Therapie überprüft werden, und was sollte in Bezug auf die Prophylaxe empfohlen werden?
v. Besteht ein Risiko für Menschen?

101 i. Als weitere Untersuchung sollte eine Urinkultur eingeleitet werden. Es könnte ein Ausscheidungsurogramm gemacht werden, dieses ist aber bei azotämischen Tieren wegen der verminderten Kontrastmittelausscheidung oft nicht aussagekräftig. Die einzige Möglichkeit herauszufinden, ob die Infektion im oberen Harntrakt ist, besteht darin, Urin zur zytologischen und bakteriologischen Untersuchung unter Ultraschallkontrolle direkt aus dem Nierenbecken zu gewinnen. Es könnte auch Kontrastmittel ins Nierenbecken injiziert werden, um nach einer Ureterobstruktion zu schauen.

ii. Als symptomatische Therapie gegen die Azotämie sollte eine intravenöse Infusion mit Vollelektrolytlösung erfolgen. Geeignet wäre eine alkalisierende Vollelektrolytlösung wie Ringer-Lactat (mit einer Rate von 18 ml/h i. v. über 24 h). Zusätzliche Flüssigkeit sollte gegeben werden, wenn deutliche Verluste auftreten. Die Höhe der Azotämie (und der Hyperphosphatämie, falls vorhanden) sollte nach 24 Stunden überprüft werden. Mit einer Antibiotikagabe sollte abgewartet werden bis das Ergebnis der Urinkultur vorliegt, da in der Urinuntersuchung keine Bakterien zu sehen waren und die Katze vor Kurzem antibiotisch behandelt worden war.

102 i. Carrier müssen von Nicht-Carriern getrennt werden, infizierte Tiere müssen aggressiv behandelt werden, und es müssen Maßnahmen zur Verhinderung von Reinfektionen ergriffen werden.

ii. Von allen Katzen sollten Proben für die mykologische Untersuchung genommen werden. Wenn der Pilz-Stamm positiv mit der Wood'schen Lampe ist, kann diese zum Erkennen infizierter Katzen und zur Therapiekontrolle genutzt werden. Infizierte und verdächtige Katzen müssen unter Quarantäne gestellt werden, ebenso die gesamte Katzenzucht. Bei allen Katzen sollte unverzüglich mit einer topischen Behandlung begonnen werden. Sobald die Ergebnisse der Pilzkulturen verfügbar sind, sollten alle positiven Katzen zusätzlich mit einem systemischen Antimykotikum behandelt werden, z. B. Itraconazol (5–10 mg/kg p. o. 1 x tägl.) über 3 Wochen durchgängig oder wochenweise alternierend sowie Griseofulvin.

iii. Die Dekontaminierung der Umgebung ist sehr wichtig. Die effektivsten Desinfektionsmittel sind Natriumhypochlorit und Enilconazol.

iv. Der Therapieerfolg kann mittels Pilzkultur überprüft werden. Proben sollten alle zwei Wochen genommen werden, bis die Kultur zweimalig negativ ist. Katzen, die nicht auf die Behandlung ansprechen, sollten entfernt werden. Die Sanierung einer Katzenzucht kann bis zu 6 Monate dauern. Um eine neue Einschleppung von Dermatophyten zu verhindern, sollte von allen Katzen, die aufgenommen werden, eine Pilzkultur genommen werden. Die Katzen sollten anschließend mit einem gegen Pilze wirksamen Mittel (z. B. Lime-Sulfur) gebadet werden und isoliert gehalten werden, bis zwei aufeinanderfolgende Pilzkulturen negativ sind.

v. Dermatophytose ist eine Zoonose und stellt ein Risiko für Kinder sowie alte und abwehrgeschwächte Menschen dar.

103 Ein 7 Monate altes, männlich-nicht kastriertes Europäisch-Kurzhaar-Kätzchen wurde vorgestellt wegen zunehmenden Dünndarmdurchfalls, der seit einer Woche bestand. Es war 3 Wochen vorher gefunden worden und zu diesem Zeitpunkt FeLV und FIV negativ getestet worden. Es war einmalig mit Pyrantelpamoat entwurmt worden und hatte zwei Impfungen gegen FPV, FHV, FCV und FeLV sowie eine Impfung gegen Tollwut bekommen. Es bekam ein kommerzielles Welpenfutter zu fressen und lebte in der Wohnung mit Zugang nach draußen. Im Haushalt lebten noch zwei weitere adulte Katzen, die beide gesund waren. In der klinischen Untersuchung war das Kätzchen vom Allgemeinbefinden reduziert, sehr dünn und hatte ein struppiges Fell. Die Dehydratation wurde auf 6 % geschätzt. Die Vitalparameter waren im Normalbereich, die Abdomenpalpation war ohne besonderen Befund. Es wurde eine Kotuntersuchung mit Nativausstrich (103) und Flotation durchgeführt.

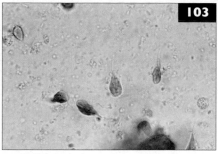

i. Wie lautet die Diagnose?

ii. Welche Behandlung wird empfohlen?

iii. Ist eine Umgebungsbehandlung nötig?

iv. Wenn ja, was sollte dem Besitzer diesbezüglich geraten werden?

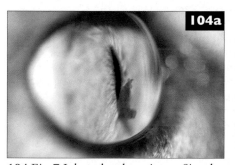
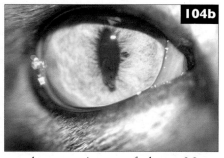

104 Ein 7 Jahre alter kastrierter Siamkater wurde wegen einer rosafarbenen Masse im rechten Auge (104a) und einer leichten Farbveränderung der Iris von blau zu gelblich-blau (104b) vorgestellt. Der Besitzer berichtete, dass das Auge bereits vorher einmal trüb, gerötet und schmerzhaft gewesen war. Der Kater lebte mit zwei Hunden zusammen und er hatte Zugang nach draußen. Er war aktuell geimpft; kürzlich durchgeführte Tests auf FIV und FeLV waren negativ. Es wurde eine Augenuntersuchung durchgeführt. Die auffälligen Befunde waren: Pupillarreflex (direkt und indirekt) L +, R + (sehr schnell); intraokulärer Druck (IOP) L 19 mmHg, R 10 mmHg.

i. Wie lautet die Diagnose für das rechte Auge?

ii. Wie kann die Farbveränderung der rechten Iris erklärt werden?

103 i. Die Diagnose lautet Giardiose. Der Kotausstrich zeigt Giardien-Trophozoiten.
ii. Fenbendazol ist beim Hund wirksam, wurde aber bei der Katze bislang nicht in kontrollierten Studien untersucht. Wahrscheinlich ist es bei Katzen ebenfalls wirksam. Metronidazol kann auch angewendet werden, es gibt aber gegen Metronidazol resistente Giardien. In diesem Fall ist zusätzlich eine Infusionstherapie angezeigt; außerdem sollte ein leichtverdauliches Futter gegeben werden bis der Durchfall abgeklungen ist.
iii. Giardienzysten überleben in feuchtem und kaltem Klima mehrere Monate lang in der Umwelt. Deshalb ist eine Dekontamination der Umgebung essentiell für eine erfolgreiche Behandlung der Giardiose.
iv. Die Umgebungsbehandlung sollte folgende Schritte umfassen: (1) Behandlung aller Tiere und vorübergehende Unterbringung an einem anderen Ort, (2) Desinfektion der Umgebung mit quartären Ammoniumverbindungen, (3) Baden aller Tiere mit Tiershampoo, (4) Erneutes Baden der Tiere mit quartären Ammoniumverbindungen (besonders das Perineum; die Ammoniumverbindungen sollten nach einer Einwirkdauer von höchstens 3-5 Minuten gründlich ausgespült werden), (5) Rückkehr der Tiere in die desinfizierte Umgebung nach dem Baden.

104 i. Bei der rosafarbenen Masse in der vorderen Augenkammer handelt es sich um einen blutigen Fibrinklumpen, der an der Iris hängt. Die vordere Augenkammer ist ansonsten klar. Der IOP im rechten Auge ist deutlich niedriger als im linken Auge. Niedriger IOP (Hypotonie) und Fibrinansammlung in der vorderen Augenkammer sind Zeichen einer Uveitis anterior. Der Kater hatte vermutlich kurz vorher einen starken Entzündungsschub gehabt (da der Besitzer von einem getrübten, roten und schmerzhaften Auge berichtete). Die Symptome einer Uveitis variieren, aber Kammerwassertrübung, Fibrinansammlung, Hyphaema und Farbänderung der Iris sind bei Katzen meistens zu beobachten. Die Symptome werden durch einen Zusammenbruch der Blut-Kammerwasser-Schranke verursacht.
ii. Farbveränderung der Iris ist ein häufig beobachtetes Phänomen bei Uveitis und ist besonders auffällig bei heller (blauer) Iris. Eine blaue Iris kann sich rötlich-braun verfärben, eine braune Iris kann dunkler oder auch depigmentiert werden. Die Veränderung ist bei akuter Entzündung reversibel; sie kann aber bei chronisch entzündeten Augen auch bestehen bleiben.

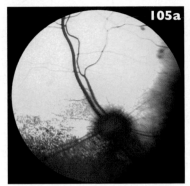
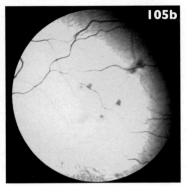

105 Bei Fall **105** handelt es sich um denselben Kater wie in Fall **104**. Beide Augen wurden mit 0,5 %-igem Tropicamid zur weiteren Untersuchung weitgestellt. Die ophthalmologische Untersuchung ergab multiple alte Narben an Chorion und Retina (**105a**) im Tapetum lucidum des rechten Auges (**105b**).
i. Was sind mögliche Ursachen für die Befunde der Augenuntersuchung?
ii. Welche weiteren Untersuchungen sollten durchgeführt werden?
iii. Wie kann der Kater behandelt werden?

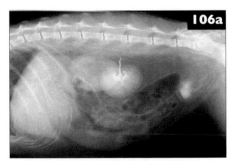
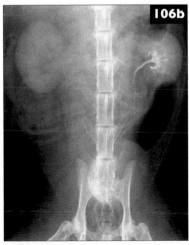

106 Eine 14 Jahre alte weiblich-kastrierte Europäisch-Kurzhaar-Katze wurde wegen Inappetenz und Erbrechens seit 3 Tagen vorgestellt. In der klinischen Untersuchung hatte sie eine erhöhte Körpertemperatur (39,7 °C), und die rechte Niere erschien schmerzhaft. Im Abdomenultraschall zeigten sich links eine normale Niere und rechts eine Pyelektasie sowie ein Hydroureter. Es wurde eine Ausscheidungsurographie durchgeführt. Laterolaterale (**106a**) und ventrodorsale (**106b**) Röntgenbilder wurden 3 Minuten nach intravenöser Kontrastmittelgabe aufgenommen.
i. Was sind die Befunde des Ausscheidungsurogramms?
ii. Welche Differentialdiagnosen gibt es?
iii. Wie sollte dieser Fall weiter aufgearbeitet werden?

105 i. Die häufigste Ursache für Uveitis bei der Katze sind Infektionskrankheiten; dazu gehören Toxoplasmose, systemische Mykosen, FIP, Mykobakteriose sowie Infektionen mit FIV oder FeLV.

ii. Bei allen Katzen mit Uveitis werden eine gründliche klinische Untersuchung, ein Blutbild, ein Serum-Organprofil und eine Urinuntersuchung empfohlen, welche hier alle unauffällig waren. Ebenso sollte auf Infektionskrankheiten getestet werden. Folgende Untersuchungen waren bei diesem Kater negativ: FeLV-Antigen und FeLV-PCR, FCoV-Antikörper, FIV-Antikörper, Kryptokokken-Antigen sowie *Bartonella-henselae*-Antikörper. *Toxoplasma-gondi*-IgM- und IgG-Antikörpertiter wurden im Abstand von einer Woche zweimalig gemessen und zeigten einen Anstieg des IgM-Antikörpertiters innerhalb der Woche. Dies weist auf eine aktive *T.-gondii*-Infektion hin, die der Grund für die Augenveränderungen war. *T. gondii* ist eine häufige Ursache für Uveitis anterior bei Katzen. Oft sind keine begleitenden systemischen Anzeichen vorhanden.

iii. Dieser Kater wurde mit Prednisolon-Augensalbe und Flurbiprofen behandelt. Er bekam außerdem Clindamycin (10 mg/kg p. o. 2 x tägl. über 4 Wochen). Das Fibringerinnsel in der vorderen Augenkammer verschwand, und der IOP im rechten Auge normalisierte sich. Es ist sinnvoll, Katzen mit *T.-gondii*-Uveitis regelmäßig zu kontrollieren, da die Bildung von *T.-gondii*-Immunkomplexen (und anderen Antigen-vermittelten Immunprozessen) eine chronische Uveitis aufrechterhalten kann.

106 i. Die rechte Niere ist größer als die linke. Es besteht beidseits eine Verschattung des Nierenparenchyms. Auf der linken Seite stellen sich Nierenbecken und Ureter unauffällig dar; rechts ist keine Kontrastmittelanreicherung oder -ausscheidung zu sehen. Zusammen mit den Ultraschallbefunden sind diese Befunde vereinbar mit einer Hydronephrose und einem Hydroureter sekundär zu einer Ureterobstruktion an der rechten Niere.

ii. Die Differentialdiagnosen sind Ureterobstruktion durch entzündliche Konkremente oder Blut aufgrund von Pyelonephritis oder Entzündung, Urolithiasis oder Neoplasie des Ureters.

iii. Es sollten eine perkutane, Ultraschall-geführte Aspiration des Urins aus dem rechten Nierenbecken und eine Zystozentese zur Urinuntersuchung inklusive bakteriologischer Untersuchung durchgeführt werden. Wenn eine Infektion vorhanden ist, kann die Katze mit Antibiotika behandelt werden. Das Ausscheidungsurogramm kann nach 24-48 Stunden wiederholt werden, um zu kontrollieren, ob der Ureter wieder durchgängig ist. Andere Optionen wären eine CT-Urographie oder Probelaparotomie mit Platzierung eines Ureterstents und Anlegen einer Nierenfistel zur temporären Urinableitung, falls die Durchgängigkeit nicht unmittelbar wiederhergestellt werden kann. In diesem Fall enthielt das Aspirat aus dem Nierenbecken massenhaft Entzündungszellen und Bakterien. In der Kultur fand sich ein Wachstum von *E. coli* in Reinkultur. Die Wiederholung des Urogramms 24 Stunden nach Beginn der Antibiotikagabe zeigte keine Besserung der Harnleiterobstruktion. Bei einem dritten Urogramm 48 Stunden später war der Ureter wieder durchgängig. Die Katze erholte sich vollständig.

107 Ein 7 Jahre alter kastrierter Europäisch-Kurzhaar-Kater (107) wurde mit Fieber (Körpertemperatur 40,7 °C) und Lahmheit der rechten Hintergliedmaße vorgestellt. Der Kater hatte freien Zugang nach draußen und blieb oft nächtelang weg. Er war vollständig geimpft und entwurmt. Abgesehen von der erhöhten Körpertemperatur war die klinische Untersuchung unauffällig; das Problem

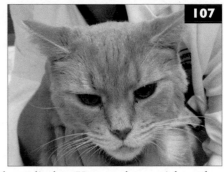

der Hintergliedmaße konnte mittels orthopädischer Untersuchung nicht näher lokalisiert werden. Die Gelenke beider Hintergliedmaßen waren unauffällig. Der Besitzer machte sich Sorgen, dass seine Katze Borreliose hätte, da sein Vater an Borreliose erkrankt war, und der Kater aus einem endemischen Gebiet kam und ab und zu Zecken hatte.
i. Können Katzen Borreliose bekommen?
ii. Stellen mit Borrelien infizierte Katzen ein Risiko für Menschen dar?

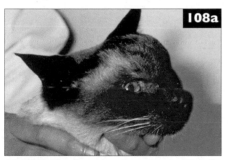
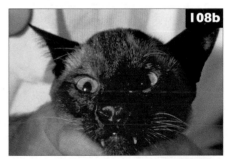

108 Ein 7 Jahre alter kastrierter Siamkater wurde wegen einer großen Schwellung im Bereich der Stirn vorgestellt. Diese subkutane Schwellung bestand seit mehreren Wochen und vergrößerte sich zunehmend. Auf Nachfrage erzählte der Besitzer, dass der Kater seit dieser Zeit auch einen inspiratorischen Stertor sowie Nasenausfluss hatte. Ansonsten ging es dem Kater gut. Die klinische Untersuchung war unauffällig bis auf leicht vergrößerte Mandibularlymphknoten, die Schwellung im Bereich der Nasenwurzel (108a) und etwas verkrusteten Nasenausfluss (108b).
i. Was sind die Differentialdiagnosen für die Symptome?
ii. Wie ist jeweils die Prognose?
iii. Wie gelangt man am schnellsten zu einer Diagnose?

107 i. Borreliose wird in der Tiermedizin überdiagnostiziert. Das Vorhandensein von Antikörpern gegen Borrelien kennzeichnet eine Exposition gegenüber Spirochäten, aber beweist nicht, dass eine vorliegende Erkrankung tatsächlich durch Borrelien ausgelöst wurde. In endemischen Gebieten haben viele Tiere einer Population, einschließlich Katzen, Antikörper, ohne jemals Symptome zu entwickeln. Katzen können Antikörper-positiv sein, und experimentelle Infektionen sind beschrieben, aber Erkrankungen nach natürlicher Infektion sind extrem selten. Dieser Kater hatte letztendlich einen Abszess im Bereich des Beckens auf der rechten Seite, der höchstwahrscheinlich vom Biss einer anderen Katze herrührte. Der Abszess wurde drainiert und der Kater antibiotisch behandelt. Das Fieber und die Lahmheit besserten sich nach 2 Tagen.

ii. Es gibt keine Hinweise, dass Borreliose beim Menschen nach Kontakt mit infizierten Katzen (oder Hunden) auftritt. Infizierte Katzen könnten höchstens ein mögliches Risiko für Menschen darstellen, indem sie Zecken ins Haus einschleppen. Eine direkte horizontale Übertragung von Katzen auf den Menschen ist extrem unwahrscheinlich. Obwohl Borreliose als Zoonose eingestuft ist, sind Katzen, Hunde und Menschen Zufallswirte in einem silvatischen Zyklus. Borreliose beim Menschen steht fast immer in Zusammenhang mit einer Exposition gegenüber Zecken.

108 i. Der Kater hatte eine progressive und invasive Erkrankung der Nasenhöhle. Der Krankheitsprozess war durch den Knochen über der Nasenhöhle gedrungen und hatte das subkutane Gewebe über der Nasenwurzel infiltriert. Die Differentialdiagnosen sind: (1) Neoplasien der Nasenhöhle, z. B. Adenokarzinom, Plattenepithelkarzinom, Chondrosarkom, Osteosarkom und Lymphom. (2) Mykotische Rhinitis, z. B. Kryptokokkose, Aspergillose, *Neosartorya*-Infektionen und Phaeohyphomykose. (3) Ein Fremdkörper in der Nasenhöhle (eher unwahrscheinlich da meist nicht so invasiv).

ii. Die Prognose bei Pilzerkrankungen und Fremdkörpern ist günstig, obwohl die Behandlung von Mykosen teuer und langwierig sein kann. Die Prognose bei intranasalen Neoplasien ist vorsichtig, obwohl viele Fälle von nasalem Lymphom gut auf Polychemotherapie und/oder Bestrahlung ansprechen.

iii. Auch wenn es diverse Möglichkeiten zum weiteren Vorgehen gibt, wäre der direkteste Weg, eine Probe des veränderten Gewebes von der geschwollenen Nasenwurzel zu gewinnen. Die Veränderungen in diesem Gewebe entsprechen vermutlich den Veränderungen in der Nasenhöhle und sind leichter zugänglich. Es sollten zwei oder drei Feinnadelaspirate zur zytologischen Untersuchung gewonnen werden. Normalerweise kann dies in leichter Sedation erfolgen. Wenn die Zytologie nicht diagnostisch ist, sollte ein größeres Gewebsstück mittels Biopsiezange oder chirurgischer Exzision unter Vollnarkose entnommen werden.

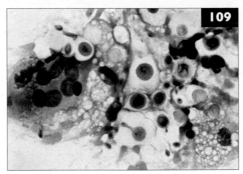

109 Bei Fall **109** handelt es sich um denselben Kater wie in Fall **108**. Das Feinnadelaspirat zeigte viele von einer Kapsel umgebene Hefen mit Knospungen mit schmaler Basis (**109**).
i. Um welche Organismen handelt es sich?
ii. Sind Nasentupfer (zur zytologischen und bakteriologischen Untersuchung) in solch einem Fall nützlich?
iii. Liefern Röntgenaufnahmen der Nasenhöhle nützliche Informationen?
iv. Wie sollte der Kater behandelt werden?

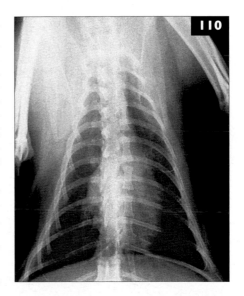

110 Ein 3 Jahre alter kastrierter Europäisch-Kurzhaar-Kater wurde in Rom, Italien, streunend aufgegriffen, mit nach Deutschland gebracht und wegen seither bestehenden intermittierenden Hustens vorgestellt. Röntgenaufnahmen des Thorax zeigten eine diffuse interstitielle Lungenzeichnung und Stauung der rechten kaudalen und der peripheren Pulmonalarterien. Die Herzsilhouette war unauffällig (**110**).
i. Was ist die wahrscheinlichste Differentialdiagnose für die röntgenologischen Veränderungen bei diesem Kater?
ii. Welche Symptome sind bei dieser Erkrankung zu erwarten?
iii. Welche weiteren Tests sollten durchgeführt werden?

109 i. Die Morphologie ist stark hinweisend für Kryptokokkose. In diesem Fall wurde ein Feinnadelaspirat auf Sabouraud-Agar und Nigersaat-Agar verimpft und anschließend *Cryptococcus neoformans* isoliert.

ii. Nasentupfer können zur Diagnose der Kryptokokkose hilfreich sein. In diesem Fall waren nur wenige Hefezellen in den Nasentupfer-Abstrichen vorhanden. Generell ist Material vom subkutanen Gewebe über der Nasenwurzel (falls vorhanden) besser geeignet als Nasenausfluss.

iii. Im Allgemeinen bieten Röntgenaufnahmen der Nasenhöhle wenig Informationen. Im CT ist das Ausmaß der Knocheninvasion und -zerstörung sichtbar, z. B. ob die Siebplatte durchbrochen ist.

iv. Die Behandlung sollte in einer Kombination aus Operation und antimykotischer Behandlung bestehen. Vor dem Beginn der medikamentösen Behandlung sollte so viel pilzbefallenes Gewebe wie möglich chirurgisch entfernt werden. Entsprechend wurde von der subkutanen Masse über der Nasenwurzel möglichst viel Gewebe entfernt, und der Kater anschließend für 12 Monate mit Fluconazol behandelt. Der Kater sprach sehr gut auf die Therapie an. Es ist wichtig, den Behandlungserfolg mittels wiederholter Kryptokokken-Antigentests zu kontrollieren. Die Katze sollte mindestens 2 Monate über einen negativen Antigennachweis hinaus behandelt werden. Bei diesem Kater trat die Infektion nach 14 Monaten wieder auf.

110 i. Es besteht eine Verbreiterung der Lobär-Arterie und der peripheren Arterien, welche in der Peripherie stumpf enden und zum Teil geschlängelt sind. Diese Befunde sind charakteristisch für feline Herzwurmerkrankung (Dirofilariose). Entsprechende röntgenologische Veränderungen werden allerdings nur bei 53 % der betroffenen Katzen gefunden.

ii. Katzen mit Dirofilariose können asymptomatisch sein oder chronische respiratorische Probleme, wie intermittierenden Husten, erschwerte Atmung und Dyspnoe, haben. Selten ist ein systolisches Herzgeräusch bei Katzen mit Herzwürmern im rechten Atrium und rechten Ventrikel vorhanden. Im Fall einer akuten Verschlechterung können Speicheln, Tachykardie, Hämoptyse, Erbrechen und Durchfall auftreten. Seröser oder chylusartiger Thoraxerguss, Ataxie, Blindheit, Vestibularsyndrom und Synkopen können selten auftreten. Plötzlicher Tod tritt häufig bei asymptomatischen Katzen auf und entsteht aufgrund akuter Infarzierung der Pulmonalarterie (vor allem akuter pulmonärer Thrombembolie) nach spontanem Absterben adulter Herzwürmer. Die respiratorischen Symptome sind häufig verursacht durch unreife Herzwurmstadien, die sich nie vollständig zu adulten Herzwürmern entwickeln, und zu „Heartworm-associated respiratory disease" (HARD) führen können. Die klinischen Symptome dieses Syndroms sind unspezifisch und können bei erster Vorstellung oft nicht von Asthma, bakterieller Pneumonie, Lungenwurm- oder Pilzinfektionen unterschieden werden

iii. Antikörper- und Antigennachweise für *Dirofilaria immitis*, Echokardiografie und BAL (zum Ausschluss anderer Erkrankungen) sind sinnvolle ergänzende Untersuchungen.

111 Bei Fall 111 handelt es sich um denselben Kater wie in Fall 110. Das Blutbild ergab eine milde Eosinophilie $(1,9 \times 10^9/l)$. Die Zytologie der BAL zeigte viele Eosinophile. Der Dirofilarien-Antikörpernachweis war positiv, der Antigennachweis negativ. Die Besitzer entschieden sich aus finanziellen Gründen für eine Euthanasie. Es wurde eine Sektion gemacht, die histologische Untersuchung des Lungengewebes zeigte eine massive Entzündung und das Vorhandensein von *D. immitis* (111).

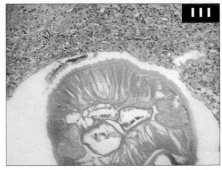

i. Welche Laborveränderungen sind bei Katzen mit Dirofilariose zu erwarten?
ii. Wie kann das Ergebnis der Herzwurmnachweise interpretiert werden?

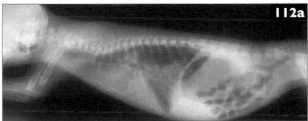

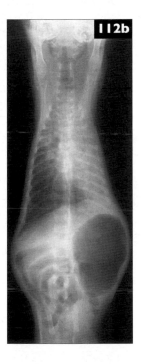

112 Ein Wurf von vier 9 Tage alten Europäisch-Kurzhaar-Welpen wurde zur Untersuchung vorgestellt. Die Welpen waren nach der Geburt aktiv gewesen und hatten gut getrunken. Ein fünfter Welpe war am Tag vorher gestorben, nachdem er über 24 Stunden progressive Dyspnoe und ein aufgetriebenes Abdomen gezeigt hatte, geschrien und nicht mehr getrunken hatte. Bei der Vorstellung war einer der überlebenden 4 Welpen hypotherm (Köpertemperatur 34,8 °C), dyspnoeisch und hatte ein aufgetriebenes Abdomen. Er wog lediglich 125 g (Normalgewicht in diesem Alter 150–200 g). Die 3 anderen Welpen erschienen gesund. Von dem Welpen mit Atemnot wurden laterolaterale (112a) und ventrodorsale (112b) Röntgenaufnahmen angefertigt.
i. Was ist die wahrscheinlichste Diagnose?
ii. Wie ist das weitere diagnostische Vorgehen?

111 i. Die Blutbild- und Serumveränderungen bei feliner Dirofilariose sind unspezifisch. Bei etwa einem Drittel der infizierten Katzen liegt eine leichte aregenerative Anämie vor. Einige Katzen haben eine Hyperproteinämie aufgrund von Hypergobulinämie, mitunter kombiniert mit Hypalbuminämie durch Proteinurie bei Glomerulonephritis. Die Zytologie der BAL kann eine große Zahl an Eosinophilen enthalten. Die Eosinophilie ist allerdings unspezifisch; wenn sie fehlt, kann eine Herzwurminfektion nicht ausgeschlossen werden. **ii.** Der negative Antigennachweis zeigt an, dass keine 2-3 adulten weiblichen Herzwürmer vorhanden sind. Der Antikörpernachweis ist ab dem 4. Monat nach der Infektion bereits während der Larvalphase bei weiblichen und männlichen Larven positiv. Ein positiver Antikörpertest weist jedoch lediglich eine Exposition nach und nicht das Vorliegen einer Infektion oder klinischen Erkrankung. Passen jedoch die Symptome, ist, wie in diesem Fall, eine Dirofilariose sehr wahrscheinlich.

112 i. Die wahrscheinlichsten Diagnosen bei erkrankten Welpen sind bakterielle Sepsis und Bronchopneumonie. Im ventrodorsalen Röntgenbild sind eine ausgedehnte Konsolidierung der Lungen, Aerophagie und ein Ileus zu sehen. Dies ist besonders auffällig beim Vergleich mit laterolateralen (**112c**) und ventrodorsalen (**112d**) Aufnahmen eines gesunden Wurfgeschwisterchens. Die Infektion kann über den Respirationstrakt, den Gastrointestinaltrakt, den Nabel oder andere Wege eingetreten sein; die Infektion breitet sich meist auf mehrere Organe aus. Häufig werden niedrige Gesamt-IgG-Konzentrationen nachgewiesen. Neonatale Sepsis betrifft typischerweise ganze Würfe.

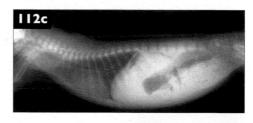

ii. Die Entnahme großer Blutvolumina für umfangreiche Tests ist nicht möglich, aber eine kleine Menge Blut kann an der V. jugularis (z. B. zur Untersuchung eines Blutausstrichs) gewonnen werden. Es sollte ein Röntgenbild (ganzer Körper) angefertigt werden. Die Mutter sollte mittels klinischer Untersuchung, Blutbild, Serum-Biochemie, Urinuntersuchung und FeLV-/FIV-Test gründlich untersucht werden. Wenn in Zukunft mit ihr gezüchtet werden soll, sollten Vaginalabstriche auf *Streptococcus canis* untersucht werden. Es sollte Milch aus jeder Zitze gewonnen werden und makroskopisch und, wenn nötig, zytologisch auf Anzeichen von Mastitis untersucht werden. Vom toten Welpen und weiteren, die sterben, sollte eine Sektion inklusive bakteriologischer Untersuchungen durchgeführt werden.

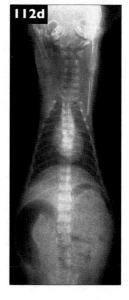

113 Bei Fall **113** handelt es sich um denselben Wurf wie in Fall **112**. Der kranke Welpe wurde wegen seines schlechten Zustands und der schlechten Prognose euthanasiert. Beide toten Welpen wurden seziert; es wurde eine Omphalophlebitis (Nabelentzündung) diagnostiziert sowie Abszesse in mehreren Organen. Aus den Geweben wurden *Escherichia coli* und *Streptococcus canis* isoliert. Ein weiterer Welpe (**113**) hörte auf zu fressen, so dass eine Nasenschlundsonde zur Ernährung gelegt wurde.

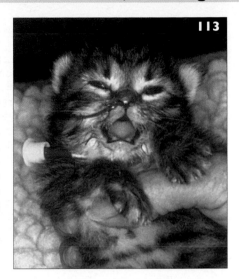

i. Wie sollten die überlebenden Welpen behandelt werden?
ii. Wie ist ihre Prognose?

114 Ein 6 Jahre alter kastrierter Europäisch-Kurzhaar-Kater, der ursprünglich aus Palermo, Italien, stammte und vor 4 Wochen mit nach Deutschland gebracht worden war, wurde wegen Blepharospasmus und Epiphora am rechten Auge vorgestellt. Die ophthalmologische Untersuchung ergab eine Hornhauttrübung im nasalen Quadranten des Auges und eine leichte beidseitige Konjunktivitis. Nach Gabe eines Lokalanästhetikums (Proxymetacain) wurde ein weißer schlauch-

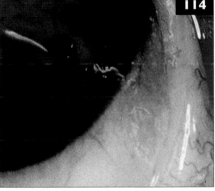

förmiger Wurm von ca. 10 mm Länge gesehen, der sich auf der Außenfläche der Hornhaut bewegte (**114**).

i. Wie lautet die Diagnose?
ii. Was sind die Symptome dieser Infektion?
iii. Welche Untersuchungen sollten durchgeführt werden?
iv. Welche Behandlung ist notwendig?

113 i. Die Behandlung von Würfen mit neonataler Sepsis sollte aggressiv durchgeführt werden und den ganzen Wurf einbeziehen, unabhängig vom Zustand jedes einzelnen Welpen. Sobald sich Anzeichen für Sepsis entwickeln, ist ein Überleben unwahrscheinlich. Breitspektrumantibiotika sollten allen Welpen über mindestens 10 Tage verabreicht werden (erkrankte Welpen intravenös oder intraossär, klinisch gesunde Welpen subkutan). Die Resorption von Antibiotika ist bei Neugeborenen bei oraler Gabe nicht zuverlässig. Im Allgemeinen bekommen Welpen die Dosierung, die für adulte Katzen angegeben wird, außer es gibt besondere Informationen zur Dosisanpassung. Die Ernährung kann mittels Nasenschlundsonde aufrechterhalten werden. Falls nötig, kann eine Kanüle in den Humerus oder Femur zur Dauerinfusion gelegt werden. Antikörper können über Serum von einer gesunden Katze, verabreicht bei der Geburt in mehreren Dosen (5 ml s. c. alle 12 h, insgesamt 15 ml) gegeben werden; sie führen bei Welpen, die kein Kolostrum bekommen haben, zu einem normalen Serum-IgG-Spiegel.
ii. Die Prognose für Kätzchen, die bereits Symptome einer Sepsis haben, ist schlecht. Im Gegensatz dazu ist eine aggressive Behandlung bei Welpen, die noch keine Symptome zeigen, in der Mehrzahl der Fälle erfolgreich. Welpen, die bis zum Absetzen überleben, entwickeln sich voraussichtlich normal. Alle drei Welpen dieses Wurfes überlebten mit intensiver Behandlung.

114 i. Der Kater war von einem Augenwurm befallen. Die häufigsten Augenwürmer sind *Thelazia (T.) callipaeda* und *T. californiensis*. Es handelt sich um Nematoden der Ordnung Spirurida von ca. 10-19 mm Länge, die in der Konjunktiva des Auges leben und zu Reizung und Tränenfluss führen.
ii. Die klinischen Symptome sind durch die L3- und L4-Larve sowie adulte Würmer im Bindehautsack bedingt; sie reizen die Konjunktiva und schädigen die Kornea, was zu Konjunktivitis und leichter Hornhauttrübung, Hornhautnarben und übermäßigem Tränenfluss führen kann. Andere Parasitosen am Auge, die mit ähnlichen Symptomen einhergehen, sind Acanthamöbiasis und Onchozerkose.
iii. Die wichtigste Untersuchung ist eine gründliche Augenuntersuchung nach Administration von lokalanästhetischen Augentropfen. Bei Katzen können ein bis zwei adulte *Thelazia* spp. unter der Nickhaut und dem Augenlid gefunden werden, während bei Hunden fünf oder mehr Würmer vorkommen können.
iv. Normalerweise ist keine Behandlung außer einer mechanischen Entfernung der Würmer nötig. Die topische oder systemische Gabe von Ivermectin, Levamisol oder Moxidectin vor der Entfernung der Parasiten kann die Entfernung erleichtern.

115 Ein etwa 16 Wochen altes, weiblich-nicht kastriertes Europäisch-Kurzhaar-Kätzchen wurde wegen einer nicht heilenden Wunde ventral am Hals vorgestellt (115). Das Kätzchen war 2 Wochen zuvor streunend am Strand von Ravenna, Italien, aufgefunden worden und mit nach Deutschland gebracht worden. Es erschien ansonsten gesund. Die klinische Untersuchung war bis auf ein 2 mm großes Loch in der Haut über der Trachea unauffällig. Dieses war geringfügig entzündet und nässte.

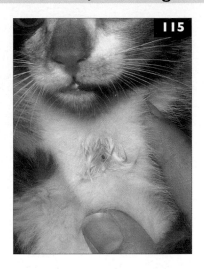

i. Was ist die wahrscheinlichste Diagnose?
ii. Wie ist die entsprechende Behandlung?
iii. Wie ist die Prognose?

116 Ein 9 Jahre alter kastrierter Siamkater, der jeden Sommer mit seinem Besitzer in Südfrankreich lebte, (dort ausschließlich in der Wohnung, in Deutschland aber mit Freilauf), wurde vorgestellt, da er von Zeit zu Zeit kollabierte. Die Episoden wurden häufiger, in den letzten 2 Wochen war der Kater fünfmal zusammengebrochen. Der Besitzer berichtete, dass der Kater unmittelbar vor dem Kollaps steif wurde und dass er jeweils vorher angestrengt atmete. Sechs Monate zuvor waren bereits 2 ähnliche Episoden aufgetreten, die jeweils nur wenige Sekunden gedauert hatten. Der Kater hatte zusätzlich in den vergangenen Monaten zwei- bis dreimal pro Woche erbrochen. In der klinischen Untersuchung war ein leises systolisches Herzgeräusch über dem Sternum zu hören. Der Herzschlag war regelmäßig (150 Schläge/min), die Atmung war verschärft. Es wurden laterolaterale und ventrodorsale (116a) Röntgenbilder angefertigt.

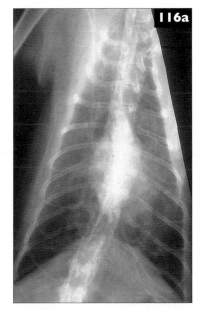

i. Wie können die Röntgenbilder interpretiert werden?
ii. Was ist die wahrscheinlichste Ursache für die anamnestischen, klinischen und röntgenologischen Probleme?
iii. Wie sollte der Kater behandelt werden?

115 i. Die klinischen Befunde sind klassisch für eine *Cuterebra*-Myiasis.
ii. Die Behandlung beinhaltet die Vergrößerung des Lochs in der Haut und die vorsichtige Extraktion des lebenden Parasiten mit einer Zange. Man muss aufpassen, die Larve *in situ* nicht zu beschädigen, da sonst Hypersensitivitätsreaktionen auftreten können. Nach der Entfernung sollten bei Anzeichen für Entzündung Antibiotika gegeben werden.
iii. Die Prognose für eine vollständige Genesung ist nach der Entfernung des Parasiten ausgezeichnet. In den meisten Fällen ist nur eine einzelne Larve vorhanden. Gelegentlich werden Larven im Respirationstrakt oder anderen Geweben gefunden, wo sich schwerere Symptome entwickeln können. Die Wunde war bei einer Kontrolluntersuchung drei Wochen später vollständig verheilt.

116 i. Die Röntgenbilder zeigen eine Verbreiterung der linken und rechten kaudalen Pulmonalarterie und eine generalisierte bronchointerstitielle Zeichnung. Zusätzlich scheint die Pulmonalarterie des linken kaudalen Lungenlappens stumpf zu enden.
ii. Das Vorliegen von kardiopulmonären Veränderungen legt nahe, dass die vom Besitzer beschriebenen Episoden Synkopen waren. Die Verbreiterung und Verkürzung der lobären Pulmonalarterien, in Zusammenhang mit der bronchointerstitiellen Zeichnung und der Vorgeschichte von Erbrechen, ist stark hinweisend für Dirofilariose. Im Herzultraschall wurden mehrere Herzwürmer (*Dirofilaria immitis*) im rechtsventrikulären Ausflusstrakt rechts und links der Pulmonalklappe dargestellt. Teile eines Herzwurms sind als hyperchogene parallele Linien (**116b**) zu sehen; drei hyperechogene Punkte (**116c**) repräsentieren einen quer angeschallten Herzwurm. Das Erbrechen ist vermutlich ebenfalls durch die Dirofilariose bedingt, auch wenn der Pathomechanismus hierfür unklar ist.
iii. Der Kater wurde mit Prednisolon behandelt. Es wurde Bewegungseinschränkung verordnet. Dadurch werden die kardio-pulmonären Auswirkungen der Hypersensitivität gegenüber Herzwurmantigenen reduziert. In diesem Fall traten keine weiteren Synkopen mehr auf. Das Prednisolon wurde für 3 Monate gegeben und dann langsam ausgeschlichen. Eine Adultizidtherapie mit Melarsomin als primäre Herzwurmbehandlung wird bei der Katze als zu gefährlich angesehen. Die chirurgische Entfernung der Herzwürmer ist eine andere Option, vor allem, wenn die Würmer echokardiografisch an einer erreichbaren Stelle, wie dem rechten Atrium oder der Vena cava, darstellbar sind.

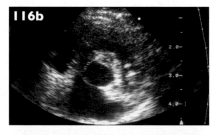

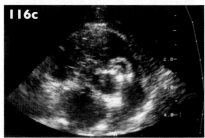

117 Eine 8 Jahre alte weiblich-kastrierte Europäisch-Kurzhaar-Katze wurde wegen seit 3 Tagen bestehender Apathie und Anorexie vorgestellt (117). Die Katze war eine reine Wohnungskatze ohne Kontakt zu anderen Tieren. Sie war zweimal (im Alter von 6 und 10 Wochen) geimpft worden. In der klinischen Untersuchung war die Katze sehr matt und leicht dehydriert.

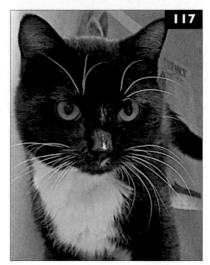

Blutbild	Ergebnisse
Thrombozyten	$89 \times 10^9/l$
Leukozyten	$0,4 \times 10^9/l$
Segmentkernige Neutrophile	$0,12 \times 10^9/l$
Stabkernige Neutrophile	0
Lymphozyten	$0,25 \times 10^9/l$
Monozyten	$0,03 \times 10^9/l$

i. Was ist die Pathophysiologie der Leukopenie?
ii. Kann eine reine Wohnungskatze feline Panleukopenie bekommen?
iii. Kann eine Katze sich bei einem Hund infizieren?
iv. Kann ein Hund sich bei einer Katze infizieren?
v. Schützt die Impfung Katzen vor einer Infektion mit caninen Parvoviren?

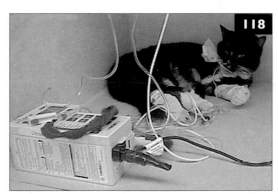

118 Bei Fall **118** handelt es sich um dieselbe Katze wie in Fall **117**. Die Katze hatte Panleukopenie und wurde intensiv therapiert (**118**).
i. Welche symptomatische Behandlung ist bei Katzen mit Panleukopenie erforderlich?
ii. Welche Antibiotika sollten verwendet werden?

117 i. Die Leukopenie wird bei dieser Katze durch eine Neutropenie und eine Lymphopenie verursacht. Die Neutropenie ist hochgradig und bedingt durch eine ungenügende Produktion oder eine Zerstörung von Vorläuferzellen, da keine stabkernigen Neutrophilen und somit keine Anzeichen für Regeneration vorhanden sind.
ii. Parvoviren sind extrem stabil und können über ein Jahr lang infektiös sein. Daher könnte der Besitzer die Viren ins Haus gebracht und die Katze infiziert haben.
iii. Canine Parvoviren, die mittlerweile weltweit verbreitet sind (CPV-2a, CPV-2b, CPV-2c), können Katzen infizieren und eine Erkrankung hervorrufen, die nicht von der durch FPV hervorgerufenen Panleukopenie zu unterscheiden ist. In diesem Fall war die Katze mit einem caninen Parvovirus infiziert, welches der Besitzer in die Wohnung gebracht hatte nachdem er in Hundekot getreten war. Die Leukopenie dieser Katze ist mit einer Virusvermehrung in den Neutrophilen und Lymphozyten zu erklären. Die Thrombozytopenie wird vermutlich durch eine DIC hervorgerufen, die bei Panleukopenie häufig ist.
iv. Hunde können nicht mit FPV infiziert werden. Dennoch sollte eine Katze mit Panleukopenie als mögliches Risiko für Hunde angesehen werden, da die Katze mit einem caninen Parvovirus infiziert sein kann.
v. Der Katzenimpfstoff schützt Katzen auch vor einer Infektion mit caninen Parvoviren. Diese Katze war allerdings im Alter von 10 Wochen zuletzt gegen FPV geimpft worden. Zu diesem Zeitpunkt waren vermutlich noch maternale Antikörper vorhanden, die eine effektive Immunisierung verhindert haben. Es wird empfohlen, dass bei der Impfung von Welpen immer eine Impfung in der 16. Woche enthalten sein sollte.

118 i. Eine Katze mit Panleukopenie sollte isoliert werden und intensivmedizinisch behandelt werden. (1) Intravenöse Infusionen sind am wichtigsten. Sie sollten gegeben werden solange Erbrechen und Durchfall bestehen. (2) Metabolische Azidose und Hypokaliämie, welche häufig bestehen, sollten durch entsprechende Ergänzung der Infusion korrigiert werden. (3) Die orale Aufnahme von Futter und Wasser sollte nur eingeschränkt werden, wenn das Erbrechen anhält und sollte dann so früh wie möglich wieder ermöglicht werden. (4) Bei anhaltendem Erbrechen sollten Antiemetika gegeben werden. (5) Im Fall einer Hypoproteinämie müssen evtl. Plasma- oder Vollbluttransfusionen gegeben werden. Die Serumalbumin-Konzentration sollte nicht unter 20 g/l liegen. Beim Vorliegen von Ödemen, sollten Plasmatransfusionen oder synthetische Kolloide, wie HES, gegeben werden. Bei länger bestehender Hypalbuminämie wird eine partielle oder totale intravenöse Ernährung benötigt. (6) Katzen mit Panleukopenie können selten auch einen Thiaminmangel bekommen, dem man mit Vitamin-Supplementierung entgegenwirken kann.
ii. Die Darmschranke ist häufig gestört, so dass Bakterien aus dem Darm leicht in die Blutbahn gelangen können. Daraus kann sich bei diesen neutropenischen Patienten leicht eine Sepsis entwickeln. Antibiotika sollten parenteral, idealerweise i. v., gegeben werden. Da die Bakterien aus dem Darm stammen, wird ein Antibiotikum mit guter Wirksamkeit gegen gram-negative Bakterien empfohlen (z. B. Cephalosporin der dritten Generation).

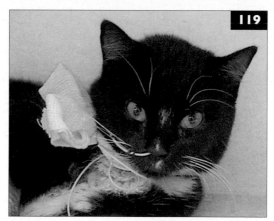

119 Bei Fall **119** handelt es sich um dieselbe Katze wie in Fall **117** und **118**. Obwohl die Katze intensiv behandelt wurde, besserte sich ihr Zustand nicht, und es wurde über zusätzliche Behandlungsmöglichkeiten nachgedacht (**119**).
i. Gibt es Medikamente, die die Neutrophilenzahl erhöhen?
ii. Ist eine Behandlung mit Interferon sinnvoll?
iii. Ist die Gabe von spezifischen Antikörpern sinnvoll?

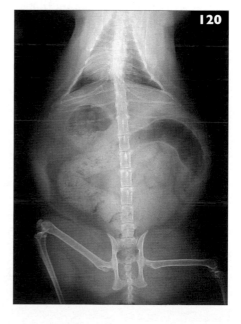

120 Eine 15 Jahre alte weiblich-kastrierte Europäisch-Kurzhaar-Katze wurde im Notdienst vorgestellt. Die Katze war eine reine Wohnungskatze und war tagsüber meist alleine in der Wohnung. Sie war adipös (BCS 4,5/5) und fraß alles, was sie finden konnte. Die Besitzerin machte sich Sorgen, weil sie nach ihrer Rückkehr aus der Arbeit 2 Stunden zuvor bemerkt hatte, dass die Katze den Inhalt einer Rindfleischdose gefressen hatte, die sie am Tag vorher geöffnet, dann aber weggeworfen hatte, weil sie aufgebläht und bereits seit einem Jahr abgelaufen war. Auf dem Röntgenbild (**120**) war Futter im Magen der Katze zu erkennen.
i. Welche Krankheit kann durch die Aufnahme von verdorbenem Dosenfutter verursacht werden?
ii. Erkranken Katzen häufig daran?

119 i. Filgrastim (G-CSF) wurde bei Katzen und Hunden mit Parvovirus-assoziierter Neutropenie angewendet, führte hier aber nicht zu einem schnellen Anstieg der neutrophilen Granulozyten. Außerdem kann es zu einer vermehrten FPV-Replikation führen und wird daher nicht empfohlen.

ii. Felines Interferon-ω ist in Deutschland für die Behandlung von Katzen (und Hunden) zugelassen. Es liegen keine eindeutigen Daten über die Wirksamkeit bei Katzen mit Panleukopenie vor, aber bei Hunden mit Parvovirose ist die Wirksamkeit nachgewiesen. Daher ist bei Katzen ebenfalls ein positiver Effekt zu erwarten.

iii. Spezifische Antikörper können sowohl zur Prophylaxe als auch zur Therapie von Parvovirose eingesetzt werden. Ein kommerziell hergestelltes Produkt mit hochkonzentrierten Immunglobulinen (multivalente Hyperimmunglobuline) ist in Deutschland für Katzen als heterologes, in Pferden hergestelltes Präparat erhältlich (Feliserin®); es enthält Antikörper gegen FPV, FHV und FCV. Die protektive Wirkung dieser Antikörper hält etwa 3 Wochen an. Eine wiederholte Anwendung (mit mehr als einer Woche Abstand) wird nicht empfohlen, da es zu anaphylaktischen Reaktionen aufgrund von Antikörperproduktion gegen equine Antigene im Präparat kommen kann.

120 i. Die Besitzerin ist besorgt wegen Botulismus. *Clostridium botulinum* ist ein grampositives, sporenbildendes, anaerobes Stäbchenbakterium, welches weltweit im Erdreich vorkommt. Botulismus wird durch ein Neurotoxin ausgelöst, welches von den Bakterien gebildet wird und das zu Lähmungen führt. Um eine Erkrankung auslösen zu können, müssen die Bakterien oder ihre Sporen ein Nahrungsmittel kontaminieren. Die meisten Fälle beim Tier werden durch Aufnahme von Toxinen im Futter ausgelöst. Botulismus-Infektionen beim Hund sind vor allem auf die Aufnahme von Aas oder rohem Fleisch zurückzuführen.

ii. Obwohl Botulismus bei Katzen experimentell ausgelöst wurde, sind keine natürlichen Infektionen beschrieben. Eine Katze, die verseuchten Joghurt gefressen hatte, erkrankte nicht, während zwei Menschen erkrankten, die vom selben Joghurt gegessen hatten. Unter experimentellen Bedingungen sind die Symptome bei Katzen ähnlich wie die, die bei Hunden auftreten. Auch wenn es keine Berichte von natürlichen Erkrankungen bei Katzen gibt, können Katzen die Quelle von Ausbrüchen bei Rindern sein. So waren 427 Holstein-Rinder an Botulismus gestorben, die verdorbenes Heu gefressen hatten, in dem eine tote Katze gelegen hatte; es wurde Botulinumtoxin nachgewiesen. Die Katze in diesem Fall wurde zur Beobachtung aufgenommen. Es traten keine Symptome auf, und die Katze blieb gesund. Es wurde zu einer Gewichtsreduktion geraten.

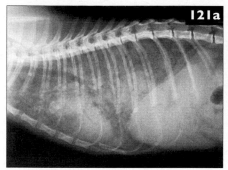

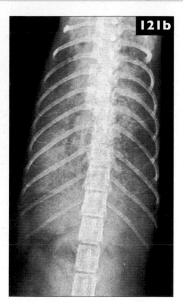

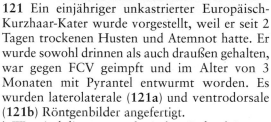

121 Ein einjähriger unkastrierter Europäisch-Kurzhaar-Kater wurde vorgestellt, weil er seit 2 Tagen trockenen Husten und Atemnot hatte. Er wurde sowohl drinnen als auch draußen gehalten, war gegen FCV geimpft und im Alter von 3 Monaten mit Pyrantel entwurmt worden. Es wurden laterolaterale (**121a**) und ventrodorsale (**121b**) Röntgenbilder angefertigt.

i. Was sind die röntgenologischen Befunde?
ii. Welche Differentialdiagnosen gibt es für die Probleme des Katers?
iii. Wie ist der diagnostische Plan?

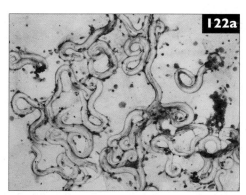

122 Bei Fall **122** handelt es sich um denselben Kater wie in Fall **121**. Es wurde eine BAL gemacht (**122a**).

i. Welche Diagnose wird durch die Befunde der BAL gestützt?
ii. Was sind die typischen Befunde bei dieser Erkrankung?
iii. Welche Probleme können verkomplizierend hinzukommen?
iv. Welche Behandlung sollte eingeleitet werden?

121 i. Die Röntgenbilder zeigen eine diffuse interstitiell-alveolär gemischte Zeichnung mit Aerobronchogrammen, die von verschiedenen Lungenerkrankungen, wie Bronchopneumonie, starkem Ödem oder Blutung, stammen können.

ii. Zu den Differentialdiagnosen zählen Pilzinfektionen (z. B. Kryptokokkose), FIP, Toxoplasmose, Neoplasien (z. B. Lymphom, Tumormetastasen), Lungenwürmer, Blutung oder Ödem.

iii. Es sollten ein Blutbild, ein Serum-Organprofil, eine Urinuntersuchung, eine Kotuntersuchung, ein FeLV-/FIV-Test, *Toxoplasma-gondii*-IgG- und -IgM-Antikörpertiter sowie eine BAL gemacht werden. FeLV-/FIV-Test, *T.-gondii*-Antikörper und Kotsedimentation und -flotation waren bei diesem Kater alle negativ. Das Blutbild zeigte eine leichte Eosinophilie $(1{,}7 \times 10^9/\mathrm{l})$. Alle anderen Laborergebnisse waren im Referenzbereich.

122 i. In der BAL wurden *Aelurostrongylus-abstrusus*-Larven in großer Zahl identifiziert. Lungenwürmer sind in endemischen Gebieten eine häufige Ursache für chronischen Husten und sollten differentialdiagnostisch bei Husten bei Katzen bedacht werden. Katzen infizieren sich mit *A. abstrusus* beim Fressen von Zwischenwirten (z. B. Schnecken) oder paratenischen Wirten (z. B. Nager, Amphibien, Vögel). Nach dem Schlüpfen wandern die Larven in Bronchien und Trachea, wo sie hochgehustet und abgeschluckt werden.

ii. Oft liegt eine Eosinophilie $(> 1{,}0 \times 10^9/\mathrm{l})$ vor. Auch in der BAL finden sich meist viele Eosinophile. Die L1-Larve (370 µm Länge) kann mittels Auswanderungsverfahren im Kot nachgewiesen werden. Die mikroskopische Diagnostik ist allerdings nicht vor der fünften oder sechsten Woche und auch nicht nach dem vierten Monat der Infestation möglich. Die L1-Larve (**122b**) kann auch im Auswurf vorhanden sein.

iii. Als Folge der chronischen Schädigung der Lunge können Bakterien- oder Pilzinfektionen den Krankheitsverlauf verkomplizieren. Deshalb sollte die Tracheal- oder Bronchialspülprobe auch bakteriologisch untersucht werden.

iv. Das Mittel der Wahl gegen Lungenwürmer ist Fenbendazol. Glukokortikoide können bei akuter Verschlechterung aufgrund von Antigenfreisetzung durch Tod von Larven in der Lunge gegeben werden. Inhalationen mit Salbutamol und Glukokortikoiden sind manchmal ebenfalls sinnvoll.

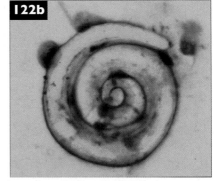

122b

123 Eine 3 Jahre alte weiblich-kastrierte Europäisch-Kurzhaar-Katze wurde wegen leichter Kopfschiefhaltung, gelegentlichen Fallens bei Drehungen und beim Kopfschütteln sowie einer Anisokorie vorgestellt. Sie war eine reine Wohnungskatze. Die neurologische Untersuchung ergab ein Horner-Syndrom am linken Auge, gekennzeichnet durch Miosis, Ptosis und Enophthalmus (123), war aber ansonsten unauffällig.
i. Wie ist die neuroanatomische Lokalisation der Läsion?
ii. Was sind die wahrscheinlichen Differentialdiagnosen?
iii. Welche diagnostischen Schritte sind sinnvoll?

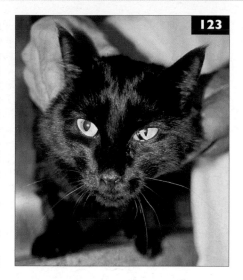

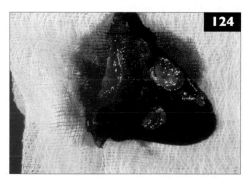

124 Eine 10 Jahre alte weiblich-kastrierte Siamkatze, die aus den USA (Nähe von Atlanta) stammte und vor 4 Wochen mit nach Deutschland gebracht worden war, wurde wegen eines veränderten Ohrs vorgestellt. Laut Besitzer hatte die Veränderung als kleine Läsion an der linken Ohrspitze begonnen. Diese hatte sich kontinuierlich vergrößert und war ulzeriert. Drei weitere ähnlich aussehende Läsionen von unterschiedlicher Größe hatten sich nachträglich an verschiedenen Stellen der Pinna (124) entwickelt. Die Katze schienen die Läsionen nicht zu stören; ihr Allgemeinbefinden war nicht beeinträchtigt. Abgesehen vom betroffenen Ohr waren die klinische und dermatologische Untersuchung unauffällig. Das andere Ohr sah völlig normal aus.
i. Welcher Krankheitsprozess könnte derartige Veränderungen hervorrufen, die nur ein Ohr betreffen?
ii. Wie kann eine definitive Diagnose gestellt werden?

137

123 i. Kopfschiefhaltung und Fallen sind Anzeichen eines Vestibularsyndroms. Dieses kann peripher oder zentral sein. In der neurologischen Untersuchung gab es keine Hinweise auf ein zentrales Vestibularsyndrom; daher lautet die anatomische Diagnose peripheres Vestibularsyndrom.
ii. Horner-Syndrom wird bei Katzen oft bei Erkrankungen des Mittelohrs beobachtet. Rhinitis und Pharyngitis können über die Eustachische Röhre zu Otitis media führen. Andere Ursachen für Mittel-/Innenohrerkrankungen sind nasopharyngeale Polypen (die in die Eustachische Röhre einwachsen), unsachgemäße Ohrreinigung und Neoplasien.
iii. Zur weiteren Aufarbeitung sollte die Paukenhöhle bildgebend untersucht werden, am besten mittels CT oder MRT. Sollten diese Techniken nicht zur Verfügung stehen, können auch Röntgenbilder gemacht werden. Bei dieser Katze ergab die otoskopische Untersuchung eine Otitis externa und ein nicht intaktes Trommelfell. Folglich wurden die Symptome vermutlich durch eine Erkrankung des Mittel- und Innenohrs hervorgerufen. Die Zytologie zeigte eine bakterielle Infektion. Die Katze wurde mit systemischer Antibiose behandelt. Bei der Kontrolluntersuchung 2 Wochen später hatten sich die klinischen Symptome deutlich gebessert.

124 i. Die Differentialdiagnosen für multiple, fleischige, ulzerierte Hautläsionen an den Akren sind: (1) Neoplasien, z. B. Plattenepithelkarzinom und Lymphom, (2) granulomatöse oder pyogranulomatöse Entzündungen, z. B. Kryptokokkose, Sporotrichose, Nokardiose, Mykobakteriose und Fremdkörperreaktion, (3) allergische oder traumatische Hautveränderung (unwahrscheinlich).
ii. Bei dieser Katze sprechen die Veränderungen für eine infektiöse oder neoplastische Ätiologie. Von den Hauttumoren, die oft die Subkutis am Ohr betreffen, ist ein Plattenepithelkarzinom eher unwahrscheinlich, da die Katze dunkel pigmentierte Ohren hatte, nur ein Ohr betroffen war und die Veränderungen eher fleischig als ulzeriert aussahen. Multiple, sich ausbreitende Läsionen sind typisch für eine Infektion. Für eine endgültige Diagnose ist eine Biopsie nötig, die zytologisch, mikrobiologisch, histologisch und evtl. mittels PCR untersucht werden sollte. Alternativ könnte ein Feinnadelaspirat einer repräsentativen Läsion zur zytologischen Untersuchung genommen werden. In diesem Fall zeigten Abklatschpräparate von der Schnittfläche einer Läsion eine pyogranulomatöse Entzündung (neutrophile Granulozyten und Makrophagen) und pleomorphe hefeähnliche Organismen mit ovaler und zigarrenförmiger Gestalt. Dies deutet auf Sporotrichose hin.

125 Bei Fall **125** handelt es sich um dieselbe Katze wie in Fall **124**. *Sporothrix schenkii* wurde auf Sabouraud-Dextrose-Agar isoliert und färbte sich in den histologischen Schnitten in der PAS-Färbung an (**125**).

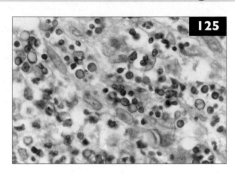

i. Wie hat die Katze sich infiziert?
ii. Welche Behandlungsmöglichkeiten gibt es?
iii. Muss immer chirurgisch vorgegangen werden?

126 Ein 5 Jahre alter kastrierter Europäisch-Kurzhaar-Kater wurde wegen Hämaturie und Pollakisurie seit 3 Tagen vorgestellt (**126a**). Er wurde ausschließlich in der Wohnung gehalten und war regelmäßig geimpft. Im Alter von 2 Jahren hatte er mehrere Harnwegsobstruktionen gehabt, und es war eine perineale Urethrostomie vorgenommen worden. Der Kater bekam eine ansäuernde Diät (Trockenfutter). Bei der Abdomenpalpation war die Blase klein, die Wand fühlte sich verdickt an. Röntgenaufnahmen des Abdomens zeigten röntgendichte Steine in der Harnblase (**126b**).

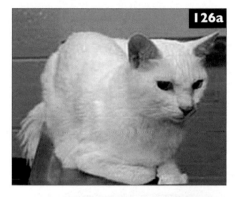

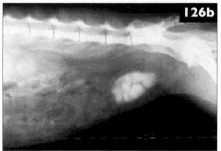

Urinuntersuchung	Ergebnisse
pH	8,0
Blut	++
Protein	++
Erythrozyten	zahlreich
Leukozyten	10–50 Zellen/ hpf
Zylinder	0
Plattenepithelien, Fett	zahlreich

Aufgrund der Urolithen, der Pyurie und der Hämaturie wurde Urin per Zystozentese zur bakteriologischen Untersuchung gewonnen. Dabei wurden *Proteus* spp. nachgewiesen.
i. Was sind die Probleme des Katers?
ii. Was sind die Differentialdiagnosen?

125 i. Sporotrichose entsteht durch die Inokulation von Organismen, die ubiquitär im Erdreich vorhanden sind, in die Haut oder Unterhaut des Patienten. Die Infektion kann sich dann lokal oder über das Lymphsystem ausbreiten. Sporotrichose kommt auch beim Menschen vor.

ii. Die Veränderung sollte zunächst chirurgisch entfernt und die Katze anschließend mit Itraconazol oder Fluconazol behandelt werden. Bei dieser Katze wurde die Pinna entfernt. Die Katze sollte anschließend für mindestens 4 Wochen mit Itraconazol oder Fluconazol behandelt werden, um das Risiko eines Rezidivs zu minimieren.

iii. Wenn die Besitzer einer Entfernung der Pinna nicht zugestimmt hätten, wäre es auch möglich gewesen, die Katze nur mit Itraconazol zu behandeln. Itraconazol hat eine gute Wirksamkeit gegen *S. schenkii*, und wahrscheinlich würde sich die Infektion mit einer langen Behandlung eliminieren lassen. Wenn jedoch nicht bald nach Beginn der Therapie eine Besserung eintritt, wird eine Amputation des Ohrs dringend empfohlen. Itraconazol kann hepatotoxisch sein, Ketoconazol ist aber gegen Sporotrichose weit weniger wirksam und wird deshalb nicht empfohlen. Die Besitzer sollten auch auf das zoonotische Potential von *S. schenkii* aufmerksam gemacht werden. Bei dieser Katze heilten die Veränderungen unter Therapie schön ab.

126 i. Die Vorstellungsgründe sind Hämaturie und Dysurie. In der Urinuntersuchung zeigen sich mikroskopische Hämaturie und Pyurie. Der Urin-pH ist alkalisch. Auf den Röntgenbildern sind röntgendichte Steine zu sehen. Die Urinkultur bestätigt das Vorliegen einer Harnwegsinfektion. Sowohl die Blasensteine als auch die Harnwegsinfektion können die vorliegenden Symptome verursachen.

ii. Der Kater hatte eine Harnwegsinfektion mit *Proteus* spp. *Proteus* spp. spalten Harnstoff und führen so zu einer Alkalisierung des Urins. Harnwegsinfektionen sind bei jungen Katzen, vor allem bei männlichen, ungewöhnlich. Eine perineale Urethrostomie prädisponiert allerdings für Harnwegsinfektionen. Bei einer Infektion mit Urease-produzierenden Bakterien kann der Urin trotz ansäuernder Diät alkalisch sein. Der alkalische Urin führt dazu, dass im Katzenurin vorhandenes Magnesium, Ammonium und Phosphat schlechter löslich sind, und sich Struvitsteine (Magnesium-Ammonium-Phosphat) bilden. Struvitsteine, die bei Infektionen und alkalischem Urin entstehen, sind typischerweise groß und röntgendicht, wie auch in diesem Fall. Struvitsteine, die sich in sterilem, saurem Harn bilden, sind dagegen meist klein und weniger röntgendicht, da in saurem Harn weniger Struvit ausfällt. Kalziumoxalatsteine sind ebenfalls röntgendicht. Sie entstehen eher in saurem Harn. Die einzige Möglichkeit zu bestätigen, dass es sich hier um Struvitsteine handelt, ist allerdings die Durchführung einer Steinanalyse.

127 Bei Fall **127** handelt es sich um denselben Kater wie in Fall **126**. Für die im Urin nachgewiesenen *Proteus* spp. wurde ein Antibiogramm angefertigt. Alle getesteten Antibiotika waren wirksam.
i. Wie ist der weitere diagnostische Plan?
ii. Welche Therapie ist angezeigt?

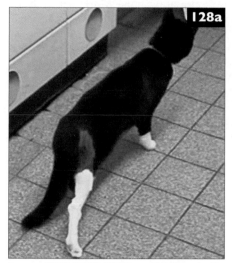

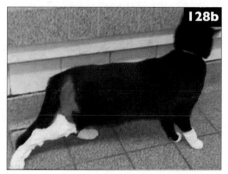

128 Eine 6 Jahre alte weiblich-kastrierte Europäisch-Kurzhaar-Katze wurde wegen einer seit 5 Tagen bestehenden Parese des rechten Hinterbeins überwiesen. Die Katze durfte nach draußen gehen und war aktuell geimpft (gegen FPV, FHV, FCV und Tollwut). Sie war vom Allgemeinbefinden her ungestört. Das betroffene Bein war nach kaudal ausgestreckt (**128a**). Der rechte Popliteallymphknoten war vergrößert. Im rechten Hinterbein war nur wenig willkürliche Bewegung vorhanden. Auffällige Befunde der neurologischen Untersuchung beschränkten sich auf dieses Bein, an dem die Haltungs- und Stellreaktionen und der Flexorreflex fehlten, während der Patellarreflex und der Tibialis-cranialis-Reflex normal waren. Die Zehen wurden jedoch intermittierend auch ohne Überköten aufgestellt (**128b**). Schmerzreize an den Zehen führten zu dem erfolglosen Versuch, das Bein anzuziehen.
i. Wie ist die neuroanatomische Lokalisation der Läsion?
ii. Welcher Infektionserreger könnte für die Symptome verantwortlich sein?
iii. Wie kann die Katze behandelt werden?

127 i. Es sollte ein Blutbild gemacht werden, um nach Anzeichen für eine systemische Entzündungsreaktion zu schauen. Da dies bei einer Infektion der unteren Harnwege ungewöhnlich ist, muss beim Vorliegen eines entzündlichen Blutbilds an eine Pyelonephritis gedacht werden. Ein Serum-Organprofil sollte eingeleitet werden, um die Nierenfunktion näher zu beurteilen. Es ist außerdem wichtig, nach einer Hyperkalzämie zu schauen, da dann die Wahrscheinlichkeit erhöht wäre, dass es sich bei den Harnsteinen um Kalziumoxalat-Steine handelt.

ii. Wegen der Harnwegsinfektion ist eine Antibiose notwendig. Mittel der Wahl ist Amoxicillin/Clavulansäure, da es hohe Konzentrationen im Urin erreicht und nur wenige Nebenwirkungen hat. Die Harnsteine entfernt man entweder mit einer Zystotomie, oder man geht davon aus, dass es sich um Struvitsteine handelt und versucht, sie mit Diät und Antibiotika aufzulösen. Struvitsteine können sich so innerhalb von 1-3 Monaten auflösen. Dabei ist wichtig, dass die Katze 4 Wochen über die röntgenologische Auflösung der Steine hinaus Antibiotika bekommt. Die Katze sollte nach Abschluss der Behandlung anfangs alle 1-2 Monate, nach 6 Monaten dann alle 3-6 Monate mittels Urinuntersuchung und Urinkultur auf Harnwegsinfektionen kontrolliert werden, um die Bildung neuer Urolithen zu verhindern.

128 i. Es lag eine hochgradige Monoparese des rechten Hinterbeins vor, und das Bein konnte auch mit Druck nicht gebeugt werden (128c). Die Haltungs- und Stellreaktionen waren vermindert, der Patellarreflex aber normal. Daher lag eine obere Motoneuron-Monoparese aufgrund einer ipsilateralen Läsion des Rückenmarks im Bereich T3-L3 oder eine hochgradige Muskelsteifheit (durch Kontraktur oder Fibrose) vor.

ii. Die wahrscheinlichste infektiöse Ursache ist lokalisierter Tetanus, verursacht durch *Clostridium tetani*. Dies wurde hier vermutet, da bei genauerer Untersuchung eine kleine Wunde an der Pfote entdeckt wurde. Ein Charakteristikum von Tetanus ist die gleichzeitige Kontraktion von Flexor- und Extensor-Muskeln, obwohl letztendlich aufgrund der größeren Kraft der Streckmuskulatur eine Extension des Beins vorliegt. Bei Katzen kommt sowohl generalisierter als auch lokalisierter Tetanus vor. Lokalisierter Tetanus beginnt mit Steifheit eines Muskels oder des Beins, welches am nächsten zur Wunde ist; er kann sich zu generalisiertem Tetanus ausweiten oder selbstlimitierend sein.

iii. Im vorliegenden Fall bestand die Behandlung aus chirurgischem Débridément der Wunde, Tetanus-Antitoxin-Gabe und Metronidazol. Tetanus-Antitoxin stammt vom Pferd, so dass bei der Injektion ein Anaphylaxierisiko besteht. Um dieses zu vermeiden, sollte 30 Minuten vorher eine kleine Testdosis subkutan gegeben werden. Alternative Antibiotika sind Penicillin G oder Clindamycin. Die Katze erholte sich innerhalb von 4 Wochen vollständig.

128c

129 Eine 5 Jahre alte weiblich-kastrierte Europäisch-Kurzhaar-Katze, die vor einer Woche aus Pisa, Italien mitgenommen worden war, wurde wegen kleiner disseminierter Hautknoten und einer krustigen Dermatitis um die Augen, am Kopf, Hals und an den Ohren vorgestellt (**129**). Die klinische Untersuchung offenbarte einen schlechten Ernährungszustand (BCS 2/5) und eine generalisierte Lymphadenopathie.

Blutbild/Serum-Biochemie	Ergebnisse
Hämatokrit	0,28 l/l
Retikulozyten	0 ‰
Gesamteiweiß	97 g/l
Albumin	22 g/l
Harnstoff	52 mmol/l
Kreatinin	245 µmol/l

i. Was sind die Probleme der Laboruntersuchung und die möglichen Rule-outs?
ii. Welches sind die nächsten diagnostischen Schritte?

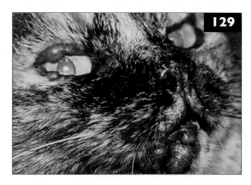

130 Bei Fall **130** handelt es sich um dieselbe Katze wie in Fall **129**. Der FeLV-/FIV-Test und *Toxoplasma-gondii*-Antikörper waren negativ. Es wurden Feinnadelaspirate von den Hautknoten, den Veränderungen an den Augenlidern und den Lymphknoten entnommen (**130**).

i. Was sind die wichtigsten zytologischen Befunde in diesem Lymphknotenaspirat?
ii. Welche anderen Untersuchungen könnten durchgeführt werden, wenn die Zytologie nicht diagnostisch wäre?
iii. Wie häufig tritt diese Erkrankung bei Katzen auf und wie ist die Prognose für die Katze?

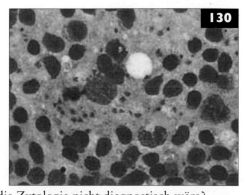

129 i. Die Katze hat eine Anämie, eine Azotämie und eine Hyperproteinämie mit Hypalbuminämie. Die Azotämie kann prärenal, renal oder postrenal sein. Bei adulten Katzen ist die häufigste Form von Anämie eine aregenerative Anämie aufgrund entzündlicher Erkrankungen. Erhöhtes Gesamtprotein ist meistens assoziiert mit chronischer Antigenstimulation und daraus resultierender Hypergammaglobulinämie. Ursachen hierfür sind chronisch-entzündliche Erkrankungen mit Hautbeteiligung, wie parasitäre Infektionen (z. B. Leishmaniose), Pilzinfektionen (z. B. Kryptokokkose), Algeninfektionen (z. B. Protothekose), Neoplasien (z. B. Mastzelltumor, Lymphom), systemische bakterielle Infektionen (z. B. Mykobakteriose) oder Autoimmunerkrankungen.

ii. Die weiteren Untersuchungen beinhalten Feinnadelaspirate der Hautläsionen und Lymphknoten sowie einen FeLV-/FIV-Test und evtl. den Nachweis von antinukleären Antikörpern (ANA) (bei der Katze weniger zuverlässig als beim Hund). Es sollten Hautbiopsien genommen und eine Knochenmarkspunktion gemacht werden, wenn die Feinnadelaspirate nicht diagnostisch sind.

130 i. In der Zytologie sind kleine Lymphozyten, einige Lymphoblasten und Makrophagen mit amastigoten Protoozoen zu sehen, welche einen runden basophilen Kern enthalten und aussehen wie Leishmanien.

ii. Wenn die Zytologie nicht diagnostisch wäre, könnten ein *Leishmania*-Antikörper-Nachweis, eine PCR aus Blut oder Knochenmark sowie histologische Untersuchungen der Veränderungen an Haut, Augenlidern und Lymphknoten gemacht werden.

iii. Leishmaniose bei Katzen ist selten, in letzter Zeit wurde aber ein Anstieg der Fälle feliner Leishmaniose in Spanien, Frankreich und Italien beobachtet. Katzen mit Leishmaniose zeigen eine geringgradige aregenerative Anämie, Thrombozytopenie und Hyperglobulinämie mit polyklonaler Hypergammaglobulinämie. Viele Katzen haben eine Glomerulonephritis mit Proteinurie. In allen bisher beschriebenen Fällen entwickelten die Katzen im Verlauf eine hochgradige Niereninsuffizienz mit starker Azotämie, egal ob mit oder ohne Behandlung gegen Leishmaniose. Daher ist die Prognose bei feliner Leishmaniose schlecht.

131 Bei Fall **131** handelt es sich um dieselbe Katze wie in Fall **129** und **130**. Der *Leishmania*-Antikörpertiter war 1:64 (mittlerer Titer). Knochenmarksaspirate und PCR waren positiv für Leishmaniose. Mittels molekularer Verfahren wurde der Erreger als *L. infantum* identifiziert. Histologische Untersuchungen der Hautveränderungen zeigten ein

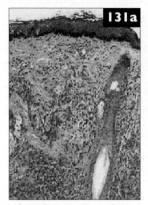 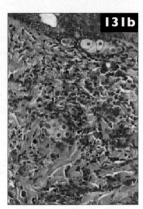

zelluläres Infiltrat aggregierter Makrophagen, Lymphozyten und einiger Plasmazellen. Zahlreiche amastigote Protozoen waren in den Makrophagen im subkutanen Gewebe in niedriger (**131a**) und starker (**131b**) Vergrößerung zu sehen.

i. Was sind die wesentlichen klinischen Merkmale dieser Erkrankung?
ii. Welche therapeutischen Möglichkeiten gibt es?

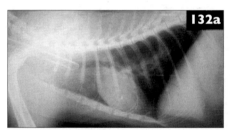 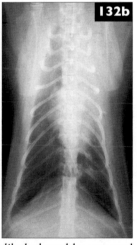

132 Eine 7 Monate alte weiblich-kastrierte Australische Schleierkatze wurde wegen einer 3-monatigen Vorgeschichte von Hustenanfällen vorgestellt. Während dieser Episoden kauerte sie sich zusammen, streckte den Hals, hustete wiederholt und atmete anschließend schnell und flach. Die Katze war gegen FPV, FHV, FCV und FeLV geimpft und war zuvor nie krank gewesen. Auffällige Befunde der klinischen Untersuchung waren eine erhöhte Körpertemperatur (39,3 °C), geringgradig vergrößerte Mandibularlymphknoten und ein pfeifendes Atemgeräusch bei der Auskultation. Durch leichten Druck auf die Trachea wurde ein schwerer Husten gefolgt von Atemnot ausgelöst. Blutbild und Serum-Biochemie waren unauffällig. Es wurden laterolaterale (**132a**) und ventrodorsale (**132b**) Röntgenbilder angefertigt.

i. Wie können die Röntgenbilder interpretiert werden?
ii. Welche diagnostischen Schritte sollten als nächstes eingeleitet werden?
iii. Wie sollte die Katze behandelt werden?

131 i. Die häufigsten dermatologischen Veränderungen sind krustige Ulzera, symmetrische Alopezie und kleine Knoten an Lippen, Nase, Augenlidern und den Ohrrändern. Lymphadenopathie ist ebenfalls beschrieben. Gewichtsverlust kann sekundär zu Glomerulonephritis auftreten.
ii. Ein Behandlungsschema für feline Leishmaniose ist bislang aufgrund der niedrigen Fallzahl nicht etabliert. Allopurinol scheint eine Therapiemöglichkeit zu sein. Einige Katzen wurden mit gewissem Erfolg mit Megluminantimonat kombiniert mit Ketoconazol behandelt.

132 i. Die Röntgenbilder zeigen eine diffuse broncholaveoläre Lungenzeichnung und einen konsolidierten linken kranialen Lungenlappen.
ii. Als nächstes sollten eine BAL oder ein Bronchialwash gemacht werden. In diesem Fall wurde eine BAL ohne endoskopische Kontrolle unter Vollnarkose durchgeführt. Gefärbte Ausstriche der Spülprobe zeigten viele neutrophile Granulozyten und wenige Eosinophile, Alveolarmakrophagen und Lymphozyten. Eine Probe der BAL wurde aerob und anaerob auf Schafsblutagar-Platten bebrütet. Nach 96 Stunden zeigte sich ein starkes Wachstum monomorpher Kolonien. In der Gramfärbung der Kolonien waren keine Bakterien sichtbar. Die Morphologie der Kolonien und das Fehlen von sichtbaren Bakterien in der Gramfärbung wurden als typisch für *Mycoplasma* spp. angesehen. Basierend auf diesen Befunden wurde eine Mykoplasmen-induzierte Bronchopneumonie diagnostiziert.
iii. Die Katze wurde mit Doxycyclin für 6 Wochen entlassen. Der Husten war nach einer Woche verschwunden, und der Allgemeinzustand der Katze hatte sich ebenfalls gebessert. Die Röntgenkontrolle nach 6-wöchiger Behandlung zeigte eine deutliche Verbesserung der laterolateralen (**132c**) und ventrodorsalen (**132d**) Aufnahmen. Für Mykoplasmen sind keine standardisierten Resistenztests vorhanden. Sie sind normalerweise sensibel gegenüber Makroliden, Azaliden, Lincosamiden, Tetracyclinen, Chloramphenicol und Fluorquinolonen.

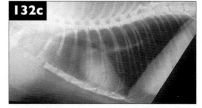

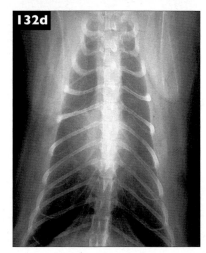

133 Ein 13 Wochen altes weiblich-
intaktes Europäisch-Kurzhaar-Kätzchen
wurde wegen akut aufgetretener
hochgradiger Atemnot vorgestellt. Seit 2
Wochen hustete es außerdem stark. Das
Kätzchen lebte in einer ländlichen
Gegend. Im Alter von 6 Wochen war es
vom Tierarzt über 7 Tage mit
Amoxicillin/Clavulansäure behandelt
worden, weil es Durchfall, Erbrechen
und eine erhöhte Körpertemperatur
(40,1 °C) gehabt hatte, worauf sich die
Symptome gebessert hatten. In der
klinischen Untersuchung zeigte das
Kätzchen eine hohe Atemfrequenz
(100/min) und eine erhöhte Körpertemperatur (39,7 °C). Es wurden
Röntgenaufnahmen des Thorax
gemacht (**133**).

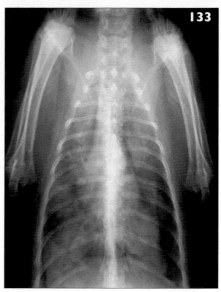

i. Welche Veränderungen sind auf dem Röntgenbild zu sehen?
ii. Wie können die Probleme des Kätzchens weiter aufgearbeitet werden?
iii. Was sind die Differentialdiagnosen?

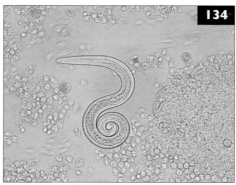

134 Bei Fall **134** handelt es sich um dieselbe Katze wie in Fall **133**. Es wurde eine
BAL durchgeführt und *Salmonella enterica* Serovar *typhimurium* aus der Spülprobe
isoliert. In der Zytologie wurde eine Struktur (**134**) gefunden.
i. Um was handelt es sich bei dieser Struktur?
ii. Wie ist vermutlich die Pathogenese der gleichzeitigen Salmonellose und der
parasitären Infektion bei diesem Katzenwelpen?

133 i. Es liegt ein beidseitiger Pneumothorax vor, der links stärker ausgeprägt ist. Alle Lungenlappen zeigen eine alveoläre Zeichnung, ungleichmäßig verteilte aufgehellte Herde und unregelmäßige Lungenränder.

ii. Es sollte eine Thoraxdrainage gelegt werden. Anschließend sollte eine BAL mit bakteriologischer und zytologischer Untersuchung der Probe durchgeführt werden. Alternativ könnte ein unter Ultraschallkontrolle gewonnenes Feinnadelaspirat eines konsolidierten Lungenlappens zytologisch untersucht werden. Der Welpe sollte außerdem auf FeLV und FIV getestet werden. Eine Kotprobe sollte mittels Sedimentation und Flotation zur Diagnose von Lungenwurmlarven oder -eiern untersucht werden.

iii. Zu den Differentialdiagnosen zählen parasitäre (z. B. *Aelurostrongylus abstrusus*), bakterielle (z. B. *Bordetella bronchiseptica*, *Mycoplasma* spp. oder sekundäre Keime), protozoäre (z. B. *Toxoplasma gondii*) oder mykotische (z. B. *Cryptococcus* spp., *Aspergillus* spp.) Pneumonien.

134 i. Bei der abgebildeten Struktur handelt es sich um die L1-Larve von *Aelurostrongylus abstrusus*. Die Larve besitzt ein charakteristisch S-förmiges Hinterende mit einem einzelnen Dorn. Adulte Lungenwürmer parasitieren in terminalen Bronchiolen, Alveolen und kleinen Ästen der Pulmonalarterie. Die Eier werden in den Alveolen abgelegt, die L1-Larven schlüpfen, werden in den Pharynx hochgehustet, abgeschluckt und 5-6 Wochen *post infectionem* mit dem Kot ausgeschieden. Die Weiterentwicklung zur infektiösen L3-Larve vollzieht sich in Zwischenwirten (z. B. Nackt- und Gehäuseschnecken). Katzen infizieren sich durch Aufnahme des Zwischenwirts oder anderer schneckenfressender Transportwirte, wie Vögel, Nager, Amphibien und Reptilien. Die L3-Larven gelangen innerhalb von 24 Stunden nach der Aufnahme aus dem Gastrointestinaltrakt über den Blut-Lymph-Weg in die Lunge.

ii. Salmonellen-Gastroenteritis ist charakterisiert durch hohes Fieber, reduziertes Allgemeinbefinden und Anorexie, gefolgt von Erbrechen, Bauchschmerz und Durchfall. Das Kätzchen hatte vorberichtlich Fieber, Erbrechen und Durchfall. Die Pneumonie entstand vermutlich durch die Wanderung der *A.-abstrusus*-Larven, welche während der Darmpassage mit Salmonellen kontaminiert wurden. Die Salmonellen-Bronchopneumonie könnte auch sekundär zu einer Bakteriämie während der akuten Gastroenteritis entstanden sein.

135 Eine 3 Jahre alte weiblich-kastrierte Europäisch-Kurzhaar-Katze wurde wegen akuter Hinterhandschwäche, Anorexie und Apathie seit 2 Tagen vorgestellt (135). In der klinischen Untersuchung war die Katze apathisch und hatte Fieber (Körpertemperatur 41,5 °C). Sie zeigte eine Ataxie in den Hintergliedmaßen, Hyperästhesie im Bereich der Wirbelsäule und eine Renomegalie. In der Blutuntersuchung betrug der Gesamtprotein-Gehalt 97,7 g/l, mit einer Albuminkonzentration von 27,7 g/l und einem Globulingehalt von 70,0 g/l (A:G-Verhältnis 0,39). Der Coronavirus-Antikörpertiter lag bei

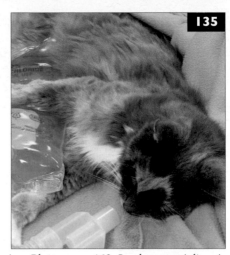

1:400. Die Liquoruntersuchung ergab eine Pleozytose (63 Leukozyten/µl) mit mononukleären Zellen und neutrophilen Granulozyten als vorherrschenden Zellarten sowie eine erhöhte Proteinkonzentration (1,5 g/l).

i. Was sind die Differentialdiagnosen?

ii. Welche Erkrankung ist vermutlich ursächlich für die Liquorveränderungen verantwortlich?

iii. Welche Therapiemöglichkeiten sollten mit dem Patientenbesitzer besprochen werden?

136 Eine 6 Monate alte weiblich-nicht kastrierte Europäisch-Kurzhaar-Katze wurde mit Husten und Tachypnoe vorgestellt, die sich in den letzten 24 Stunden entwickelt hatten. Die Katze lebte in einer Kolonie von 15 spezifisch pathogenfreien Katzen. Die Kolonie wurde von anderen Katzen isoliert gehalten, im selben Gebäude waren aber noch Schweine und Hunde untergebracht. Die Tiere waren nicht geimpft. In der klinischen Untersuchung zeigte die Katze eine erschwerte Inspiration und eine geduckte Haltung mit nach vorne gestrecktem Hals. Sie hatte Fieber (40,6 °C), Tachypnoe (52/min) und reduzierte Lungengeräusche über dem linken kranialen Lungenfeld. Später am Tag niesten 6 weitere Katzen, 2 davon hatten Fieber und eine

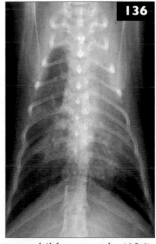

hustete; die anderen Katzen der Kolonie erschienen gesund. Von der vorgestellten Katze wurden Thorax-Röntgenbilder gemacht (136).

i. Was sind die Differentialdiagnosen?

ii. Wie ist der diagnostische Plan?

iii. Müssen Vorsichtsmaßnahmen getroffen werden, wenn diese Katze in der Klinik behandelt wird?

135 i. FIP, FeLV- oder FIV-Infektion, systemische Mykosen und Toxoplasmose können sich so präsentieren, ebenso Neoplasien im ZNS wie Lymphom. FIP-Meningitis und -Myelitis werden durch Immunkomplexvaskulitis und pyogranulomatöse Entzündung hervorgerufen.
ii. Liquorbefunde wie dieser werden häufig bei der neurologischen Form der FIP gesehen. Der Proteingehalt kann bis zu 2 g/l betragen, was zu einem zähflüssigen Liquor führt.
iii. Die Prognose bei Katzen mit FIP ist infaust. Therapieprotokolle zielen hauptsächlich auf die Unterdrückung der Immunreaktion mit Glukokortikoiden ab. Eine gleichzeitige Behandlung mit Pentoxifyllin (15 mg/kg p. o. 2 x tägl.) kann in Erwägung gezogen werden. Es verbessert möglicherweise die Durchblutung und Mikrozirkulation, reduziert die Adhäsion und Aktivierung von neutrophilen Granulozyten und wirkt als Radikalfänger. Diese Katze wurde euthanasiert, weil sich trotz Behandlungsversuch mit Glukokortikoiden keine Besserung zeigte. Die Diagnose FIP wurde in der Sektion bestätigt.

136 i. Die Röntgenbilder sprechen am ehesten für eine Bronchopneumonie. Obwohl die ungeimpften Katzen isoliert gehalten werden, könnte Pflegepersonal Krankheitserreger von außen eingeschleppt haben. Da die Katzen nicht geimpft sind, sind sie besonders anfällig für Viren wie FHV oder FCV. Virale Infektionen verursachen allerdings eher Erkrankungen der oberen Atemwege, obwohl sie (vor allem bei Welpen) auch Pneumonien hervorrufen können; zudem können bakterielle Sekundärinfektionen auftreten. Ein weiterer häufiger Grund für akute respiratorische Symptome bei Katzen ist *Bordetella bronchiseptica*. Auch wenn die Tatsache, dass mehrere Katzen betroffen sind, für eine infektiöse Ursache spricht, können bestimmte toxische Substanzen, insbesondere quartäre Ammoniumverbindungen, ebenfalls ähnliche Symptome hervorrufen.
ii. Der diagnostische Plan sollte zumindest ein Blutbild und Thoraxröntgenaufnahmen beinhalten. Rachentupfer können zum Nachweis von FHV und FCV mittels PCR genommen werden. Auch wenn davon ausgegangen wurde, dass die Katzenkolonie frei von Retrovirusinfektionen ist, ist eine wiederholte Testung auf FeLV und FIV angezeigt. Da es sich hier um eine junge Katze handelt, und die Symptome auf den Atemtrakt beschränkt sind, könnte zunächst auf ein Serum-Organprofil und eine Urinuntersuchung verzichtet werden.
iii. Weil diese Katze nicht geimpft ist, sollte sie in der Klinik getrennt untergebracht werden, damit sie sich nicht noch mit anderen Erregern ansteckt. Sie sollte mit Feliserin® passiv immunisiert werden.

137 Bei Fall **137** handelt es sich um dieselbe Katze wie in Fall **136**. Im Blutbild fand sich eine Neutrophilie (segmentkernige neutrophile Granulozyten 32,8 × 10⁹/l) mit Linksverschiebung (stabkernige neutrophile Granulozyten 2,4 × 10⁹/l). Der FeLV-/FIV-Test war negativ. Es wurden Rachentupfer zum Nachweis von FHV und FCV genommen. Aufgrund der klinischen und röntgenologischen Befunde wurde eine BAL zur zyto-

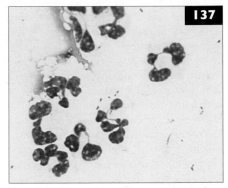

logischen Untersuchung (**137**) (Wright's-Giemsa-Färbung) und bakteriologischen Untersuchung durchgeführt.

i. Wie ist die BAL-Zytologie zu beurteilen?

ii. Was ist der entsprechende therapeutische Plan?

iii. Wie kann das Problem in der Katzenkolonie angegangen werden?

138 Ein 10 Monate alter unkastrierter Europäisch-Kurzhaar-Kater wurde wegen Tachypnoe und Dyspnoe vorgestellt, die 2 Tage zuvor akut aufgetreten waren. Der Kater hatte freien Zugang nach draußen. Die klinische Untersuchung war bis auf auskultatorisch gedämpfte Herztöne und Atemgeräusche

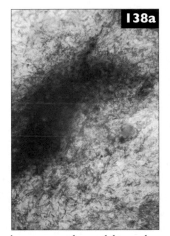
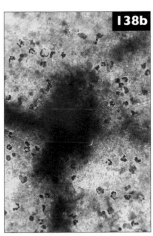

unauffällig. Es wurden dorsoventrale und laterolaterale Röntgenbilder gemacht, auf denen ein beidseitiger Thoraxerguss sichtbar war. In einer durchgeführten Thorakozentese wurde eine große Menge purulenter, stinkender Flüssigkeit abgezogen, die graue Schwefelgranula enthielt. Der Proteingehalt des Ergusses (57 g/l) und die Leukozytenzahl (63 × 10⁹/l) waren hoch. Ein Ausstrich wurde zytologisch bei niedriger (**138a**) und hoher (**138b**) Vergrößerung untersucht.

i. Welche Zellarten sind auf dem Ausstrich zu sehen?

ii. Wie lautet die Diagnose?

iii. Welche therapeutische Vorgehensweise wird empfohlen?

137 i. Die BAL-Zytologie zeigt hauptsächlich degenerierte neutrophile Granulozyten, viele mit intrazytoplasmatischen Stäbchen. Die Verdachtsdiagnose lautet daher Bronchopneumonie durch das gram-negative Stäbchenbakterium *Bordetella bronchiseptica*. Aus der BAL-Probe sollten aerobe und anaerobe Kulturen sowie Kulturen auf Spezialnährmedien für Bordetellen und Mykoplasmen eingeleitet werden. **ii.** In diesem Fall wurde eine Behandlung mit Pradofloxacin, intravenösen Infusionen und Sauerstoff eingeleitet. Innerhalb von 36 Stunden war die Katze nicht mehr tachypnoeisch und fraß gut. Sie kehrte am selben Tag zur Kolonie zurück. Die mikrobiologische Untersuchung ergab ein starkes Wachstum von *B. bronchiseptica*, welche resistent gegen Penicilline und Cephalosporine und sensibel gegenüber Fluoroquinolonen waren. Pradofloxacin wurde p. o. für insgesamt 3 Wochen weitergegeben. **iii.** In der darauffolgenden Woche hatten 12 weitere Katzen Anzeichen von Fieber, Niesen, Nasenausfluss oder Husten entwickelt. Es wurden Rachentupfer von der gesamten Kolonie genommen; alle waren positiv für *B. bronchiseptica*. Alle Katzen wurden daraufhin mit Pradofloxacin für 3 Wochen behandelt. Die anderen Katzen im Gebäude sowie die Hunde und Schweine waren negativ für *B. bronchiseptica*. Die Quelle für den Ausbruch konnte nicht ermittelt werden.

138 i. Die zytologische Untersuchung zeigt degenerierte neutrophile Granulozyten, Lymphozyten, Makrophagen und einige Eosinophile. Es sind außerdem einzelne extrazelluläre Bakterien zu sehen. Des Weiteren sind sich verzweigende, fadenförmige perlschnurartige Bakterien zu sehen, die in der hohen Vergrößerung in dichten Aggregaten liegen. Sie waren in der Gramfärbung positiv. **ii.** Die zytologischen Befunde in Verbindung mit den Schwefelgranula sprechen für einen Pyothorax verursacht durch *Actinomyces* spp. oder *Nocardia* spp. Färbungen auf säurefeste Keime können bei der Differenzierung von Nokardien (säurefest) und Aktinomyzeten (nicht säurefest) helfen. In diesem Fall wurden *Actinomyces* spp. in der Kultur identifiziert. **iii.** Es sollte unter Vollnarkose beidseits eine Thoraxdrainage gelegt werden; die Katheter werden mit nicht absorbierbarem Nahtmaterial an der Haut befestigt. Der Thoraxerguss sollte durch ein kontinuierliches Saugsystem oder intermittierend abgezogen werden. Es kann zusätzlich alle 12 bis 24 Stunden eine Thoraxspülung mit 40 ml warmer Kochsalzlösung durchgeführt werden. Eine antibiotische Therapie sollte bereits vor dem Vorliegen der Ergebnisse von Kultur und Antibiogramm begonnen werden. Dieser Kater bekam eine Thoraxdrainage und eine Antibiose. Nach einer Woche wurde die Behandlung auf Wunsch der Besitzer abgebrochen und der Kater euthanasiert.

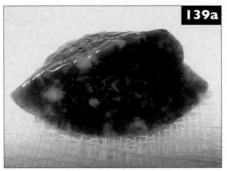

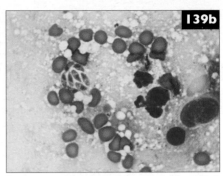

139 Eine 14 Monate alte, weiblich-nicht kastrierte Abessinierkatze wurde mit 3 ihrer Welpen 9 Tage nach der Geburt vorgestellt. Die 6 Welpen des Wurfes hatten gleich nach der Geburt begonnen zu saugen und waren laut Besitzerin gesund gewesen. Sie hatten dann allerdings aufgehört zu saugen und wurden dehydriert, ikterisch und dyspnoeisch. Drei Welpen starben zwischen Tag 5 und 8 nach der Geburt; es wurde eine Sektion durchgeführt. Die stärksten Veränderungen waren in der Leber zu finden (139a). Es wurde ein Abklatschpräparat von Lebergewebe zytologisch untersucht (139b) (modifizierte Wright's-Giemsa-Färbung). Neun Tage nach der Geburt wurden die 3 verbliebenen Welpen untersucht und zeigten ähnliche Symptome.
i. Was sind die Differentialdiagnosen für das Problem in diesem Wurf?
ii. Welche weiteren Untersuchungen sollten bei den überlebenden Welpen durchgeführt werden?
iii. Was sind die Befunde am Lebergewebe und im zytologischen Präparat?

140 Ein 4 Jahre alter kastrierter Europäisch-Kurzhaar-Kater wurde wegen Inappetenz vorgestellt, die während der letzten 3 Wochen zugenommen hatte (140). Der Kater wurde zusammen mit zwei anderen Katzen, welche gesund erschienen, ausschließlich in der Wohnung gehalten. In der klinischen Untersuchung fielen ein verfilztes Fell, leichtes Untergewicht (BCS 4/9) und eine leicht erhöhte Körper-

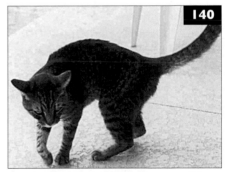

temperatur (39,3 °C) auf. Die Abdomenpalpation ergab geringgradig vergrößerte Nieren. Es wurden ein Blutbild, ein Serum-Organprofil und eine Urinuntersuchung durchgeführt. Dort fielen eine Panzytopenie, eine Azotämie, eine Hyperglobulinämie und eine geringgradig erhöhte ALT-Aktivität auf.
i. Worauf deuten die Laborveränderungen hin?
ii. Welche weiteren diagnostischen Schritte sind angezeigt?

139 i. Die Erkrankung der Welpen kann infektiöse und nicht-infektiöse Ursachen haben. Zu den nicht-infektiösen Ursachen zählen niedriges Geburtsgewicht, zu früh geborene Welpen, angeborene Erkrankungen, Mangelernährung, Hypoxie/Anoxie während der Geburt, Hypothermie, Vernachlässigung durch die Mutter und neonatale Isoerythrolyse (falls Kätzin Blutgruppe B, Kater Blutgruppe A). Zu den infektiösen Ursachen zählen FeLV-Infektion, FIP, aufsteigende bakterielle Nabelentzündungen (Omphalophlebitis), Sepsis und neonatale Toxoplasmose. Bei diesen Welpen sind die wahrscheinlichsten Differentialdiagnosen neonatale Isoerythrolyse, neonatale Toxoplasmose, bakterielle Infektion oder FIP, da diese zu Ikterus führen können.

ii. Von den Welpen und der Mutter sollten sofort die Blutgruppe bestimmt und ein FeLV-Test gemacht werden. Der Hämatokrit der Welpen sollte gemessen werden, um prähepatischen von hepatischem oder posthepatischem Ikterus zu unterscheiden. Welpen mit neonataler Isoerythrolyse haben normalerweise dunklen, rot-braunen Urin, und es kann eine Schwanzspitzennekrose durch Kälteagglutination oder Thrombose vorliegen. Thoraxröntgenbilder sind sinnvoll, um die Dyspnoe näher einzugrenzen. Antikörper gegen *Toxoplasma gondii* sollten bestimmt werden. Bei neonataler Toxoplasmose sind die Leberenzymaktivitäten meist erhöht. Eine Zytologie von Feinnadelaspiraten der Leber kann zum Nachweis von bakterieller oder protozoärer Hepatitis nützlich sein.

iii. Das Aussehen der Leber ist typisch für Welpen, die transplazentar mit *T. gondii* infiziert wurden. Die zahlreichen weißen Herde stammen von Nekrosen, die durch die Tachyzoiten verursacht wurden. Im zytologischen Präparat ist ein Haufen von 8 extrazellulären, bananenförmigen Tachyzoiten zwischen den Erythrozyten zu sehen. Die Welpen litten an neonataler Toxoplasmose.

140 i. Die Laborveränderungen deuten darauf hin, dass mehrere Organe involviert sind. Zusammen mit dem Fieber weisen sie auf eine (infektiös oder nicht-infektiös) entzündliche oder eine neoplastische Ursache (z. B. Lymphom) hin.

ii. Röntgenbilder von Thorax und Abdomen, Abdomenultraschall mit Feinnadelaspiration von Leber, Niere und jeglichen veränderten Bereichen sowie eine Knochenmarkspunktion sind angezeigt. Ebenso sollte ein FeLV-/FIV-Test durchgeführt werden.

141 Bei Fall **141** handelt es sich um denselben Kater wie in Fall **140**. Die bildgebende Diagnostik ergab eine geringgradige diffuse interstitielle Lungenzeichnung und eine geringgradige Vergrößerung von Nieren, Leber, Milz und mesenterialen Lymphknoten. Unter Ultraschallkontrolle wurden Feinnadelaspirate von den veränderten Organen entnommen. Außerdem wurde

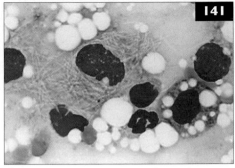

Knochenmark zur zytologischen Untersuchung gewonnen. Die Zytologie der Niere (**141**) (Wright's-Giemsa-Färbung) ergab ähnliche Befunde wie die zytologische Untersuchung der anderen Organe.

i. Wie ist die Nierenzytologie zu beurteilen?
ii. Welche weiteren diagnostischen Schritte sind angezeigt?
iii. Was für eine Behandlung sollte begonnen werden?
iv. Besteht ein Gesundheitsrisiko für Menschen?

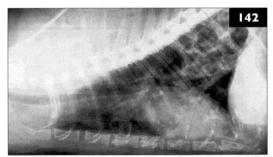

142 Ein 7 Jahre alter kastrierter Siamkater wurde wegen intermittierenden Hustens vorgestellt, welcher seit 6 Monaten bestand. Laut Besitzerin war der Kater ansonsten bei guter Gesundheit und verhielt sich zu Hause völlig normal. Der Kater war ein Freiläufer. Er war mit seinen Besitzern weit gereist, auch nach Südamerika. In der klinischen Untersuchung lag die Atemfrequenz bei 48/min, und bei Aufregung war ein pfeifendes Atemgeräusch zu hören. Es wurden Thorax-Röntgenaufnahmen gemacht (**142**).

i. Wie können die röntgenologischen Befunde beschrieben werden?
ii. Was sind die Differentialdiagnosen für diese Veränderungen?
iii. Welche weiteren Untersuchungen sollten durchgeführt werden, um eine definitive Diagnose zu stellen?

141 i. Im Feinnadelaspirat der Niere sind Makrophagen mit zahlreichen intrazellulären, sich nicht anfärbenden filamentösen Bakterien zu sehen. Ein ähnliches Bild zeigte sich in Leber, Milz, Lymphknoten und Knochenmark. Dies ist stark hinweisend für disseminierte Mykobakteriose.

ii. Zur Bestätigung der Diagnose „Mykobakteriose" sollte eine Färbung auf säurefeste Erreger gemacht werden, und zusätzlich eine Probe zur Anzüchtung inklusive Antibiogramm weggeschickt werden. Bei disseminierter Mykobakteriose liegt meistens eine geschwächte Immunabwehr zugrunde. Daher sollten ein FeLV-/FIV-Test, eine Bestimmung der Lymphozyten-Subpopulationen und der Serum-Immunglobulin-konzentrationen sowie ein Phagozyten-Funktionstest durchgeführt werden. In diesem Fall ergab die Durchflusszytometrie eine hochgradige Reduktion des Anteils der CD4+-Lymphozyten, was auf eine Schwächung der zellulären Immunantwort schließen lässt. In der Kultur wurde *Mycobacterium xenopi* im Knochenmark nachgewiesen. Es handelt sich dabei um einen saprophytischen opportunistischen Erreger, der selten zu disseminierter Mykobakteriose führt.

iii. Zur initialen Behandlung gehören intravenöse Infusionen zum Flüssigkeitsausgleich und zur Anregung der Diurese. Die Behandlung der disseminierten Mykobakteriose macht bei abwehrgeschwächten Patienten eine Langzeitgabe mehrerer Antibiotika (gegebenenfalls lebenslang) erforderlich. In diesem Fall wurde die Behandlung bis zum Vorliegen des Antibiogramms mit Clarithromycin, Pradofloxacin und Clofazimin begonnen. Das Antibiogramm ergab, dass der Erreger gegenüber diesen Wirkstoffen sensibel war. Der Kater wurde über ein Jahr mit diesen Antibiotika behandelt. Er war 4 Jahre nach der Diagnosestellung noch am Leben.

iv. Da saprophytische opportunistische Mykobakterien im Erdboden und im Wasser weit verbreitet sind und nicht leicht übertragbar sind, werden infizierte Tiere nicht als Risiko für den Menschen angesehen.

142 i. Die auffälligsten röntgenologischen Befunde sind unregelmäßig verteilte interstitielle Infiltrate.

ii. Diese unspezifischen Veränderungen sprechen für eine Entzündung (z. B. Hypersensitivität, Asthma). Wenn noduläre Veränderungen überwiegen, kommen auch chronische Lungenwurminfektion, Pilzgranulome oder Neoplasie infrage. Lungenödem aufgrund von Herzinsuffizienz wird als weniger wahrscheinlich angesehen, weil die Herzsilhouette und die Blutgefäße normal groß sind.

iii. Es sollte eine Kotuntersuchung zum Nachweis von Lungenwurmeiern oder –larven und Lungenegeleiern durchgeführt werden. Wenn sie negativ ist, sollte eine Trachealspülung oder eine BAL zur zytologischen Untersuchung gemacht werden. In diesem Fall sprach in der BAL ein gemischtes Entzündungsbild mit hauptsächlich neutrophilen und eosinophilen Granulozyten für eine allergische oder parasitäre Erkrankung. Seltener sind Neoplasien oder Pilzinfektionen mit einer erhöhten Zahl an Eosinophilen verbunden.

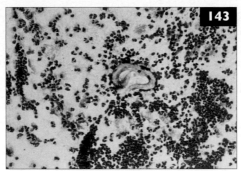

143 Bei Fall **143** handelt es sich um denselben Kater wie in Fall **142**. In der Trachealspülung wurde ein Parasit gefunden (**143**).
i. Um was für einen Parasiten handelt es sich?
ii. Wie infizieren sich Katzen mit diesen Parasiten?
iii. Welche Behandlung wird empfohlen?

144 Ein 7 Jahre alter kastrierter Europäisch-Kurzhaar-Kater wurde wegen Steifheit vorgestellt, die sich langsam entwickelt hatte. Der Kater war ein Freiläufer. Er war ansonsten gesund. Vor einer Woche war nur das linke Bein betroffen gewesen. Es waren keine Schmerzen erkennbar gewesen, und der Kater hatte das Bein auf einen Schmerzreiz hin nicht zurückgezogen. Röntgenaufnahmen der Gliedmaße waren unauffällig. Der Tierarzt hatte empfohlen, den Kater zu Hause zu beobachten. Jetzt war jedoch auch das andere Vorderbein betroffen, und der Gesichtsausdruck war verändert. Die Ohren waren aufgestellt, die Lippen zurückgezogen, die Stirn war in Falten gelegt, die Kieferspannung erhöht, und der Kater speichelte.
i. Welches infektiöse Agens ist aufgrund der Symptome naheliegend?
ii. Wie wird die Diagnose gestellt?
iii. Welche Behandlung wird empfohlen, und wie ist die Prognose?

143 i. Es handelt sich um den Lungenwurm *Aelurostrongylus abstrusus*.
ii. Die Katze ist Endwirt für drei verschiedene Arten von Lungenparasiten: (1) *A.-abstrusus*-Infektionen verlaufen oft subklinisch und selbstlimitierend. Zwischenwirte sind Gehäuse- oder Nacktschnecken. Die Eier werden in den Alveolen abgelegt, wo die Larven schlüpfen. Diese werden hochgehustet, abgeschluckt und mit dem Kot ausgeschieden. Die Larven können am besten mit dem Auswanderungsverfahren nach Baermann nachgewiesen werden. Da die Eier intermittierend ausgeschieden werden, sollten mehrere Kotproben untersucht werden. (2) *Paragonimus kellicotti* ist ein Lungenegel mit zwei obligaten Zwischenwirten: Wasserschnecken und Flusskrebse. Unreife Egel bilden Zysten in der Lunge, so dass Katzen mit *P.-kellicotti*-Befall schwere Dyspnoe oder, häufiger, chronischen Husten zeigen. Das Sedimentationsverfahren eignet sich zum Nachweis von Lungenegeleiern im Kot am besten. (3) *Eucoleus aerophila* (früher *Capillaria aerophila*) hat einen direkten Entwicklungszyklus; Regenwürmer und Nagetiere können aber eine Quelle für infektiöse Parasiteneier darstellen. Die weißen, fadenförmigen Würmer leben in der Trachea und den Bronchien. Obwohl die Infektionen meist asymptomatisch verlaufen, kann ein persistierender trockener Husten auftreten, der bei Druck auf die Trachea ausgelöst werden kann. Röntgenveränderungen treten wegen der Lokalisation seltener auf als bei den anderen beiden Parasiten.
iii. Die empfohlene Behandlung gegen Lungenwürmer ist Fenbendazol (50 mg/kg p. o. 1 x tägl. über 12-20 Tage).

144 i. Die klinischen Symptome sprechen für Tetanus, verursacht durch das grampositive Bakterium *Clostridium tetani*.
ii. Katzen mit Tetanus haben nicht immer eine sichtbare Wunde. Ein erhöhter Muskeltonus und ein veränderter Gesichtsausdruck sind charakteristisch für Tetanus. Abgesehen von erhöhten Muskelenzymaktivitäten (z. B. CK, AST) aufgrund von Muskelspasmen und wundbedingter Leukozytose sind im Blutbild, in der Serum-Biochemie und der Urinuntersuchung keine Veränderungen zu finden. Das Vorhandensein von Antikörpern gegen Tetanustoxin im Blut (im Vergleich zu einem Kontrolltier) stützt die Diagnose. Muskelbiopsien sind bis auf Anzeichen für Muskeltrauma unauffällig.
iii. Da Katzen relativ resistent gegen *C. tetani* sind, entwickeln sie in der Regel nur lokalisierten Tetanus, so dass auf die Gabe von Antitoxin verzichtet werden kann. Neben der Gabe von Antibiotika (z. B. Penicillin G), können Sedativa hilfreich zur Reduzierung von Spasmen sein. Kombinationen von Chlorpromazin und Phenobarbital können hierfür verwendet werden; alternativ können Diazepam oder Midazolam Muskelspasmen und erhöhte Erregbarkeit reduzieren. Bei den meisten Katzen ist die Erkrankung reversibel. Katzen mit lokalisiertem Tetanus haben eine günstigere Prognose als solche mit schnell fortschreitender generalisierter Erkrankung.

145 Ein jung-adulter unkastrierter Europäisch-Kurzhaar-Kater, der kürzlich vom Besitzer aufgenommen worden war, wurde wegen Hustens und Dyspnoe vorgestellt. Seit er 3 Wochen zuvor streunend gefunden worden war, hatte er einen reduzierten Appetit und hatte nicht zugenommen. In der klinischen Untersuchung war der Kater leicht dyspnoeisch mit inspiratorischen und

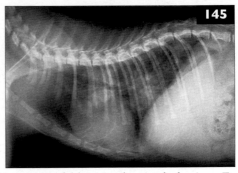

exspiratorischen Geräuschen über allen Lungenfeldern in der Auskultation. Es wurde kein Nasenausfluss oder Niesen bemerkt. Die Körpertemperatur war normal. Es wurde ein Blutbild gemacht, welches eine mittelgradige Eosinophilie zeigte, und es wurden Thoraxröntgenbilder angefertigt (145).
i. Welches ist die wahrscheinlichste Erklärung für die klinischen, hämatologischen und röntgenologischen Veränderungen bei diesem Kater?
ii. Welche weiteren Untersuchungen sind zu empfehlen?
iii. Wie sollte der Kater behandelt werden?
iv. Wie hoch ist das Übertragungsrisiko für andere im Haushalt lebende Tiere?

146 Eine 9 Monate alte weiblich-kastrierte Langhaarkatze (146) wurde zu einem Beratungstermin vorgestellt. Die Katze lebte als Einzelkatze in einer ländlichen Gegend und wohnte im Haus mit Freilauf. Sie war gesund und hatte ihre erste Reihe an Impfungen erhalten (FPV, FHV, FCV, FeLV und Tollwut). Die Besitzerin hatte 2 Wochen zuvor eine Nierentransplantation bekommen und wurde nun hochdosiert immun-suppressiv behandelt. Sie kam mit ihrer Katze, um sie auf mögliche zoonotische

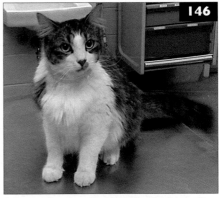

Infektionen (z. B. Toxoplasmose) testen zu lassen, die eine Gefahr für sie darstellen könnten. Die klinische Untersuchung der Katze war unauffällig; es wurde allerdings etwas Flohkot im Fell gefunden. Die Katze hatte einen *Toxoplasma-gondii*-IgG-Antikörpertiter von 1:1024 (hoher Titer) und einen IgM-Antikörpertiter von 1:512 (mittlerer Titer).
i. Wie ist der *T.-gondii*-Antikörpertiter zu interpretieren?
ii. Stellt die Katze aufgrund der *T.-gondii*-Antikörper ein Risiko für ihre immunsupprimierte Besitzerin dar?
iii. Auf welche weiteren Infektionskrankheiten sollten noch getestet werden?

145 i. Der Kater könnte eine Lungenwurminfektion haben. Der häufigste Lungenwurm der Katze ist *Aelurostrongylus abstrusus*, der bei bis zu 39 % der streunenden Katzen nachgewiesen werden kann. Die adulten Würmer leben in den Alveolen und Bronchiolen und verursachen eine Bronchopneumonie. Klinische Symptome entstehen bei einer hohen Wurmlast. Viele Katzen mit leichtem Befall zeigen keine Symptome. Im Thoraxröntgen sind typischerweise, wie auch in diesem Fall, eine bronchointerstitielle Zeichnung und fleckige alveoläre Infiltrate zu sehen. Viele Katzen haben eine Eosinophilie. Differentialdiagnostisch kommt vor allem Asthma infrage.

ii. Eine Kotuntersuchung sollte mittels Auswanderungsverfahren (nach Baermann) zum Nachweis von *A.-abstrusus*-Eiern durchgeführt werden. Die Larven können auch in einer BAL-Probe nachgewiesen werden. Diese sollte gemacht werden, wenn das Auswanderungsverfahren bei einer Katze mit starkem Verdacht negativ ist. Der Kater sollte auch auf FeLV und FIV getestet werden.

iii. Bei Katzen mit geringgradigem Befall verläuft die Erkrankung normalerweise selbstlimitierend. Sind klinische Symptome vorhanden, wie in diesem Fall, sollte die Katze mit Fenbendazol behandelt werden.

iv. Katzen können sich infizieren, wenn sie den Zwischenwirt (Schnecke) direkt aufnehmen oder wenn sie Tiere fressen, die sich davon ernähren. Deshalb ist eine direkte Ansteckung von anderen Haustieren nicht möglich.

146 i. Wie der IgG-Titer zeigt, hat sich die Katze vor längerer Zeit (mindestens 3 Wochen) mit *Toxoplasma gondii* infiziert (da IgG-Antikörper frühestens nach 3 Wochen hoch sind). Dies hat zu einer latenten Infektion geführt, die später reaktiviert werden kann, in der Regel durch Immunsuppression. Nur neu infizierte Katzen scheiden *T. gondii* etwa 10 Tage lang mit dem Kot aus (nur einmalig in ihrem Leben). Daher stellt eine gesunde Katze, die IgG-Antikörper gegen *T. gondii* besitzt, kein Risiko für den Besitzer dar und wird auch nie eines darstellen.

ii. Angesichts dieser Tatsache ist klar, dass diese Katze kein Risiko für ihre immunsupprimierte Besitzerin darstellt. Epidemiologische Studien zeigen, dass der Genuss von rohem oder unzureichend gekochtem Fleisch (in dem *T.-gondii*-Zysten überleben können) eine viel größere Rolle bei menschlichen Infektionen spielt als Kontakt zu Katzen.

iii. Weil die Katze Flöhe hat, sollte ein Bartonellen-Nachweis eingeleitet werden.

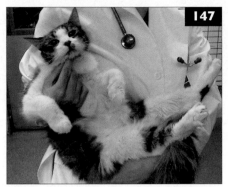

147 Bei Fall **147** handelt es sich um dieselbe Katze wie in Fall **146** (**147**). Es wurden Antikörpernachweise für *Bartonella henselae* und *B. clarridgeiae* durchgeführt; die Katze hatte einen *B.-henselae*-Titer von 1:1024 (hoher Titer).

i. Wie sollte der positive *B.-henselae*-Nachweis interpretiert werden?
ii. Welche Erkrankungen können durch *B. henselae* und *B. clarridgeiae* bei Menschen und bei Katzen ausgelöst werden?
iii. Wie werden Bartonellen übertragen?
iv. Sollte die Infektion bei dieser Katze behandelt werden?

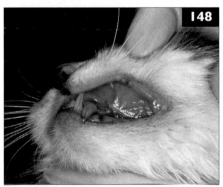

148 Ein 5 Monate alter kastrierter Europäisch-Kurzhaar-Kater wurde mit Aszites, Ikterus (**148**) und Fieber vorgestellt. Der Kater stammte aus einem Tierheim, in dem zu der Zeit 127 Katzen lebten. Die Katzen wurden in Gruppen von 10-20 Tieren gehalten. Der Kater war in einem sehr schlechten Zustand und wurde euthanasiert. Die pathologische Untersuchung ergab die Diagnose FIP.

i. Wie lautet die Empfehlung bei einer FIP-Problematik in Tierheimen?
ii. Ist eine FIP-Impfung in dieser Situation nützlich?
iii. Unter welchen Umständen kann eine Impfung empfohlen werden?

147 i. Die Katze hat Antikörper gegen *B. henselae*; dies spricht für eine *B.-henselae-*Infektion. Da die Katze infiziert ist, besteht ein Zoonoserisiko für die immunsupprimierte Besitzerin.

ii. Sowohl *B. henselae* als auch *B. clarridgeiae* können beim Menschen zur Katzenkratzkrankheit (cat scratch disease), einer relativ harmlosen Erkrankung, führen. Immunsupprimierte Personen können aber nach einer Infektion mit Bartonellen schwerwiegend erkranken, z. B. an Peliosis hepatis, bazillärer Angiomatose, Endokarditis, Neuroretinitis und dem okuloglandulären Syndrom. Die meisten natürlich infizierten Katzen zeigen keine Symptome.

iii. Die Übertragung von Katze zu Katze erfolgt normalerweise durch Flöhe. Die Bartonellen befinden sich in den Erythrozyten (ohne zu einer Anämie zu führen). Flöhe nehmen diese beim Saugakt auf und übertragen sie so auf andere Katzen. Flöhe verdauen das Bartonellen enthaltende Blut, so dass die lebenden Bakterien sich dann im Flohkot befinden. Beim Kratzen gelangt der Flohkot unter die Krallen der Katze. Wenn sie dann einen Menschen kratzt und die Haut dabei verletzt, werden die Bartonellen in die Haut inokuliert. Eine Bakteriämie ist bei Katzen unter einem Jahr viel wahrscheinlicher als bei älteren Katzen, so dass junge Katzen die Infektion häufiger übertragen.

iv. Da die Katze jung ist, Flöhe hat und die Besitzerin stark immunsupprimiert ist, sollte die Katze über 3 Wochen mit Doxycyclin behandelt werden. Doxycyclin wird die Infektion nicht eliminieren, aber die Bakterienlast signifikant reduzieren. Besonders wichtig ist, dass eine gute Flohkontrolle durchgeführt wird und dass die Katze im Haus gehalten wird, um sich nicht erneut Flöhe zu holen.

148 i. Eine Eliminierung von FCoV und damit die Verhinderung der Entstehung von FIP ist unter Tierheimbedingungen so gut wie unmöglich, außer die Katzen würden streng getrennt in einzelnen Käfigen gehalten und nur unter maximalen Schutzmaßnahmen (wie in Isolierstationen) angefasst. Die Isolierung ist oft nicht effektiv, da FCoV leicht an Kleidung, Schuhen und Spielzeug umhertransportiert wird. Besitzer, die Katzen aus Tierheimen nehmen, müssen verstehen, dass FCoV in Haltungen mit mehreren Katzen unvermeidbar sind und dass FIP als Folge von endemischen FCoV unvermeidlich ist.

ii. Die Wirksamkeit der FIP-Impfung wird kontrovers diskutiert. Impfungen in einer Umgebung, in der FCoV endemisch ist, so wie in Tierheimen oder in Haushalten mit bekannten FIP-Fällen, sind nicht wirksam.

iii. Die Impfung kann unter Umständen einen gewissen Nutzen bei Katzen haben, die Kontakt mit FCoV hatten. Daher kann ein Antikörpernachweis vor der Impfung sinnvoll sein. Zumindest ist die Impfung sicher und führt nicht zu einer antikörperabhängigen Verstärkung von FIP.

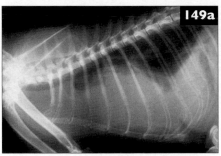
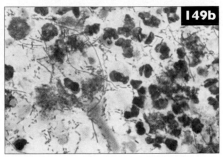

149 Ein 5 Jahre alter kastrierter Europäisch-Kurzhaar-Kater wurde wegen einer 7-tägigen Vorgeschichte von Anorexie, Dyspnoe und Apathie vorgestellt. In der klinischen Untersuchung zeigte der Kater eine deutliche inspiratorische Dyspnoe, eine erhöhte Atemfrequenz (60/min) und eine erhöhte Körpertemperatur (39,7 °C). Die Herztöne waren gedämpft. Es wurden Thorax-Röntgenaufnahmen gemacht (**149a**), und der Thoraxerguss wurde punktiert (**149b**) (modifizierte Wright's-Giemsa-Färbung).

i. Wie ist das Röntgenbild zu interpretieren und was sind die drei wahrscheinlichsten Differentialdiagnosen für den Thoraxerguss?

ii. Was zeigt die Zytologie des Thoraxpunktats, und ist es typisch für diese Erkrankung?

iii. Wie ist die Pathogenese dieser Erkrankung bei der Katze?

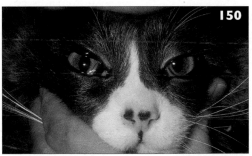

150 Ein 5 Jahre alter kastrierter Europäisch-Kurzhaar-Kater wurde wegen Apathie seit 2 Tagen vorgestellt. Der Kater hatte Zugang nach draußen und war aktuell geimpft. In der klinischen Untersuchung fielen blasse Schleimhäute, eine Tachykardie (220/min) und Blutungen in beiden Skleren (**150**) auf.

i. Was ist das auffälligste Problem und welche Rule-outs gibt es hierfür?

ii. Wie ist der diagnostische Plan?

149 i. Es befindet sich eine große Menge Erguss im Thorax, der die Trachea nach dorsal und die Bifurcatio tracheae nach kaudal verdrängt. Anhand des laterolateralen Bilds kann eine Masse im kranialen Mediastinum nicht ausgeschlossen werden. Pyothorax, FIP oder ein kraniales mediastinales Lymphom sind die wahrscheinlichsten Ursachen bei diesem Kater.

ii. Der Thoraxerguss enthält viele degenerierte neutrophile Granulozyten und massenhaft pleomorphe Bakterien, einschließlich langer filamentöser Stäbchen. Der Kater hatte also einen Pyothorax. Pyothorax bei der Katze wird meist von einer Mischflora aus obligat und fakultativ anaeroben Bakterien verursacht, die ähnlich zusammengesetzt ist wie die normale Flora der Maulhöhle. Dazu gehören z. B. *Bacteroides* spp., *Fusobacterium* spp., *Peptostreptococcus* spp., *Clostridium* spp., *Actinomyces* spp. und *Pasteurella multocida*, *Escherichia coli*, *Staphylococcus* spp. und *Streptococcus* spp. Gelegentlich können auch Pilze zu einem Pyothorax führen (z. B. *Cryptococcus* spp.).

iii. Die Infektion der Pleurahöhle kann durch hämatogene (z. B. bei Sepsis) oder lymphatische Ausbreitung erfolgen, durch Ausdehnung von einer angrenzenden Entzündung (z. B. Bronchopneumonie, Mediastinitis, subphrenischer Abszess) oder durch direkte Inokulation (z. B. penetrierendes Trauma, Fremdkörper im Ösophagus, Thorakozentese, Thoraxchirurgie). Die genaue Ursache kann jedoch häufig nicht mehr ermittelt werden.

150 i. Die Blutung in der Sklera ist der auffälligste Befund. Die wahrscheinlichsten Ursachen sind ein Schädeltrauma oder eine Blutgerinnungsstörung.

ii. Zur ersten Aufarbeitung sollten ein Blutbild inklusive Thrombozytenzahl, ein Serum-Organprofil, eine Urinuntersuchung, Gerinnungsparameter (PT, PTT, FSP) sowie ein FeLV-/FIV-Test gemacht werden. Auf eine Zystozentese sollte verzichtet werden bis die Blutgerinnungsparameter vorliegen.

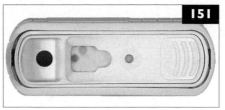

151 Bei Fall **151** handelt es sich um denselben Kater wie in Fall **150**. Der Kater war FeLV-positiv und FIV-negativ (**151**). Die PT (7 sec), PTT (13 sec) und die FSPs (20 µg/ml) lagen im Referenzbereich.

Blutbild/Serum-Biochemie	Ergebnisse
Hämatokrit	0,21 l/l
Erythrozyten	$4,0 \times 10^{12}/l$
Thrombozyten	$18 \times 10^{9}/l$
Hämoglobin	4,2 mmol/l
Gesamtprotein	45 g/l
Albumin	21 g/l
Globuline	24 g/l

i. Was ist die Interpretation der Laboruntersuchungen?
ii. Sind weitere diagnostische Maßnahmen angezeigt?

152 Eine 2 Jahre alte weiblich-kastrierte Abessinierkatze wurde wegen Hustens, fortschreitender Apathie und Anorexie seit 3 Tagen vorgestellt (**152**). In der klinischen Untersuchung fiel auf, dass die Katze Gewicht verloren hatte. Sie war tachypnoeisch (56/min), hatte eine diffuses raues, bronchovesikuläres Atemgeräusch in der Auskultation und einen feuchten Husten. Die Körpertemperatur war mit 40,3 °C erhöht. Die

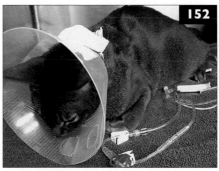

Katze hatte einen *Toxoplasma-gondii*-IgG-Antikörpertiter von 1:1024 (hoher Titer) und einen IgM-Antikörpertiter von 1:1024 (hoher Titer).
i. Welche Untersuchungen sind angezeigt?
ii. Besteht ein Zoonoserisiko?

151 i. Es liegen eine Anämie und eine Hypoproteinämie vor, was auf einen Blutverlust hindeutet. Die hochgradige Thrombozytopenie bei normalen Gerinnungsparametern deutet auf eine Gerinnungsstörung aufgrund von Thrombozytenmangel hin. Der Kater ist FeLV-positiv. FeLV ist eine häufige Ursache für Thrombozytopenie bei der Katze.

ii. Es sollte eine gründliche Aufarbeitung mit bildgebender Diagnostik und Knochenmarkszytologie (auch bei Thrombozytopenie durchführbar) gemacht werden, um komplizierende Faktoren wie Lymphom auszuschließen. In diesem Fall ergab die Knochenmarksuntersuchung ein hyperzelluläres Knochenmark mit erhöhter Zahl an Megakaryozyten, was für eine gestörte Thrombopoese oder eine immun-mediierte Zerstörung der Thrombozyten spricht. Am folgenden Tag wurde Meläna beobachtet, was darauf hindeutete, dass ein großer Teil des Blutverlusts über den Gastrointestinaltrakt erfolgte. Einige Katzen mit FeLV-assoziierter Thrombozytopenie sprechen auf immunsuppressive Dosen Prednisolon an. Der Kater wurde mit Prednisolon (2 mg/kg p. o. 1 x tägl.) entlassen. Bei der Kontrolle 2 Wochen später waren die Thrombozyten auf 78×10^9/l und der Hämatokrit auf 0,27 l/l angestiegen.

152 i. Die folgenden Untersuchungen sollten durchgeführt werden: (1) Röntgenaufnahmen, (2) Blutbild, Serum-Organprofil und Urinuntersuchung, (3) FeLV-/FIV-Test, (4) Kotsedimentation und -flotation und (5) eine BAL zur zytologischen und bakteriologischen Untersuchung (wenn die Katze stabil genug ist).

ii. In diesem Fall zeigten die Röntgenbilder eine diffuse interstitiell bis alveoläre Lungenzeichnung und einen geringgradigen Thoraxerguss. Sowohl IgM- als auch IgG-*Toxoplasma-gondii*-Antikörpertiter können bei asymptomatischen Katzen vorhanden sein. Bei dieser Katze waren in der BAL *T.-gondii*-Tachyzoiten nachgewiesen worden. Eine Katze scheidet, sobald sie IgG-Antikörper gebildet hat, keine Toxoplasmen mehr aus und stellt kein Risiko für Menschen dar.

153 Ein 9 Jahre alter kastrierter Europäisch-Kurzhaar-Kater wurde wegen einer chronisch verstopften Nase vorgestellt, die sich seit 6 Monaten trotz Antibiotikagabe nicht besserte. Der Kater stammte ursprünglich aus Miami, USA, und war 3 Monate vor Vorstellung mit seinen Besitzern nach Deutschland gezogen In der klinischen Untersuchung fielen ein inspiratorischer Stertor und beidseitiger mukopurulenter Nasenausfluss auf. An der Nasenwurzel befand sich ein 3 mm großer, haarloser Knoten (**153a**); eine ähnliche Veränderung war am rechten Metakarpalballen vor-

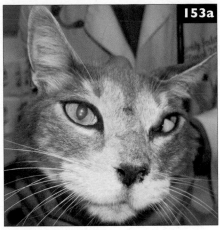

handen. Der linke Augapfel war leicht nach lateral verdrängt.
i. Wie ist der diagnostische Plan für die beiden Problemkomplexe?
ii. Wie sollte der Kater therapiert werden?

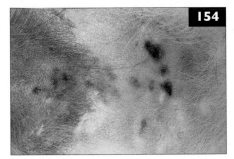

154 Ein 5 Jahre alter kastrierter Europäisch-Kurzhaar-Kater wurde wegen chronischer, nicht heilender Läsionen am ventralen Abdomen vorgestellt. Der Kater hatte freien Zugang nach draußen. Der Haustierarzt hatte Stanzbiopsien genommen, die nicht diagnostisch waren. Der Kater war mit Amoxicillin/ Clavulansäure behandelt worden, hatte aber nicht darauf angesprochen. Bei der Vorstellung war der Kater munter und aufmerksam. Er hatte multiple tief intrakutane und subkutane, nicht schmerzhafte Knoten von unterschiedlicher Größe und Ulzeration am ventralen Abdomen und im Inguinalbereich (**154**).
i. Was sind mögliche Gründe dafür, dass die Biopsien nicht aussagekräftig waren?
ii. Was sind die wahrscheinlichsten Differentialdiagnosen?

153 Es sollten ein Blutbild, ein Serum-Organprofil, eine Urinuntersuchung, ein FeLV-/FIV-Test und Thoraxröntgenbilder gemacht werden. Alle Untersuchungen waren bei dieser Katze unauffällig. Weitere Untersuchungen sind CT sowie Feinnadelaspirate und evtl. Biopsien der Umfangsvermehrungen. Das CT zeigte eine Umfangsvermehrung in der linken Nasenhöhle, die in den retroorbitalen Raum eindrang, das Septum zur rechten

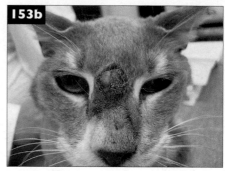

Nasenhöhle infiltrierte und bis zur Lamina cribrosa reichte. Es wurden Feinnadelaspirate und Biopsien von den Hautveränderungen, der Umfangsvermehrung in der Nase und der retroorbitalen Masse genommen. Die Aspirate der Hautveränderungen deuteten auf Protothekose hin, während die Aspirate der nasalen und retroorbitalen Umfangs-vermehrungen ein großzelliges Lymphom zeigten. Die Biopsien bestätigten die zytologischen Befunde. Eine Kultur von Gewebe der Hautveränderungen ergab ein reines Wachstum von *Prototheca wickerhammii*, welche sensibel gegenüber Itraconazol und Clotrimazol waren.

ii. Bei der Katze tritt Protothekose meist als kutane Form auf. Bei diesem Kater wurde eine Behandlung mit Itraconazol per os und topischem Clotrimazol begonnen. Nasale Lymphome sprechen sehr gut auf Bestrahlung an; dies wurde hier empfohlen, um wegen der Protothekose auf immunsuppressive Chemotherapie zu verzichten. Die Besitzer entschieden sich dennoch für eine Chemotherapie, und der Kater wurde mit Prednisolon, Vincristin und Cyclophosphamid behandelt. Innerhalb von 7 Tagen trat eine vollständige klinische Remission mit Wiederherstellung der normalen Gesichtsform ein. Die Protothekose-Läsionen sprachen allerdings nicht auf die Behandlung an, sondern vergrößerten sich allmählich (153b), beeinträchtigten den Kater aber nicht. Er wurde 8 Monate später euthanasiert, als das Lymphom wiederkehrte.

154 i. Die Hauptveränderungen befinden sich im subkutanen Fettgewebe innerhalb von Granulationsgewebe. Dies ist in der Regel zu tief, um Proben mittels Stanzbiopsie zu gewinnen. Eine Exzisionsbiopsie oder zumindest eine tiefe Keilbiopsie wird bei derartigen Veränderungen dringend empfohlen. Spezialfärbungn wie Giemsa, PAS, GMS und Säurefestfärbungen sind indiziert, da die Mikroorganismen in einer routinemäßigen HE-Färbung oft übersehen werden.

ii. Die Hauptdifferentialdiagnosen sind: (1) Tiefe bakterielle Infektionen, einschließlich opportunistischer Mykobakteriose, Nokardiose, Aktinomykose und bakteriellen Pseudomycetoms. (2) Tiefe Pilzinfektionen, einschließlich Phaeohyphomykose, Kryptokokkose, Histoplasmose und Blastomykose (die letzten beiden sind selten in Europa). (3) Algen, einschließlich Pythiose (selten in Europa). (4) Nichtinfektiöse Erkrankungen, einschließlich idiopathischer Pannikulitis oder Fremdkörperreaktion.

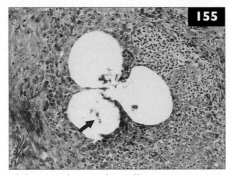

155 Bei Fall **155** handelt es sich um denselben Kater wie in Fall **154**. Es wurde beschlossen, die Hautbiopsien zu wiederholen und eine Färbung auf säurefeste Erreger anzufordern. Die Histologie ergab eine pyogranulomatöse Dermatitis und Pannikulitis mit zentralen freien Arealen, die säurefeste filamentöse Organismen enthielten (**155**, Pfeil) (Färbung auf säurefeste Erreger).
i. Wie lautet die Verdachtsdiagnose?
ii. Welche weiteren Untersuchungen könnten zur Identifizierung der Organismen durchgeführt werden?
iii. Was sind die Therapieempfehlungen und wie ist die Prognose?

156 Ein 4 Jahre alter kastrierter Europäisch-Kurzhaar-Kater (**156a**) wurde vorgestellt, nachdem er als Folge eines Kampfes einen kleinen fistelnden Abszess am Kopf entwickelt hatte. Fünf Tage später war der Kater apathisch und bewusstseinsreduziert und zeigte Kopfpressen. Der Kater hielt sich hauptsächlich draußen auf. In der klinischen Untersuchung hatte er eine erhöhte Körpertemperatur (39,8 °C). Die Drohreaktion fehlte am rechten Auge; die Haltungs- und Stellreaktionen

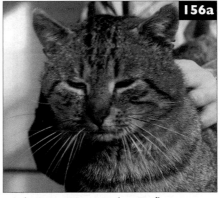

waren im rechten Vorder- und Hinterbein reduziert. Die spinalen Reflexe waren normal, und es wurden keine Kopfnervenausfälle beobachtet.
i. Wie ist die neuroanatomische Lokalisation der Läsion?
ii. Was sind die Differentialdiagnosen?
iii. Wie sollte dieser Fall weiter aufgearbeitet werden?

155 i. Die Verdachtsdiagnose lautet Mykobakteriose. Nokardien färben sich partiell säurefest an und können manchmal schwer von Mykobakterien zu unterscheiden sein.
ii. Kultur (spezielle Mykobakterien-Medien) inklusive Resistenztestung und PCR sind die effektivsten Tests zum Nachweis von Mykobakterien. Kultur und Antibiogramm sind essentiell, um die geeignete antimikrobielle Therapie zu ermitteln.
iii. Die Behandlung wird oft durch Chronizität, wechselnde Schwere der Symptome, schlechtes Ansprechen auf die Therapie und späte Diagnosestellung verkompliziert. Solange das Ergebnis der Kultur noch aussteht, sollte die Behandlung mit einem, oder besser mit zwei oder drei verschiedenen oralen Antibiotika begonnen werden. Clarithromycin ist das erste Antibiotikum der Wahl. Sobald das Antibiogramm vorliegt, kann es nötig sein, zu wechseln. Andere wirksame Antibiotika sind Doxycyclin, Pradofloxacin und Clofazimin. Es wird empfohlen, während der ersten 3-12 Monate hohe Dosen zu geben. Die Antibiotika sollten 2 Monate über die vollständige klinische Heilung hinaus gegeben werden. Oft ist zusätzlich eine großzügige chirurgische Entfernung notwendig. Es wird empfohlen, die Antibiotikatherapie mindestens einen Monat vor der Operation zu beginnen, damit die Läsionen zuerst etwas zurückgehen können. Die Prognose ist bei richtiger Behandlung gut. Nebenwirkungen der Langzeitbehandlung können in Abhängigkeit der verwendeten Antibiotika auftreten.

156 i. Die Läsion befindet sich in der linken Großhirnhälfte, was sich in den kontralateralen Defiziten in den Haltungs- und Stellreaktionen und der Drohreaktion, im reduzierten Bewusstsein und im Kopfpressen ausdrückt.
ii. Die wahrscheinlichste Diagnose ist ein epiduraler oder subarachnoidaler Abszess, der auf das Großhirn drückt, oder ein Abszess im Gehirn selbst sekundär zu einer penetrierenden Bisswunde. Weiterhin möglich wären Neoplasien (z. B. Lymphom), Blutung sekundär zu einem Trauma oder aufgrund einer generalisierten Blutungsneigung, FIP, Pilzgranulom, Toxoplasmose oder Veränderungen durch Larva migrans.
iii. Ein Blutbild sollte zum Nachweis von Zytopenien gemacht werden, die auf FeLV oder FIV hinweisen könnten, oder zum Nachweis eines entzündlichen Blutbilds, was für einen Abszess sprechen würde. Außerdem sollte ein FeLV-/FIV-Test gemacht werden. Mithilfe von Röntgenbildern kann eine eventuelle Veränderung am Schädel durch den Katzenbiss lokalisiert werden. Idealerweise sollte aber ein MRT durchgeführt werden, um den Bereich des Abszesses abzugrenzen. Wenn dies nicht verfügbar ist, sollte der Bereich des Bisses chirurgisch exploriert werden, um den Abszess zu drainieren. Leider entscheiden sich die Besitzer für eine Euthanasie. Der Abszess war subdural (**165b**, Pfeil).

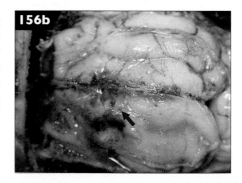

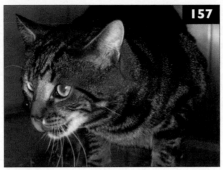

157 Eine 10 Jahre alte weiblich-kastrierte Europäisch-Kurzhaar-Katze (**157**) wurde zum jährlichen Gesundheitscheck vorgestellt. Sie war im Alter von 5 Jahren FIV-positiv getestet worden, als sie wegen einer Bisswunde behandelt worden war. Seit dieser Zeit wurde sie ausschließlich in der Wohnung gehalten. Der Gesundheitscheck umfasste ein Blutbild, ein Serum-Organprofil (beide unauffällig) und eine Urinuntersuchung.

Urinuntersuchung (Zystozentese)	Ergebnisse
Farbe/Aussehen	gelb, klar
Spezifisches Gewicht	1.035
pH	6,0
Protein	++++
Glukose	–
Ketonkörper	–
Bilirubin	–
Blut	+
Erythrozyten	5–10 Zellen/hpf
Leukozyten	0 Zellen/hpf
Zylinder	0 Zellen/hpf

i. Wie ist das Ergebnis der Urinuntersuchung zu interpretieren?
ii. Was sind die Rule-outs für dieses Problem?

158 Bei Fall **158** handelt es sich um dieselbe Katze wie in Fall 157. Die Katze hatte eine Glomerulonephritis sekundär zu ihrer FIV-Infektion. Ein erneuter FIV-Test bestätigte die Infektion (**158**).

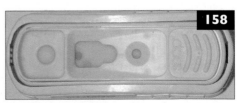

i. Was ist der nächste diagnostische Schritt?
ii. Was sind die bedeutendsten Folgen der Proteinurie?
iii. Wie sollte die Katze behandelt werden?

157 i. Die Katze hat eine Proteinurie.

ii. Die Rule-outs für Proteinurie sind präglomeruläre, glomeruläre und postglomeruläre Proteinurie. Am häufigsten wird der Urin „nach" dem Glomerulum mit Protein kontaminiert (postglomeruläre Proteinurie). Präglomeruläre Proteinurie ist selten und wird durch Produktion falscher niedermolekularer Proteine (z. B. Bence-Jones-Proteine) durch neoplastische Plasmazellen (z. B. multiples Myelom, Plasmozytom) oder, selten, durch erhöhte Freisetzung von Hämoglobin und Myoglobin aus beschädigten Erythrozyten und Muskelgewebe verursacht. Glomeruläre Proteinurie kann entweder transient sein ("physiologische Proteinurie") ohne primäre Veränderungen in den Nieren oder persistierend ("pathologische Proteinurie") mit erkennbaren morphologischen Veränderungen. "Physiologische Proteinurie", auch "Proteinurie ohne morphologische Veränderungen" genannt, ist transient und verschwindet, wenn die zugrunde liegende Ursache beseitigt wurde. Starke körperliche Belastung, Anfälle, Fieber, Aufenthalt in extremer Hitze oder Kälte und Stress können beispielsweise zu physiologischer Proteinurie führen. Pathologische glomeruläre Proteinurie ist nicht reversibel und ist mit morphologischen Veränderungen in den Nieren verbunden. Sie wird durch Glomerulonephritis oder, selten, Amyloidose verursacht. Bei dieser Katze war das Sediment frei von Entzündungsanzeichen. Es enthielt eine geringe Menge Blut, durch die aber die 4+ Protein nicht erklärt werden können. Daher hat diese Katze eine glomeruläre Proteinurie, sehr wahrscheinlich bedingt durch eine Glomerulonephritis als Folge ihrer FIV-Infektion.

158 i. Die Proteinausscheidung im Urin sollte quantifiziert werden, um den Grad der glomerulären Schädigung und das Ansprechen auf die Therapie zu beurteilen. Die am häufigsten eingesetzte Methode ist das Urin-Protein/Kreatinin-Verhältnis (U-P/C). Dieses Verhältnis gleicht den Einfluss der Urinkonzentration auf den Proteingehalt aus. Bei der Katze wird ein U-P/C < 0,5 als normal angesehen.

ii. Glomerulopathien, die mit Proteinverlust einhergehen, haben drei wesentliche Konsequenzen. Zum einen führt der erhebliche Albuminverlust zu einer Reduktion des onkotischen Drucks, so dass Ödeme und/oder Aszites entstehen und Muskelschwund auftritt. Die zweite ernste Folgeerscheinung ist der Antithrombin-III-Verlust. Er führt zu Hyperkoagulabilität und erhöhtem Thromboembolierisiko. Die dritte Konsequenz ist die Entwicklung von sekundären Tubulusschäden. Persistierende Proteinurie führt zu Schäden am Tubulusepithel, die zu Niereninsuffizienz führen. Sobald eine dieser drei Folgeerscheinungen eintritt, ist die Prognose vorsichtig bis schlecht.

iii. Es sollte eine symptomatische Behandlung begonnen werden. Ein ACE-Hemmer (z. B. Benazepril) sollte zur Reduktion des Eiweißes im Urin gegeben werden, um die Schwere der Tubulusschädigung zu reduzieren. Auch Omega-3-Fettsäuren können bei der Vorbeugung gegen weitere glomeruläre Schädigung vorteilhaft sein. Zusätzlich sollte mit einer leicht eiweißreduzierten Diät begonnen werden, um das Fortschreiten der Nierenerkrankung zu verlangsamen.

159 Eine 10 Jahre alte weiblich-kastrierte Europäisch-Kurzhaar-Katze wurde wegen einer Renomegalie vorgestellt, die vom überweisenden Tierarzt diagnostiziert worden war. Beide Nieren waren extrem vergrößert; dies war bei der klinischen Untersuchung (**159a**) und auf den Röntgenbildern (**159b**) zu sehen. Alle Werte von Blutbild, Serum-Organ-profil und Urinuntersuchung waren unauffällig. Eine Nierenzytologie war diagnostisch für malignes Lymphom; die Katze wurde FeLV-positiv getestet. Die Besitzerin war gegen eine anti-tumorale Chemotherapie; sie wollte lediglich eine alternative Behandlung oder immunmodulatorische Medi-kamente gegen die FeLV-Infektion ausprobieren.

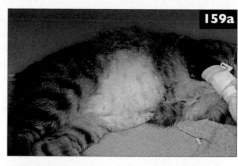

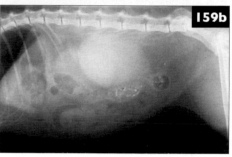

i. Wie wirken immunmodulatorische Medikamente?
ii. Zeigen sie bei FeLV-infizierten Katzen eine Wirkung?

160 Ein 4 Jahre alter nicht kastrierter Langhaarkater wurde wegen einer 4-wöchigen Vorgeschichte von Apathie, Anorexie, generalisierten Anfällen, Hinterhandschwäche und runden, erhabenen Läsionen im Gesicht und am Rücken vorgestellt. Der Kater

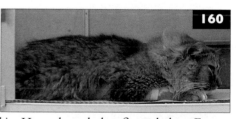

wurde in einer ländlichen Gegend sowohl im Haus als auch draußen gehalten. Er war gegen FPV, FHV, FCV, FeLV und Tollwut geimpft und war FeLV- und FIV-negativ. Vor Kurzem waren eine leichte Hyperglykämie und eine Hyperkalzämie im Labor aufgefallen. Bei der Vorstellung war der Kater apathisch und konnte nicht stehen (**160**). Rote, derbe Hautknoten waren am Kopf und in der Flanke zu sehen. Der Kater hatte eine generalisierte Lymphknotenvergrößerung. Die neurologische Untersuchung ergab eine stuporöse, nicht steh- und gehfähige Katze mit oberer Motoneuron-Tetraparese und normale bis gesteigerte spinale Reflexe. Die Haltungs- und Stellreaktionen waren auf der rechten Seite verringert und auf der linken Seite fehlend. Die Kopfnervenuntersuchung zeigte eine fehlende Drohreaktion am linken Auge, zu- und abnehmende Konstriktion und Dilatation der Pupillen und rechts einen verzögerten Nasenscheidewandreflex.

i. Wie ist die neuroanatomische Lokalisation der neurologischen Befunde?
ii. Was sind die Differentialdiagnosen?

159 i. Einige Berichte deuten darauf hin, dass Virus-infizierte Tiere von Immunmodulatoren profitieren können, indem die geschwächte Immunabwehr wiederhergestellt wird und sie so in der Lage sind, die Virusinfektion zu bekämpfen und gesund zu werden. Die meisten Berichte sind schwer zu interpretieren, weil eine Plazebogruppe fehlte, die untersuchte Katzenzahl gering war oder zusätzliche symptomatische Behandlung gegeben wurde.
ii. Kontrollierte Studien an einer großen Zahl natürlich FeLV-infizierter Katzen fehlen und, falls vorhanden, waren sie nicht in der Lage, einen positiven Effekt nachzuweisen. Es sind verschiedene Studien veröffentlicht, die unterschiedliche „Immunmodulatoren" untersucht haben, einschließlich den „Paramunitätsinducern" pind-avi (*Parapoxvirus avis*) und pind-orf (*Parapoxvirus ovis*), Acemannan, ein Polysaccharid aus der *Aloe-vera*-Pflanze, *Staphylococcus*-Protein-A (SPA), *Propionibacterium acnes* (früher *Corynebacterium parvum*), Bacille Calmette-Guérin (BCG), *Serratia marcescens*, Levamisol und Diethylcarbamazin. Wissenschaftliche Daten stützen die Anwendung einer immunmodulatorischen Therapie bei FeLV-infizierten Katzen nicht. Diese Katze wurde mit SPA behandelt, musste aber 4 Wochen später mit fortgeschrittenem Nierenversagen aufgrund des Lymphoms euthanasiert werden.

160 i. Zusammengenommen sind die neurologischen Symptome am besten mit einer multifokalen intrakraniellen Erkrankung (Großhirn und Hirnstamm) zu erklären. Die Anfälle, der verzögerte Nasenscheidewandreflex und die verzögerte Drohreaktion sprechen für eine Großhirnläsion. Katzen mit Großhirnläsion können aber im Allgemeinen noch laufen. Obere Motoneuron-Tetraparese ohne Gehvermögen spricht für eine Hirnstamm- oder zervikale Rückenmarksläsion (C1-C5). Die Pupillenveränderungen weisen am ehesten auf eine Erkrankung von Retina, N. opticus oder Chiasma hin; es sollte deshalb eine Augenuntersuchung durchgeführt werden, um einen intraokulären Prozess auszuschließen.
ii. Entzündliche Ursachen sind die wahrscheinlichste Differentialdiagnose für progressive multifokale intrakranielle Erkrankungen bei jung-adulten Katzen. Hyperkalzämie kann z. B. mit granulomatösen Erkrankungen oder Tumoren (z. B. Lymphom) in Verbindung stehen. Die milde Hyperglykämie spricht für eine stressbedingte Reaktion. Eine normale Körpertemperatur und eine normale Leukozytenzahl im Blutbild schließen eine Meningoenzephalitis nicht aus. Häufige Gründe für eine Meningoenzephalitis bei der Katze sind FIP, andere virale Enzephalitiden, Toxoplasmose, bakterielle Enzephalitis ausgehend von der Nase (z. B. bei Kryptokokkose), von chronischer Otitis media/interna oder von Bissen oder *Cuterebra*-Larva-migrans. Andere Differentialdiagnosen außer entzündlichen Erkrankungen wären Hydrozephalus, metabolische, toxische oder alimentäre Enzephalopathie (Hepatoenzephalopathie, Thiaminmangel, Bleivergiftung) und Neoplasie.

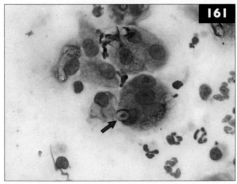

161 Bei Fall **161** handelt es sich um denselben Kater wie in Fall **160**. Von den roten, derben Hautknoten wurde eine Zytologie angefertigt (**161**) (Romanowsky-Färbung). Darin waren von einer Kapsel umgebene Hefen zu sehen (Pfeil).

Das histologische Gutachten der Hautbiopsie (von derselben Stelle) ergab eine umschriebene Ansammlung von runden Hefen mit einer dicken Kapsel, welche innerhalb der Dermis einen Knoten bildeten, der sich in das subkutane Fett ausdehnte. Ansonsten waren wenige Lymphozyten, Plasmazellen und neutrophile Granulozyten vorhanden.

i. Welche weitere Untersuchung sollte zur genauen Identifizierung der Hefen durchgeführt werden?

ii. Welche Behandlungsmöglichkeiten gibt es?

162 Eine 6 Jahre alte weiblich-kastrierte Europäisch-Kurzhaar-Katze wurde wegen Anorexie vorgestellt. Sie hatte außerdem viele kleine Hautknoten und eine ulzerierte Schwellung am linken Vorderbein (**162**) sowie zwei Läsionen an der Konjunktiva des linken Auges. Die Besitzer lebten in Turin, Italien, und die Katze hielt sich vorrangig draußen auf. In der klinischen Untersuchung hatte sie eine erhöhte Körpertemperatur (40,5 °C) und war apathisch. Die Augenuntersuchung ergab eine beidseitige Chorioretinitis.

i. Was sind die Differentialdiagnosen für die Probleme der Katze?

ii. Was sind die nächsten diagnostischen Schritte?

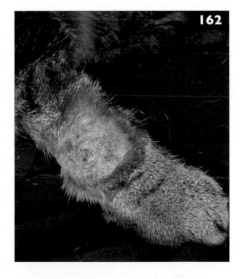

161 i. Die beschriebenen hefeähnlichen Organismen sind wahrscheinlich Kryptokokken. Kryptokokkose kann an Serum oder Liquor durch einen Kryptokokken-Antigentest mittels Latexagglutination nachgewiesen werden, der sehr sensitiv und spezifisch ist. In diesem Fall war der Kryptokokken-Antigentiter 1:65536 (extrem hoch). Wenn eine Liquoruntersuchung zum Nachweis einer Kryptokokken-Meningitis erwogen wird, müssen Vorsorgemaßnahmen zur Vermeidung einer Herniation aufgrund von erhöhtem Hirndruck getroffen werden. Der Patient sollte intubiert und beatmet werden und mit Mannitol vorbehandelt werden; es sollte nur eine kleine Menge Liquor entnommen werden. Die meisten Katzen mit Kryptokokkose haben messbares Antigen im Serum, so dass eine Liquorpunktion meist vermieden werden kann.
ii. Zur Behandlung kommen Fluconazol, Itraconazol, Ketoconazol und Amphotericin B in Frage. Fluconazol und Itraconazol werden bei der Katze wegen der geringeren Nebenwirkungen (selten Anorexie, Vomitus und Hepatopathie) am häufigsten gegen Kryptokokkose eingesetzt. Bei ZNS-Infektionen ist Fluconazol das Mittel der Wahl, weil es besser ins ZNS gelangt. Amphotericin B muss parenteral gegeben werden und kann nephrotoxisch sein. Ketoconazol kann hepatotoxisch sein. Die antimykotische Behandlung sollte mindestens 2 Monate über die Besserung der klinischen Symptome hinaus gegeben werden.

162 i. Die Probleme sind Fieber, disseminierte Hautknoten, noduläre konjunktivale Läsionen, bilaterale Chorioretinitis und die Schwellung am Vorderbein. Zu den Differentialdiagnosen zählen verschiedene systemische, hauptsächlich infektiöse, Erkrankungen. Dies trifft besonders auf Pilzinfektionen oder parasitäre Infektionen (z. B. Leishmaniose) zu. Häufige Ursachen für feline Chorioretinitis sind FeLV- oder FIV-Infektion, FIP und Toxoplasmose. Die Hautveränderungen könnten durch feline Leishmaniose, Pilzinfektionen, atypische Mykobakteriose, Algeninfektionen oder Neoplasien (z. B. Lymphom) verursacht werden.
ii. Es sollten ein Blutbild, ein Serum-Organprofil, eine Urinuntersuchung und ein FeLV-/FIV-Test gemacht werden sowie Feinnadelaspirate der Hautveränderungen und Röntgenaufnahmen des Thorax und des betroffenen Vorderbeins. Eine Augen-Kammerwasser-Untersuchung kann bei der Diagnosestellung hilfreich sein.

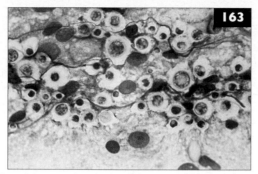

163 Bei Fall **163** handelt es sich um dieselbe Katze wie in Fall **162**. Röntgenbilder des linken Vorderbeins, an dem sich die ulzierte Schwellung befand, zeigten einen osteolytischen Bereich am Radius. Es wurde ein Feinnadelaspirat davon genommen (**163**) (May-Grünwald-Giemsa-Färbung).
i. Was zeigt die Zytologie?
ii. Mit welchen Untersuchungen kann die Diagnose bestätigt werden?
iii. Wie ist die Aussagekraft des Antigentests?
iv. Welche Behandlung sollte gegeben werden?

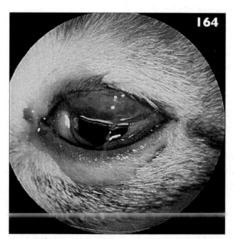

164 Ein 4 Jahre alter Perserkater wurde wegen eines tränenden Auges vorgestellt. In der klinischen Untersuchung fielen eine deutliche Chemosis und ein Blepharospasmus am betroffenen Auge auf (**164**). Ein klarer, rötlich-brauner Ausfluss war unter dem Auge zu sehen, und im medialen Augenwinkel befand sich eine angetrocknete Kruste.
i. Was könnte die Ursache dieses Problems sein?
ii. Welche weiteren Untersuchungen sollten durchgeführt werden?

163 i. Die Probe der Radiusveränderung enthält zahlreiche rundliche bis ovale bekapselte Hefen mit Knospungen mit schmaler Basis. Dieses Bild ist typisch für *Cryptococcus neoformans*. Die Hautbeteiligung spricht für eine hämatogene Ausbreitung von einem primären Infektionsherd. Lokalisierte kutane Kryptokokkose kann sich auch als Folge einer penetrierenden Hautverletzung entwickeln. Bei einigen Katzen breitet sich die Infektion von der Nasenhöhle auf die Mandibularlymphknoten aus oder durch die Lamina cribrosa auf den Bulbus olfactorius und führt so zu einer Meningoenzephalitis oder Opticus-Neuritis und Retinitis.

ii. Der Nachweis von Kryptokokken-Kapselantigen aus dem Serum dient der Bestätigung der Diagnose. Eine Kultur ist ebenfalls möglich, wird aber selten verwendet.

iii. Der Kryptokokken-Antigentest aus dem Serum ist sehr sensitiv (90-100 %) und spezifisch (97-100 %). Es können jedoch selten, vor allem bei lokalisierten Veränderungen, falsch-negative Ergebnisse vorkommen. Der Antigentest ist auch zur Therapiekontrolle geeignet. Ein abfallender Titer spricht für ein gutes Ansprechen und eine gute Prognose, während ein gleichbleibender Titer auf eine Therapieresistenz hindeutet.

iv. Die Mittel der Wahl sind Itraconazol und Fluconazol; letzteres wird bei Augen- oder ZNS-Beteiligung empfohlen. Bei Nichtansprechen kann Amphotericin B zwei bis dreimal die Woche in einer subkutanen Infusion verabreicht werden bis eine klinische Besserung und ein Abfall des Serum-Antigentiters eingetreten sind. Dabei ist eine regelmäßige Nierenwertkontrolle wichtig. Die Behandlung wird so lange weitergeführt bis der Antigentest für mindestens 2 Monate negativ ist. Rückfälle nach Beendigung der Therapie sind trotzdem häufig.

164 i. Die Differentialdiagnosen umfassen Verletzung der Hornhaut durch Trauma oder Fremdkörper, Entropium, *Chlamydophila-felis*-Infektion und schwere Uveitis anterior aufgrund einer Vielzahl möglicher Ursachen. Eine FHV-Infektion ist weniger wahrscheinlich, weil die Veränderung einseitig ist und keine respiratorischen Symptome vorhanden sind.

ii. Es ist eine Lokalanästhesie zur gründlichen Untersuchung des Auges und der umliegenden Strukturen erforderlich. Mit Analgesie können vordere Augenkammer, Iris, Pupille, hintere Augenkammer und Retina beurteilt werden. Der intraokuläre Druck sollte gemessen werden. Das gesunde Auge sollte zuerst untersucht werden, um das Risiko einer Übertragung von Krankheitserregern zu minimieren. Zur Erkennung oberflächlicher Verletzungen sollte ein Fluoreszeintest gemacht werden. Konjunktivalabstriche können zytologisch untersucht werden, um nach Einschlusskörperchen zu schauen, die typisch für eine *C.-felis*-Infektion sind. Bei diesem Kater wurden *C.-felis*-Einschlusskörperchen gefunden. Eine 6-wöchige Behandlung mit Doxycyclin (5 mg/kg p. o. 2 x tägl.) ist nötig, um die Infektion zu eliminieren. Da Doxycyclin zur Bildung von Ösophagusstrikturen führen kann, sollte bei Tablettengabe Wasser nachgespült werden oder eine Doxycyclinsuspension verwendet werden.

165 Eine 9 Jahre alte weiblich-kastrierte Perserkatze wurde wegen chronischen Erbrechens vorgestellt. Blutbild, Serum-Biochemie, Urinuntersuchung, Blutdruck und Abdomenröntgen waren unauffällig. Es wurden Biopsien von Magen und Dünndarm genommen. In der Histologie zeigten sich spiralförmige Bakterien in den Magendrüsen und ein leichtes Ödem sowie eine

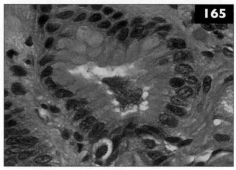

Hyperplasie der Magenschleimhaut (165). In der Submukosa und der Lamina propria waren vereinzelte Lymphozyten, Plasmazellen und Lymphozytenaggregate zu sehen.

i. Welche Bedeutung haben die spiralförmigen Organismen in der Magenbiopsie?
ii. Welche Therapie sollte empfohlen werden?
iii. Ist diese Erkrankung von zoonotischer Bedeutung?

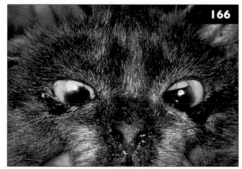

166 Ein 5 Jahre alter kastrierter Europäisch-Kurzhaar-Kater, der seit 3 Jahren als Einzelkatze nur in der Wohnung gehalten wurde, wurde wegen einer Blutung in die vordere Augenkammer vorgestellt (166). Die Blutung wurde durch eine hochgradige Thrombozytopenie ausgelöst $(35 \times 10^9/l)$. Ein FeLV-Test war positiv.
i. Kann eine FeLV-Infektion zu diesen Symptomen führen?
ii. Ist eine antivirale Therapie bei FeLV-infizierten Katzen sinnvoll?

165 i. Die Organismen sehen aus wie *Helicobacter* spp. Diese können in Magenbiopsien von gesunden Katzen genauso vorkommen wie bei Katzen mit gastrointestinalen Erkrankungen, so dass es schwierig ist, ihnen eine krankheitserzeugende Rolle zuzuschreiben. Sie können Opportunisten sein, die bei prädisponierten Tieren an der Erkrankung beteiligt sind, oder bei einigen Individuen selbst Krankheitserreger sein.

ii. Die Behandlung von *Helicobacter*-Infektionen wird bei der Katze wegen ihrer fraglichen Rolle kontrovers diskutiert. Behandlungsschemata werden aus der Humanmedizin übernommen und beinhalten Medikamente zur Erhöhung des pH-Werts (z. B. Omeprazol, Famotidin), die das Milieu im Magen für die Bakterien ungünstiger machen sollen, und zwei oder drei antimikrobielle Wirkstoffe (z. B. Metronidazol, Amoxicillin, Clarithromycin oder Doxycyclin).

iii. Die meisten epidemiologischen Studien fanden keine Hinweise für einen Zusammenhang zwischen Kontakt zu Katzen und menschlichen *H.-pylori*-Infektionen. Bei den meisten Katzen mit spiralförmigen Bakterien im Magen werden die *Helicobacter*-Spezies nicht typisiert; wenn doch, ist *H. pylori* selten. Auch wenn es nicht ganz ausgeschlossen werden kann, hat die feline Helicobacteriose vermutlich keine wesentliche zoonotische Bedeutung. Beim Menschen ist *H. pylori* nicht nur mit peptischen Ulzera sondern auch mit Magentumoren assoziiert. Bei der Katze wurde bislang kein Zusammenhang zwischen *Helicobacter* spp. und Neoplasien gefunden.

166 i. FeLV kann zu Thrombozytopenie führen, entweder durch eine reduzierte Bildung oder eine immun-mediierte Zerstörung der Thrombozyten. Die Blutung ist durch die Thrombozytopenie bedingt.

ii. Die meisten antiviralen Medikamente sind speziell für die Behandlung von HIV-Infektionen bestimmt; einige können aber auch zur Behandlung von FeLV eingesetzt werden. Alle unten genannten Medikamente hemmen die FeLV-Replikation *in vitro*, aber die Wirksamkeit *in vivo* ist bei den meisten begrenzt. (1) AZT (Zidovudin) hat eine gewisse Wirksamkeit gegen FeLV. Es sollte bei Katzen mit FeLV-Infektion wegen der möglichen Knochenmarkssuppression nur in niedriger Dosierung (5 mg/kg p. o. oder s. c. 2 x tägl.) verabreicht werden. (2) Zalcitabin, Didanosin, Ribavirin, Foscarnet und Suramin haben zu starke Nebenwirkungen und können nicht eingesetzt werden. (3) Humanes Interferon-α führte zu keiner signifikanten Verbesserung von FeLV-Status, Überlebenszeit, klinischen oder hämatologischen Parametern oder Allgemeinbefinden. (4) Felines Interferon-ω hatte in einer Studie einen signifikanten Einfluss auf die Überlebensrate. Es wurden jedoch in der Studie keine virologischen Parameter gemessen, und es ist wahrscheinlich, dass das Interferon eher Sekundärinfektionen reduzierte als dass es einen Einfluss auf FeLV hatte.

167 Ein 10 Jahre alter kastrierter Europäisch-Kurzhaar-Kater wurde wegen einer plötzlichen Bewusstseinsveränderung vorgestellt. Er wurde als Wohnungskatze gehalten und war im Alter von 5 Monaten FIV-positiv getestet worden. Bei der Vorstellung erschien der Kater apathisch. In der klinischen Untersuchung reagierte er schmerzhaft bei Palpation der Halswirbelsäule. Abgesehen von den neurologischen Symptomen war er

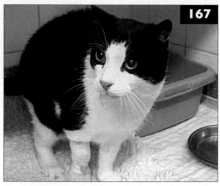

unauffällig. Er zeigte während der Untersuchung ein ununterbrochenes Zucken der Gesichtsmuskulatur auf der linken Seite sowie Speicheln (**167**). Die neurologische Untersuchung ergab eine reduzierte Drohreaktion am rechten Auge bei normaler Pupillengröße und normalen Pupillarreflexen sowie ein verzögertes Hüpfen am rechten Hinterbein. Die Blutuntersuchung zeigte eine geringgradige Neutropenie, Lymphopenie und Hyperproteinämie mit normaler Albuminkonzentration aber deutlich erhöhten Globulinen.
i. Wie ist die neuroanatomische Lokalisation?
ii. Was sind die Differentialdiagnosen?

168 Bei Fall **168** handelt es sich um denselben Kater wie in Fall **167**. Ein Schädel-CT zeigte eine unregelmäßige Kontrastmittelanreicherung mit Masseneffekt in der linken Hirnhälfte und eine Kontrastmittelanreicherung um die Ventrikel. Im Liquor fand sich eine erhöhte Leukozytenzahl (8 Zellen/µl), aber ein normaler Proteingehalt (0,14 g/l). Die Zelldifferenzierung ergab eine gemischte Pleozytose mit neutro-

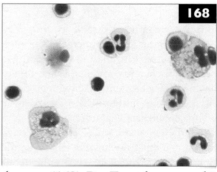

philen Granulozyten, Monozyten und Lymphozyten (**168**). Der *Toxoplasma-gondii*-IgM-Antikörpertiter im Serum betrug 1:1024 (hoch), der IgG-Antikörpertiter war 1:512 (mittel). Obwohl der Kater mit 5 Monaten FIV-positiv getestet worden war, war er jetzt negativ für FIV-Antikörper und FeLV-Antigen.
i. Wie lautet die Diagnose?
ii. Wie sollte der Kater behandelt werden?
iii. Wie können die unterschiedlichen FIV-Antikörpernachweise bewertet werden?

181

167 i. Die beobachtete Episode von einseitigen Gesichtszuckungen, Speicheln und verändertem Bewusstsein stellt einen fokalen Anfall dar. In diesem Fall spricht der Beginn von seitenbetonten fokalen Anfällen bei einer älteren Katze für eine strukturelle Erkrankung im Gehirn. Dafür sprachen auch die Sehstörungen. Eine einseitig fehlende Drohreaktion bei normalem Pupillarreflex weist auf zentrale Blindheit (linker Lobus occipitalis) oder Kleinhirnerkrankung hin. Daher spricht die neurologische Präsentation eher für eine multifokale als für eine fokale intrakranielle Erkrankung, da die Anfälle und die neurologischen Defizite von verschiedenen Stellen des Großhirns stammen.
ii. Die Hauptdifferentialdiagnose für akute multifokale intrakranielle Prozesse ist eine Entzündung des ZNS (Enzephalitis, Meningoenzephalitis). An Neoplasie (Lymphom, Meningeom und andere) muss wegen des fortgeschrittenen Alters auch gedacht werden, ebenso wie an zerebrovaskuläre Ursachen (Infarkte) wegen des akuten Auftretens der neurologischen Symptome. Metabolische oder toxische Ursachen sind bei seitenbetonten Anfällen und neurologischen Defiziten unwahrscheinlich. Eine ZNS-Entzündung wird normalerweise durch Liquoruntersuchung (meist in Kombination mit MRT oder CT – MRT ist besser geeignet) diagnostiziert. Das MRT oder CT wird in der Regel vor der Liquorentnahme in derselben Narkose durchgeführt, um einen erhöhten intrakraniellen Druck durch Hydrozephalus oder Neoplasie zu erkennen. Vor der Anästhesie sollten ein Blutbild und ein Serum-Organprofil zum Ausschluss von metabolischen Erkrankungen gemacht werden. Hinweise auf Metastasen können im Thoraxröntgen oder in der Abdomensonografie gefunden werden.

168 i. Die Liquoranalyse deutet auf eine ZNS-Entzündung hin. Ein gemischtes Zellbild wird typischerweise bei FIP, protozoären Infektionen, Meningeomen und resorptiven Läsionen beobachtet. Das CT ist schlechter zur Beurteilung des Neuroparenchyms geeignet als das MRT. Trotzdem ist die hier sichtbare fleckige Kontrast- mittelanreicherung vereinbar mit ZNS-Entzündung. Der hohe *T.-gondii*-IgM- Antikörpertiter deutet auf eine Infektion mit *T. gondii* hin, aber lässt nicht automatisch auf eine aktive Erkrankung schließen. Mittelgradige und hohe IgM-Titer werden auch bei chronischen asymptomatischen Infektionen beobachtet. Daher wird eine Kontrolle nach 3-4 Wochen zum Nachweis eines IgM-Titeranstiegs oder -abfalls empfohlen oder ein Nachweis mittels PCR. Trotzdem scheint Toxoplasmose bei diesem Kater die wahrscheinlichste Diagnose zu sein.
ii. Bei diesem Kater wurde eine antikonvulsive Therapie mit Phenobarbital eingeleitet, zusammen mit Clindamycin zur Behandlung der Toxoplasmose. Alternativ könnte die Toxoplasmose auch mit Trimethoprim/Sulfonamiden oder Pyrimethamin/Sulfonamiden behandelt werden. Der Kater war nach Therapie über 2 Jahre nach der ursprünglichen Vorstellung gesund und anfallsfrei.
iii. Da FIV zu lebenslangen Infektionen führt, ist es wahrscheinlich, dass der positive FIV-Antikörpertest im Alter von 5 Monaten nicht durch eine Infektion verursacht war sondern durch maternale Antikörper von einer Kätzin, die mit FIV infiziert war.

169 Eine 2 Jahre alte weiblich-kastrierte Europäisch-Kurzhaar-Katze wurde zum jährlichen Gesundheitscheck vorgestellt (**169**). Die Katze war Freigänger und wurde zusammen mit neun weiteren, gesunden Katzen gehalten. Sie hatte ihre ersten Impfungen im Alter von 8, 12 und 16 Wochen gegen FPV, FHV und FCV und mit 16 Wochen gegen Tollwut erhalten; alle Impfungen waren ein Jahr später wiederholt worden. Die klinische Untersuchung war bis auf einen leicht reduzierten Ernährungszustand (BCS 2/5) und ein struppiges Fell unauffällig. Die Katze war jedoch im FeLV-/FIV-Test positiv für FeLV.

i. Was sagt ein positiver FeLV-Antigentest aus?
ii. Wie ist der Verlauf einer FeLV-Infektion?

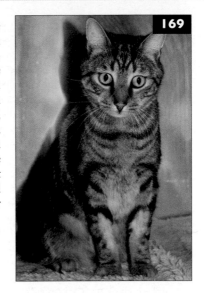

170 Bei Fall **170** handelt es sich um dieselbe Katze wie in Fall **169** (**170**). Die Katze lebte mit neun anderen Katzen im selben Haushalt.

i. Was sollte mit den anderen Katzen gemacht werden?
ii. Wie hoch ist das Risiko einer Übertragung auf die anderen Katzen?
iii. Sollten die anderen Katzen im Haushalt gegen FeLV geimpft werden?

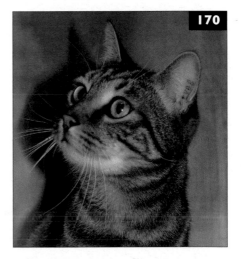

169 i. Es kann sich um ein falsch-positives Ergebnis handeln, oder die Katze kann wirklich infiziert sein. Die Blutprobe wurde mit einem anderen Test erneut getestet und war wieder positiv. Daher ist ein falsch-positives Ergebnis sehr unwahrscheinlich. Das Vorhandensein von Antigenen zeigt eine Virämie an.

ii. Der Verlauf von FeLV-Infektionen ist unterschiedlich. Nach der Infektion, die meist oronasal erfolgt, vermehrt sich das Virus in den pharyngealen lymphatischen Geweben. Bei vielen immunkompetenten Katzen wird die Virusreplikation hier beendet. Diese Katzen entwickeln eine starke Immunität. Bei unzureichender Immunantwort vermehrt sich das Virus in den Lymphozyten und Monozyten; freies FeLV-p27-Antigen ist nachweisbar, so dass die Katzen positiv im Antigentest sind. Diese Katzen können Virus ausscheiden. Oft endet die Virämie nach 3-6 Wochen, und die Katzen werden wieder negativ. Nach etwa 3 Wochen werden hämatopoetische Vorläuferzellen im Knochenmark befallen, und es werden infizierte Granulozyten und Thrombozyten freigesetzt. Dann ist auch intrazelluläres Antigen (mittels Immunfluoreszenz) nachweisbar. Das Virus kann nun nicht mehr vollständig eliminiert werden, auch wenn die Katze nicht virämisch bleibt, da seine DNA in das Genom der Knochenmarkszellen integriert ist. Diese nicht-virämischen Katzen sind im Routine-Nachweis FeLV-Antigen-negativ. Die Infektion kann allerdings spontan oder nach Immunsuppression reaktiviert werden, so dass die Katze wieder virämisch wird. Wenn die initiale Virämie länger als 16 Wochen bestehen bleibt, gilt die Katze als persistierend virämisch („progressive Infektion") und kann FeLV-assoziierte Erkrankungen entwickeln.

170 i. Alle Katzen sollten getestet werden, um ihren FeLV-Status zu bestimmen. Wenn eine oder mehrere Katzen positiv sind, muss der Besitzer darüber aufgeklärt werden, dass die beste Maßnahme zur Verhinderung einer Übertragung die Isolierung der infizierten Katzen ist. In diesem Fall waren alle neun anderen Katzen negativ im FeLV-Test.

ii. Das Risiko einer Übertragung ist in einem solchen Fall nicht sehr hoch. Wenn eine FeLV-infizierte Katze in einem ansonsten negativen Haushalt lebt, haben sich die anderen Katzen bei der FeLV-ausscheidenden Katze bereits angesteckt und sind nun vermutlich immun. Eine zuvor immune Katze kann jedoch virämisch werden, entweder durch eine neue Infektion oder durch eine lebenslängliche latente Infektion. Wenn ein Besitzer sich dafür entscheidet, alle Katzen zusammen zu halten, ist das Risiko für eine adulte Katze, Antigen-positiv zu werden, etwa 10-15 %, wenn sie über Monate oder Jahre mit einer virämischen Katze zusammenlebt.

iii. Wenn ein Besitzer die Katzen nicht trennt, sollten die nicht infizierten Katzen geimpft werden, um die Immunität zu verstärken. Besitzer sollten jedoch aufgeklärt werden, dass eine Impfung in einer solch hoch-infektiösen Situation keinen guten Schutz bietet. Es sollte keine neue FeLV-negative Katze in den Haushalt aufgenommen werden.

171 Ein gesund wirkender jung adulter unkastrierter herrenloser Europäisch-Kurzhaar-Kater wurde in Charlotte, USA, von Urlaubern aufgelesen und mit nach Deutschland gebracht. Der Kater wurde nun zur Gesundheitsvorsorgeuntersuchung vorgestellt (171). Die klinische Untersuchung war unauffällig. Ein FeLV-/FIV-Test war positiv für FIV-Antikörper. Eine FIV-PCR, die daraufhin zur Bestätigung eingeleitet wurde, war jedoch negativ.

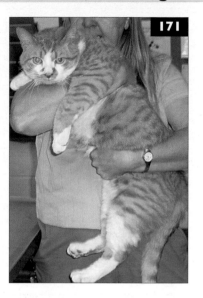

i. Was ist die Interpretation der Testergebnisse?
ii. Was sind die Empfehlungen für diesen Kater?

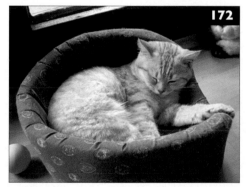

172 Ein 9 Monate alter kastrierter Britisch-Kurzhaar-Kater (172) wurde mit Fieber und Thoraxerguss vorgestellt. Anhand einer Immunfluoreszenzfärbung von FCoV-Antigen in Makrophagen im Erguss wurde FIP diagnostiziert. Seit er in Besitz war, wurde der Kater ausschließlich im Haus gehalten. Er war in einem Haushalt mit 18 Katzen geboren worden und im Alter von 10 Wochen zu seinen jetzigen Besitzern gekommen.
i. Wie ist die Pathogenese von FIP?
ii. Welche Risikofaktoren gibt es für die Entwicklung einer FIP?
iii. Wie hat sich der Kater wahrscheinlich infiziert?

171 i. In den USA ist eine FIV-Vakzine zugelassen. Daher ist ein positiver FIV-Antikörpernachweis möglich bei FIV-Infektion, Impfung (oder beidem) oder dem Vorhandensein maternaler Antikörper (bei Katzen unter 6 Monaten). Momentan erhältliche Tests können nicht zwischen impfinduzierten Antikörpern und natürlicher Infektion unterscheiden. Eine negative PCR sagt aus, dass die Katze entweder nicht infiziert ist oder mit einem Subtyp infiziert ist, dessen genetische Sequenz so stark abweicht, dass die PCR falsch negativ ist. Falsch-negative Ergebnisse sind bei 25-50 % der natürlich infizierten Katzen zu erwarten. Da der Impfstatus des Katers unbekannt ist, kann sein wahrer FIV-Status nicht bestimmt werden.

ii. Weil der Kater infiziert sein kann, wird empfohlen, dass er kastriert wird, nicht mit anderen Katzen zusammen gehalten wird und ausschließlich im Haus gehalten wird. FIV-infizierte Katzen sind in der Regel über lange Zeit (viele Jahre) bei guter Gesundheit. Zur frühen Erkennung und Behandlung von Veränderungen werden halbjährliche Kontrolluntersuchungen und jährliche Laborkontrollen (Blutbild, Serum-Organprofil, Urinuntersuchung) empfohlen.

172 i. FIP wird durch eine FCoV-Variante hervorgerufen, die sich in der Katze aus einem harmlosen FCoV entwickelt. FIP entsteht bei spontanen Mutationen im FCoV-Genom. Diese führen zu Veränderungen in der Oberflächenstruktur des Virus, wodurch es die Fähigkeit erlangt, an Ribosomen in den Makrophagen zu binden und sich, im Gegensatz zur harmlosen Variante, in Makrophagen zu vermehren; dies ist das Schlüsselereignis in der Pathogenese der FIP. Die Erkrankung selbst wird durch eine immun-mediierte Reaktion auf die systemische Infektion verursacht. Die Symptome der FIP entstehen als Folge von Vaskulitis und granulomartigen Veränderungen.

ii. Immunsuppression kann zu verstärkter Virusreplikation im Darm führen und so das Risiko einer Mutation erhöhen. Viele Faktoren erhöhen die Wahrscheinlichkeit einer Mutation, so z. B. junges Alter, familiäre Prädisposition, Immunsuppression (z. B. durch FeLV- oder FIV-Infektion), Stress, Glukokortikoidbehandlung und Operationen, Infektionsdosis, Virulenz des Virusstamms und kontinuierliche Reinfektion in Mehrkatzenhaushalten.

iii. Die FCoV-Infektion erfolgt normalerweise oronasal über kontaminierten Kot von Katzen mit harmloser FCoV-Darminfektion. Eine indirekte Übertragung ist ebenfalls möglich, z. B. über Kleidung, Spielzeug und Pflegeartikel. Bei diesem Kater erfolgte die Übertragung wahrscheinlich vor der Abgabe an die neuen Besitzer.

173 Bei Fall **173** handelt es sich um denselben Kater wie in Fall **172**. Die Besitzer wollten den Kater behandeln lassen (**173**). Im Haushalt lebte außerdem eine gesunde, 3 Jahre alte weiblich-kastrierte Britisch-Kurzhaar-Katze.

i. Wie ist die Prognose für Katzen mit FIP?

ii. Welche Behandlungsmöglichkeiten gibt es?

iii. Wie groß ist das Risiko, dass FIP auf die zweite Katze im Haushalt übertragen wird?

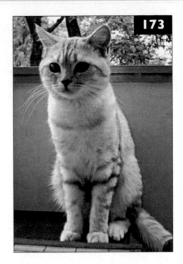

174 Eine adulte Europäisch-Kurzhaar-Katze (Alter und Kastrationsstatus unbekannt) wurde mit Fieber und Dyspnoe vorgestellt. Sie war 7 Tage zuvor im Zentrum einer Stadt gefunden worden. Bei der klinischen Untersuchung zeigte die Katze Fieber (40,5 °C), Apathie, Abmagerung, Dehydratation, Tachypnoe, Dyspnoe und ein verschärftes bronchiales Atemgeräusch. Thorax-röntgenbilder offenbarten eine alveolär-interstitielle Zeichnung mit partieller Konsolidierung und Emphysem (**174a**). Die Katze wurde euthanasiert, weil sich ihr Zustand rapide verschlechterte. In der Sektion fanden sich disseminierte noduläre Infiltrate in der Lunge und den mediastinalen Lymphknoten. Die histo-

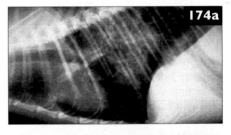

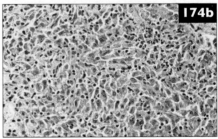

logische Untersuchung ergab eine granulomatöse Entzündung mit säurefesten Bakterien (**174b**). Molekularbiologische Untersuchungen wiesen *Mycobacterium tuberculosis* nach.

i. Wie häufig ist *M. tuberculosis* bei Katzen?

ii. Was sind die typischen Symptome?

iii. Sollten infizierte Katzen behandelt werden?

173 i. Nach einer definitiven Diagnose ist die Prognose bei FIP sehr schlecht. Die mittlere Überlebenszeit nach Diagnosestellung liegt bei 8 Tagen. Vereinzelte Katzen leben aber länger; es wurden Überlebenszeiten von 6 Monaten und mehr beschrieben.

ii. Da FIP eine immun-mediierte Erkrankung ist, zielt die Behandlung auf eine Unterdrückung der Immunantwort auf FCoV ab. Immunsuppressive Medikamente, wie Prednisolon (2 mg/kg p. o. 1 x tägl.) oder bei Erguss Dexamethason (1 mg/kg intrathorakal oder intraabdominal), können den Krankheitsverlauf verlangsamen, aber FIP nicht heilen. Felines Interferon-ω erwies sich in einer plazebo-kontrollierten Studie als nicht wirksam. Dieser Kater wurde nach Abziehen des Ergusses mit Dexamethason intrathorakal behandelt. Der Erguss verschwand und der Kater war 6 Monate lang gesund, bis er Katzenschnupfen und eine Uveitis entwickelte. Sein Zustand verschlechterte sich, und er wurde euthanasiert. In der Sektion wurde FIP erneut bestätigt.

iii. Eine Übertragung des mutierten FIP-verursachenden FCoV ist unter natürlichen Umständen sehr unwahrscheinlich. Deshalb liegt für die zweite Katze im Haushalt, die bereits mit den „harmlosen" FCoV infiziert ist, kein erhöhtes Risiko vor.

174 i. *M.-tuberculosis*-Infektionen sind bei der Katze sehr selten (seltener als beim Hund). Tuberkulose wird durch *M. tuberculosis* und *M. bovis* verursacht; beide können nur in Säugetieren und nicht in der Umwelt überleben. Menschen sind die einzigen Hauptwirte von *M. tuberculosis*; wenn Katzen infiziert werden, geschieht dies durch Kontakt zu infizierten Menschen. *M. bovis* ist eng verwandt mit *M. tuberculosis*.

ii. Infektionen mit *M. tuberculosis* verlaufen bei der Katze (und beim Hund) oft asymptomatisch oder schleichend. *M. tuberculosis* besitzt eine Affinität für Gewebe mit hohem Sauerstoffgehalt, weshalb es häufig die Lunge befällt. Es werden Bronchopneumonie, noduläre Lungenerkrankung und hiläre Lymphadenopathie beobachtet, die zu Fieber, Gewichtsverlust, Anorexie und starkem, nicht produktivem Husten führen. Tiere mit Tuberkulose-Pneumonie scheiden Bakterien mit dem Auswurf aus; Tröpfcheninfektion ist der Hauptübertragungsweg.

iii. Auch wenn Haustiere sich beim Menschen mit *M. tuberculosis* infizieren und eine Übertragung von Katzen (oder Hunden) auf den Menschen vermutlich sehr selten ist, sind infizierte Tiere ein potentielles Risiko für Menschen. Daher sollte mit dem Besitzer über eine Euthanasie gesprochen werden. Eine Therapie würde eine langwierige Antibiose (mehrere Antibiotika) erfordern. Resistenzen sind häufig.

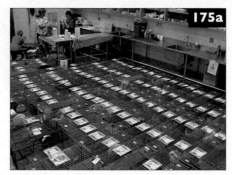

175 In einigen Ländern gibt es große Kastrationsprogramme, bei denen streunende Katzen eingefangen und über 100 Kastrationen am Tag durchgeführt werden (**175a**). Streunende Katzen können oft nur in Narkose sicher angefasst werden, und es ist unwahrscheinlich, dass sie ein zweites Mal für weitere Behandlungen eingefangen werden können.
i. Welches ist in einer solchen Situation das beste Impfprogramm?
ii. Sollten streunende Katzen auf FeLV und FIV getestet werden?

176 Eine 8 Jahre alte weiblich-kastrierte Langhaarkatze wurde zur Untersuchung überwiesen, da sie seit 4 Monaten rezidivierendes Fieber hatte und apathisch war (**176**). Sie wurde als reine Wohnungskatze mit einer anderen (gesunden) Katze zusammen gehalten. Bei der klinischen Untersuchung fielen eine erhöhte Körpertemperatur (39,8 °C), ein niedriger BCS (1,5/5), ein struppiges Fell und eine generalisierte Lymphadenopathie auf. Vorherige Behandlungsversuche mit Amoxicillin/Clavulansäure waren ohne Erfolg gewesen. Ein FeLV-/FIV-Test war negativ.

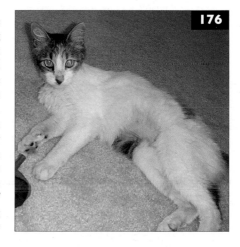

i. Was sind die Rule-outs für Fieber?
ii. Was ist die beste Herangehensweise zur Klärung des Fiebers bei dieser Katze?

175 i. Es wurde gezeigt, dass adulte Katzen trotz des Stresses durch Einfangen, Transport, Narkose und Operation gut auf Impfungen reagieren, die sie bei der Kastration erhalten. Idealerweise sollten sie in der Narkose mit Lebendimpfstoffen gegen FPV, FHV und FCV geimpft werden und zusätzlich in endemischen Gebieten auch gegen Tollwut und FeLV. Die Impfungen schützen nicht nur die einzelne Katze, sondern verbessern auch die Gesundheit der gesamten Population.

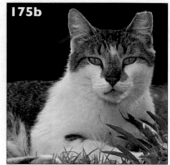

ii. Die Katzen sollten auf FIV-Antikörper und FeLV-Antigen getestet werden. Positive Tiere sollten nicht wieder ausgesetzt werden.

176 i. Die Rule-outs für Fieber sind: (1) infektiös, (2) autoimmun und (3) neoplastisch.
ii. Es sollten zunächst die häufigsten Ursachen ausgeschlossen werden und dann die selteneren Ursachen in Betracht gezogen werden. Die initialen Tests sollten möglichst wenig invasiv sein. Es sollten ein Blutbild, ein Serum-Organprofil und eine Urinuntersuchung gemacht werden. In diesem Fall lag eine generalisierte Lymphadenopathie vor, so dass Lymphknotenaspirate in die initiale Abklärung mit aufgenommen wurden. Zusätzlich sollten Röntgenaufnahmen von Thorax und Abdomen mit Feinnadelaspiraten eventueller Veränderungen gemacht werden. Wenn damit keine Diagnose gestellt werden kann, sollten zur weiteren Abklärung Blut- und Urinkulturen, Gelenks- und Liquorpunktion, Herzultraschall (zum Ausschluss von Endokarditis) und Tests auf die verbreiteten viralen, bakteriellen, mykotischen und protozoären Erreger eingeleitet werden.

177 Bei Fall 177 handelt es sich um
dieselbe Katze wie in Fall 176. Es wurden
ein Blutbild, ein Serum-Organprofil und
eine Urinuntersuchung durchgeführt. Die
zytologische Untersuchung des Lymph-
knotenaspirats ergab eine gemischte
Population kleiner und großer Lymphozyten mit einer erhöhten Zahl an
Plasmazellen. Es wurden keine
Organismen oder neoplastischen Zellen

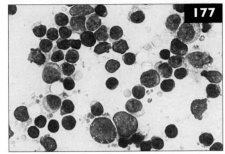

gefunden (177). Die zytologische Untersuchung der Synovia ergab eine erhöhte Zahl
nicht-degenerierter neutrophiler Granulozyten. Die Proteinelektrophorese zeigte eine
polyklonale Gammopathie. Blut- und Urinkulturen waren negativ. Röntgenaufnahmen
von Thorax und Abdomen sowie Herz- und Abdomen-Ultraschall waren unauffällig.
Der Besitzer sprach sich gegen eine Liquorpunktion aus.

Blutbild	Ergebnisse	Serum-Biochemie	Ergebnisse
Hämatokrit	0,26 l/l	Gesamtprotein	84 g/l
Erythrozyten	$4,5 \times 10^{12}$/l	Albumin	23 g/l
Hämoglobin	5,0 mmol/l	Globuline	61 g/l
Leukozyten	$19,5 \times 10^9$/l	**Urinuntersuchung** (Zystozentese)	
Segmentkernige		Farbe/Aussehen	gelb, trüb
Neutrophile	$17,5 \times 10^9$/l	Protein	++++
Stabkernige Neutrophile	0×10^9/l	U-P/C	3,5
Lymphozyten	$1,0 \times 10^9$/l	Spezifisches Gewicht	1.045

i. Wie sind die Befunde der Zytologie von Lymphknoten und Synovia zu interpretieren?
ii. Wie sind die Laborergebnisse zu interpretieren?
iii. Welche weiteren Untersuchungen sollten eingeleitet werden?
iv. Wie häufig sind die infrage kommenden Krankheiten bei Katzen?

178 Eine 6 Jahre alte weiblich-kastrierte Europäisch-
Kurzhaar-Katze wurde zum jährlichen Gesund-
heitscheck vorgestellt. Die Besitzerin hatte keine
gesundheitlichen Probleme bemerkt. In der klinischen
Untersuchung fielen *Foetor ex ore,* Plaque und
Zahnstein auf, und an mehreren Wurzeln war ein
Zahnfleischrückgang zu sehen. Das Zahnfleisch war
an diesen Stellen stark entzündet (178).

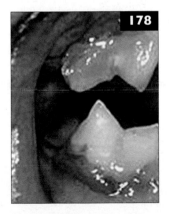

i. Welches Problem liegt bei dieser Katze vor?
ii. Was ist der Unterschied zwischen Plaque und
Zahnstein?
iii. Welches ist der bedeutendste Erreger im
Zusammenhang mit Parodontitis?

177 i. Das Lymphknotenaspirat ist reaktiv; im Gelenkspunktat ist eine aktive Entzündung sichtbar.

ii. Die Katze hat eine geringgradige aregenerative Anämie, vermutlich eine Anämie der chronischen Krankheiten, sowie ein Stressleukogramm, bei Katzen eine häufige Reaktion auf entzündliche Prozesse. Es liegen eine leichte Hyperglobulinämie und eine leichte Hypalbuminämie vor; die Proteinelektrophorese bestätigt eine polyklonale Gammopathie, vereinbar mit einer chronischen Entzündungsreaktion. Proteinurie bei sauberem Urinsediment und negativer Urinkultur deutet auf eine Glomerulopathie hin, sehr wahrscheinlich eine immun-mediierte Glomerulonephritis.

iii. Bei Verdacht auf immun-mediierte Glomerulonephritis und Polyarthritis sollten Untersuchungen auf systemischen Lupus erythematodes (SLE), also ANA-Test (obwohl bei der Katze nicht sehr aussagekräftig), und Untersuchungen auf chronisch persistierende Infektionen, die auch die Gelenke betreffen können (z. B. Borreliose, Anaplasmose), eingeleitet werden. In diesem Fall wurden in einer PCR aus Synovia Borrelien nachgewiesen.

iv. SLE ist sehr selten bei der Katze. Auch klinisch manifeste Anaplasmose und Borreliose sind extrem selten. Eine klinisch manifeste Borreliose kann nur durch den Nachweis des Erregers mittels PCR diagnostiziert werden.

178 i. Parodontalerkrankungen manifestieren sich als Entzündung und Rückgang der perialveolären Zahnfleischränder. Sie sind bei der Katze sehr häufig und werden durch Zahnbelag ausgelöst. Dieser Biofilm wird von der normalen Maulhöhlenflora aus Nahrungsresten und Speichel gebildet. Er stellt eine organische Matrix aus Speichel-Glykoproteinen und -Polysacchariden dar, die am Zahnschmelz anhaftet und an der sich Bakterien ansiedeln.

ii. Zahnstein ist die mineralisierte Form von Plaque. Er begünstigt die Entstehung von weiterem Zahnbelag sowie parodontaler Entzündung. Deshalb müssen sowohl supra- als auch subgingivaler Zahnbelag und Zahnstein gründlich entfernt werden, um die Parodontitis in den Griff zu bekommen.

iii. *Porphyromonas (Bacteriodes) gingivalis* wird mit dem Fortschreiten von Parodontalerkrankungen in Verbindung gebracht.

179 Bei Fall **179** handelt es sich um dieselbe Katze wie in Fall **178**. Es wurden Röntgenaufnahmen der Zähne gemacht (**179**).
i. Welche Rolle spielen Antibiotika bei der Behandlung dieser Erkrankung?
ii. Welche Behandlung sollte in Bezug auf den Zahn empfohlen werden?
iii. Welche Komplikationen können bei Parodontalerkrankungen auftreten?

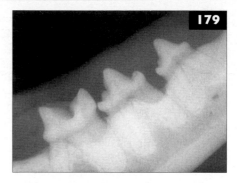

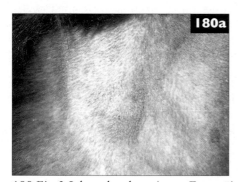
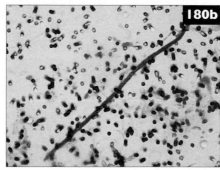

180 Ein 2 Jahre alter kastrierter Europäisch-Kurzhaar-Kater wurde vorgestellt mit Hautknoten an der linken Thoraxseite und am Hals, die seit 3 Monaten bestanden (**180a**). Der Kater lebte seit einem Jahr meist in Florenz, Italien. In der klinischen Untersuchung war der Kater bei gutem Allgemeinbefinden, aber sehr dünn. Die Thoraxauskultation war unauffällig. Am Hals und an der Brustwand waren gut abgrenzbare, nicht schmerzhafte subkutane Knoten von 1 cm Durchmesser. Die initale Diagnostik bestand aus Blutbild, Serum-Organprofil, Urinuntersuchung und FeLV-/FIV-Test. Eine zytologische Untersuchung der Hautknoten wurde ebenfalls eingeleitet. Das Blutbild zeigte eine Eosinophilie. Der FeLV-/FIV-Test war negativ. Im Blutausstrich war eine einzelne *Dirofilaria-immitis*-Mikrofilarie zu sehen (**180b**).
i. An welche Differentialdiagnosen sollte gedacht werden?
ii. Wie kann die Diagnose bestätigt werden?
iii. Wie häufig kommt eine Mikrofilarämie bei der felinen Dirofilariose vor?

179 i. Antibiotika sind eine Komponente der Behandlung, aber ohne gewissenhafte Zahnreinigung wird die Parodontitis vermutlich weiter fortschreiten. Geeignete Antibiotika sind Clindamycin, Doxycyclin oder Spiramycin plus Metronidazol. Amoxicillin/Clavulansäure reduziert die Zahl an *Porphyromonas gingivalis* nicht, auch wenn diese im Antibiogramm sensibel sind.
ii. Zusätzlich zur mechanischen Zahnsteinentfernung und antibiotischen Therapie sollten stark betroffene Zähne gezogen werden. Angrenzendes nekrotisches Gewebe und hyperplastisches Zahnfleisch sollten entfernt werden.
iii. Beim Menschen können zerebrale und myokardiale Infarkte auftreten. Beim Hund können kardiale, renale und hepatische Probleme entstehen, die bei der Katze selten sind. Bei Katzen entstehen durch Parodontitis und Infektion der kaudalen oberen Backenzähne oft Komplikationen am Auge, wie Chemosis, konjunktivale Hyperämie, Exophthalmus und Nickhautvorfall.

180 i. Noduläre subkutane Läsionen sind in der Regel entzündlich (z. B. Pilze oder Bakterien, wie Aktinomykose, Nokardiose, Mykobakteriose) oder neoplastisch; nicht-entzündliche gutartige Veränderungen sind selten. Fremdkörperreaktionen oder Parasitengranula wären weitere Möglichkeiten. Der Mikrofilarienfund im Blut deutet auf eine Herzwurminfektion bei diesem Kater hin.
ii. Zu den weiteren Tests gehören ein Antikörper- und Antigennachweis für *D. immitis* sowie Entnahme einer Biopsie der Hautknoten mit Spezialfärbungen für säurefeste Organismen und Pilze. Bei der Katze entwickelt sich eine nachweisbare Antigenämie etwa 5-8 Monate nach der Infektion. Daher können klinische Symptome einer Herzwurminfektion vor einer nachweisbaren Antigenämie auftreten, und ein zusätzlicher Antikörpernachweis ist angezeigt.
iii. Bei der großen Mehrheit feliner Herzwurmerkrankungen sind die Katzen nicht mikrofilarämisch. Wenn Mikrofilarien vorhanden sind, handelt es sich meist um *D. immitis* (**180c**); in Norditalien werden aber auch *D. repens* nachgewiesen.

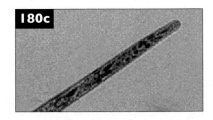

181 Bei Fall **181** handelt es sich um denselben Kater wie in Fall **180**. Der Herzwurm-Antikörpertest war positiv. Die Zytologie der Feinnadelaspirate der Knoten zeigte eine pyogranulomatöse Entzündung mit degenerierten Neutrophilen und Makrophagen. Einer der Hautknoten wurde *in toto* chirurgisch entfernt. Die histologische Untersuchung zeigte einen Teil einer Dirofilarien-Mikrofilarie innerhalb der pyogranulomatösen Entzündung (**181**).

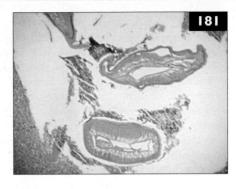

i. Was sind die klinischen Symptome, und wie ist die Prognose bei Katzen mit Herzwurmerkrankung?

ii. Was sind die typischen Befunde in der bildgebenden Diagnostik?

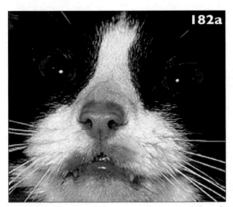

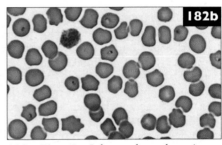

182 Ein 5 Jahre alter kastrierter Europäisch-Kurzhaar-Kater, der vor 5 Tagen aus den USA nach Deutschland importiert worden war, wurde vorgestellt, weil er seit 3 Tagen zunehmend apathischer wurde. Der Kater war Freiläufer und war aktuell geimpft. In den USA war er FeLV- und FIV-negativ getestet worden. In der klinischen Untersuchung zeigte sich der Kater apathisch und war ikterisch (**182a**). Er hatte Fieber (39,8 °C), Tachykardie (200/min) und Tachypnoe (50/min). Blutbild, Serum-Biochemie, Blutgerinnungstests und Urinuntersuchung ergaben eine aregenerative Anämie, Leukopenie, Thrombozytopenie, erhöhte ALT- und AP-Enzymaktivitäten, Hyperbilirubinämie und erhöhte D-Dimere. Bei der Untersuchung eines Blutausstrichs wurden in einigen Erythrozyten „sicherheitsnadelförmige" Piroplasmen entdeckt (**182b**).

i. Wie lautet die Diagnose?

ii. Wie wird diese Erkrankung behandelt?

iii. Wie ist die Prognose?

181 i. *D.-immitis*-Infektion und Herzwurmerkrankung sind bei der Katze in endemischen Gebieten häufig, aber die Infektionsrate beträgt nur ca. 5-20 % derer bei Hunden. Die Wurmlast ist in der Regel niedrig (1-2 Würmer), aber die Mortalität ist höher als beim Hund. Schon wenige Würmer können zu Gewichtsverlust, chronischem Erbrechen, Dyspnoe und plötzlichem Tod führen. Tachykardie, Synkopen und ZNS-Symptome können ebenfalls auftreten. Oft werden die Symptome mit Asthma verwechselt. Hautveränderungen durch Mikrofilarien oder adulte Würmern sind selten; vereinzelt können *D.-immitis*-Larven oder adulte Würmer zur Bildung von nodulären bis ulzerativen Läsionen oder zu juckendem Ausschlag mit Papeln aufgrund einer Hypersensitivitätsreaktion auf die Larven führen. Aberrante adulte Herzwürmer wurden schon an vielen Stellen gefunden; die meisten beschriebenen Fälle sind Zufallsbefunde.
ii. Thoraxröntgenbilder können deutliche Hinweise auf eine feline Herzwurmerkrankung geben und sind wertvoll zur Einschätzung des Schweregrads der Erkrankung und zur Verlaufskontrolle. In der Echokardiographie sind Herzwürmer bei etwa 50 % der Katzen mit Herzwurminfektionen als doppel-linige Struktur sichtbar. Herzultraschall und Thoraxröntgen zeigten bei diesem Kater keine Dirofilariose-bedingten Veränderungen.

182 i. Die Diagnose lautet *Cytauxzoon-felis*-Infektion, eine von Zecken übertragene Protozoeninfektion bei Haus- und Wildkatzen. Die Infektion verläuft beim Reservoirwirt (Rotluchs) und anderen wildlebenden Feliden normalerweise asymptomatisch. Bei Hauskatzen führt die Infektion typischerweise zu rapide progressiv verlaufender hämolytischer Anämie, Leberversagen, DIC und Schock. Vom Auftreten der ersten klinischen Symptome bis zum Tod vergehen meist nur etwa 5 Tage.
ii. Die Behandlung besteht aus symptomatischer und antiprotozoärer Therapie. Zahlreiche Medikamente wurden mit unterschiedlichem Erfolg getestet. Heute wird meist die Kombination aus Atovaquon und Azithromycin eingesetzt.
iii. Die Prognose ist vorsichtig. Katzen, die in einem späten Krankheitsstadium mit Hypothermie, DIC und Koma vorgestellt werden, haben sehr schlechte Überlebenschancen. Katzen, die die ersten 3 Tage der Behandlung überleben, haben eine günstige Prognose. Dieser Kater verstarb bevor eine Behandlung eingeleitet werden konnte.

183 Ein 14 Jahre alter kastrierter Europäisch-Kurzhaar-Kater wurde wegen Hustens vorgestellt. Der Kater war Freiläufer. Sechs Monate zuvor war bei ihm eine FIV-Infektion diagnostiziert worden. Thoraxröntgenbilder zeigten eine diffuse bronchointerstitielle Lungenzeichnung. Es wurde eine BAL durchgeführt; in der Zytologie waren hauptsächlich Makrophagen, einige eosinophile und einige neutrophile Granulozyten zu sehen. In der BAL wurden drei große Nematoden entdeckt (183).

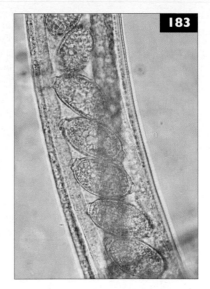

i. Um welche Nematodenart handelt es sich?
ii. Wie sollte der Kater behandelt werden?
iii. Welche Bedeutung hat der FIV-Status des Katers?

184 In mehreren Räumen eines Tierheims kam es zu einem Ausbruch von Katzenschnupfen, der durch Ulzera an Maulschleimhaut und Hornhaut, Konjunktivitis, Fieber, Nasenausfluss und Niesen gekennzeichnet war. Alle Katzen waren zum Zeitpunkt der Aufnahme FeLV- und FIV-negativ getestet und waren bei der Aufnahme

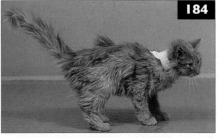

und 3 Wochen später mit Lebendvakzinen gegen FPV, FHV und FCV geimpft worden. Die Katzen blieben von der Aufnahme bis zur Abgabe im selben Raum. Welpen zwischen 8 Wochen und 4 Monaten waren am stärksten betroffen. Ein Wurf 4 Monate alter Kätzchen zeigte besonders starke Symptome, wie massive orale Ulzera, Salivation, Fieber und Dehydratation (184).

i. Was sind die Differentialdiagnosen?
ii. Welche Behandlung sollte eingeleitet werden?
iii. Sind die Gesundheitsvorsorgemaßnahmen ausreichend?

183 i. Im Körper des weiblichen Nematoden befinden sich mehrere trichurisartige Eier mit zwei asymmetrischen Polpfröpfen, welche charakteristisch sind für *Eucoleus aerophila* (früher *Capillaria aerophila*).
ii. Für die Katze gibt es keine speziellen Behandlungsprotokolle, aber Fenbendazol und Ivermectin sind mit Erfolg eingesetzt worden. Nach der Behandlung sollte eine Kotflotation gemacht werden, um sicherzustellen, dass die Würmer eliminiert wurden.
iii. Es ist möglich, dass die FIV-Infektion zur Immunsuppression und dadurch zur Entwicklung des klinischen Bildes beigetragen hat. Bei gesunden adulten Katzen verlaufen *Eucoleus-aerophila*-Infektionen in der Regel asymptomatisch. Eine Quantifizierung der Lymphozytensubpopulationen (z. B. CD4+-Zellen, CD8+-Zellen) oder des FIV-Virusloads könnten helfen zu klären, ob der Kater eine FIV-bedingte Immunschwäche hatte.

184 i. Die klinischen Symptome und die Schnelligkeit des Ausbruchs sprechen für eine virale Ätiologie. Die starken Veränderungen im Maul deuten auf eine Infektion mit FCV hin, die Veränderungen am Auge eher für eine FHV-Infektion. Daher sollte ein Erregernachweis mittels PCR erfolgen.
ii. Bei akuten Infektionen sollte sofort eine symptomatische Behandlung erfolgen. Antibiotika werden zur Behandlung von Sekundärinfektionen eingesetzt. Beim Nachweis von FHV-Infektionen wurde in der Vergangenheit eine L-Lysin-Behandlung empfohlen; sie hat sich aber unter Tierheimbedingungen als unwirksam herausgestellt. Orales Famciclovir kann bei stark betroffenen Katzen mit FHV-Infektion angezeigt sein. Es gilt als Mittel der Wahl zur systemischen FHV-Therapie. Die am stärksten betroffenen Katzen benötigen unter Umständen eine Ösophagussonde zur Ernährung.
iii. Die Gesundheitsvorsorgemaßnahmen, die unter anderem einen FeLV-/FIV-Test, Lebendimpfungen bei Aufnahme und Parasitenkontrolle beinhalten, sind angemessen. Bei Welpen sollten die Impfungen im Drei- bis Vierwochenabstand bis zum Alter von 16 Wochen wiederholt werden. Adulte Katzen sollten zweimalig geimpft werden. Ideal wäre eine Quarantänestation, in der Neuzugänge untergebracht werden können. FHV und FCV sind hochinfektiös und können leicht durch kontaminierte Gegenstände oder Personal übertragen werden, so dass eine gründliche Reinigung mit geeignetem Reinigungsmittel wichtig ist. Bei diesem Katzenschnupfenausbruch wurden sowohl FHV als auch FCV nachgewiesen.

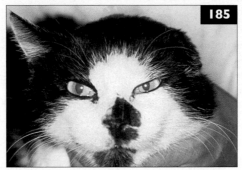

185 Ein 15 Jahre alter kastrierter Europäisch-Kurzhaar-Kater wurde zum jährlichen Gesundheitscheck vorgestellt. Er war vor 8 Jahren FIV-positiv getestet worden. Damals war der Kater ein unkastrierter, kampflustiger Freiläufer gewesen. Er hatte ein Ohr bei einem Kampf mit dem Nachbarshund eingebüßt (185). Nach der Diagnose der FIV-Infektion war er kastriert worden und wurde nun als Einzeltier drinnen gehalten. Gelegentlich hatte er leichten Augen- und Nasenausfluss sowie Stomatitis, war aber sonst gesund.

i. Wie ist die Prognose bei FIV-Infektion?

ii. Was sollte bei der Haltung einer FIV-infizierten Katze beachtet werden?

iii. Sollte eine FIV-infizierte Katze geimpft werden?

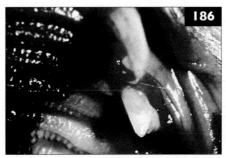

186 Bei Fall 186 handelt es sich um denselben Kater wie in Fall 185. In der klinischen Untersuchung fielen Ausfluss am linken Auge und beidseits leicht vorgefallene Nickhäute auf. Der Kater hatte außerdem eine Gingivitis im Bereich einiger Zähne (186).

i. Wie oft sollten FIV-infizierte Katzen zum Gesundheitscheck beim Tierarzt vorgestellt werden?

ii. Was muss beachtet werden, wenn FIV-infizierte Katzen tierärztliche Betreuung benötigen?

iii. Was muss beachtet werden, wenn FIV-infizierte Katzen krank sind?

185 i. FIV kann bei Katzen zu erworbener Immunschwäche führen, die zu einem erhöhten Risiko für opportunistische Infektionen, neurologische Probleme und Tumoren führt. Bei den meisten natürlich infizierten Katzen verursacht eine FIV-Infektion jedoch keine schweren klinischen Symptome. Infizierte Katzen können viele Jahre leben und im Alter aus Gründen sterben, die nicht mit der FIV-Infektion in Verbindung stehen. Die Lebensqualität ist normalerweise recht gut.

ii. Die wichtigste lebensverlängernde Maßnahme ist, FIV-infizierte Katzen ausschließlich im Haus zu halten. Dies dient nicht nur der Verhinderung einer Ansteckung anderer Katzen, sondern auch dem Schutz der immunsupprimierten Katze vor Infektionserregern von anderen Katzen oder aus der Umwelt. Sekundärinfektionen spielen häufig für das Fortschreiten der FIV-Infektion eine bedeutende Rolle und müssen vermieden werden. FIV-infizierte Katzen sollten eine gut gekochte Diät bekommen, um das Risiko einer bakteriellen oder parasitären Lebensmittelinfektion zu vermeiden. Sie sollten außerdem kastriert werden, um Streunen und Stress verbunden mit Östrus und Kämpfen zu reduzieren.

iii. Die Meinungen über Impfungen FIV-infizierter Katzen gehen auseinander. FIV-infizierte Katzen sind empfänglicher für Sekundärinfektionen; daher scheinen Routineimpfungen nötig. Jedoch können Impfungen durch die Immunstimulation auch das Fortschreiten der FIV-Infektion begünstigen und zu vermehrter Virusproduktion führen. Wenn infizierte Katzen ausschließlich drinnen gehalten werden, ist das Infektionsrisiko geringer als die mögliche schädliche Wirkung der Impfung.

186 i. Gesundheitsvorsorgeuntersuchungen beim Tierarzt sollten mindestens alle 6 Monate erfolgen, um Veränderungen des Gesundheitszustands schnell zu erkennen. Blutbild, Serum-Biochemie und Urinuntersuchung sollten jährlich gemacht werden.

ii. FIV überlebt außerhalb des Wirtes nur Sekunden. In einer Tierklinik können FIV-infizierte Katzen daher auf derselben Station wie andere Patienten (in eigenen Käfigen) untergebracht werden. Da sie immunsupprimiert sind, sollten sie von Katzen mit Infektionskrankheiten ferngehalten werden. Mitarbeiter sollten zwischen Patientenkontakten und nach dem Reinigen von Käfigen die Hände waschen (um die FIV-infizierte, immunsupprimierte Katze zu schützen).

iii. Wenn FIV-infizierte Katzen erkranken, ist eine schnelle Identifizierung der Sekundärerkrankung wichtig, um ein frühes und erfolgreiches therapeutisches Eingreifen zu gewährleisten. Viele Katzen mit FIV sprechen genauso gut wie nicht infizierte Katzen auf eine Therapie an, auch wenn eine längere oder aggressivere Behandlung nötig sein kann. Glukokortikoide und andere Immunsuppressiva sowie myelosuppressive Medikamente sollten nur verwendet werden, wenn ihr Einsatz unbedingt nötig ist. Griseofulvin kann bei FIV-infizierten Katzen eine Myelosuppression verursachen und sollte nicht eingesetzt werden. Operationen werden normalerweise gut vertragen; es sollte aber bei allen Eingriffen (auch bei Zahnsteinentfernungen) eine perioperative Antibiose verabreicht werden.

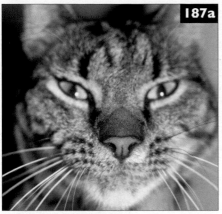

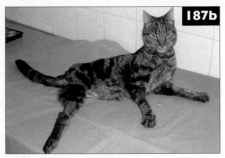

187 Ein 2 Jahre alter kastrierter Europäisch-Kurzhaar-Kater wurde wegen einer Verletzung am Hinterbein und progressiver Ataxie überwiesen. Der Kater lebte hauptsächlich draußen. Er war ursprünglich vom Haustierarzt behandelt worden, der das verletzte Bein vor 6 Tagen amputiert hatte. Jetzt waren die neurologischen Symptome allerdings fortschreitend, und die Amputationswunde war aufgebrochen. Die klinische Untersuchung ergab, dass der Kater in schlechter Verfassung war; er hatte außerdem einen ungewöhnlichen Gesichtsausdruck (187a) sowie einen erhöhten Muskeltonus an den drei verbleibenden Gliedmaßen (187b). Der Kater wurde stationär aufgenommen, die Wunde gesäubert und erneut genäht. Als dem Kater am nächsten Tag etwas zu Fressen angeboten wurde, zeigte er einen guten Appetit, konnte aber nicht richtig schlucken.
i. Wie lautet die Diagnose?
ii. Wie sollte der Kater behandelt werden?

188 Eine 2 Jahre alte weiblich-kastrierte Europäisch-Kurzhaar-Katze wurde wegen wiederkehrenden Durchfalls vorgestellt (188). Die Katze wurde als Einzelkatze ausschließlich in der Wohnung gehalten. Eine Behandlung mit Metronidazol, Tylosin und rohfaserreichem Futter hatte zu keiner

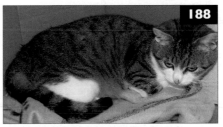

Besserung geführt. Die Katze setzte häufig kleine Mengen kuhfladenförmigen bis halb geformten, übelriechenden Kots ab, der zum Teil Schleim und frisches Blut enthielt. In der klinischen Untersuchung war die Katze in einem guten Zustand, nur der Anus war etwas kotverschmiert. Eine Kotflotation war bereits zweimal negativ gewesen.
i. Handelt es sich um Dünn- oder Dickdarmdurchfall?
ii. Wie kann *Tritrichomonas foetus* nachgewiesen werden?
iii. Wie unterscheiden sich *T. foetus* und *Giardia lamblia* mikroskopisch?

187 i. Der Kater hat einen generalisierten Tetanus. Die
Erkrankung entwickelt sich als Folge einer Wundinfektion
mit *Clostridium tetani*. *C. tetani* produzieren ein Endotoxin
(Tetanospasmin), das die Freisetzung inhibitorischer
Neurotransmitter (GABA, Glycin) im ZNS hemmt. Dies
führt zu einer unkontrollierten Kontraktion der Skelett-
muskulatur. Der eigenartige Gesichtsausdruck mit
aufgerichteten Ohren und Schnurrhaaren, schmaler
Lidspalte und partiellem Nickhautvorfall resultierte aus einer
tetanischen Kontraktion der Gesichtsmuskeln. Die
Dysphagie rührte von einem Spasmus der Pharynx-
muskulatur her. Erstaunlicherweise war die Kieferspannung
nicht erhöht. Der Schweregrad der neurologischen
Symptome des Katers hing von seinem Erregungszustand ab;
externe Stimulation führte zu einem erhöhten Muskeltonus
in den Gliedmaßen und im Gesicht. Katzen sind jedoch
relativ resistent gegen Tetanospasmin, so dass generalisierter
Tetanus selten ist.

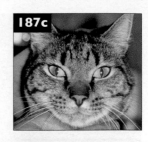

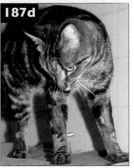

ii. Die Behandlung von generalisiertem Tetanus beinhaltet
die Versorgung der Wunde, die Neutralisation von
ungebundenem Tetanustoxin in der Blutbahn und in peripheren Geweben mit equinem
Antitoxin, eine Antibiose und eine symptomatische Behandlung zur Reduzierung der
Muskelspasmen. Fütterung kann bei diesen Katzen wegen der Muskelspasmen am
Pharynx schwierig sein; eine Ernährungssonde kann dann das Management deutlich
erleichtern. In diesem Fall war der Amputationsstumpf der wahrscheinlichste
Ausgangspunkt der Clostridieninfektion. Dementsprechend wurde die Wunde gesäubert.
Der Kater wurde mit Metronidazol behandelt. Sein Zustand besserte sich langsam, nach
2 Wochen war sein Gesichtsausdruck so gut wie normal (**187c**), und es war keine Steifheit
mehr vorhanden (**187d**).

188 i. Es handelt sich um Dickdarmdurchfall (kleine Mengen, erhöhte Frequenz,
fehlende Gewichtsabnahme, Schleim, frisches Blut). Dünndarmdurchfall wäre eher mit
normaler Frequenz, normalen bis erhöhten Kotmengen, Gewichtsverlust, Steatorrhoe
und Meläna verbunden.
ii. Eine rektale Zytologie oder ein direkter Kotausstrich von frisch abgesetztem
Durchfall, verdünnt mit Kochsalzlösung und mit Deckglas betrachtet, zeigt nur bei etwa
14 % der mit *T. foetus* infizierten Katzen *Tritrichomonas*-Trophozoiten. Eine Kultur
mit kommerziellen Kits ist einfach durchzuführen und hat eine deutlich höhere
Sensitivität. Die Kotprobe kann auch zur Inkubation in modifiziertem Diamond's
Medium oder zur PCR zu einem kommerziellen Labor geschickt werden.
iii. Giardien-Trophozoiten haben zwei Nuklei, eine konkave Ventralseite und bewegen
sich wie fallende Blätter. *T. foetus* sind spindelförmig, haben nur einen Nukleus und eine
undulierende Membran entlang des gesamten Körpers. Ihre Bewegungen erscheinen
torkelnd.

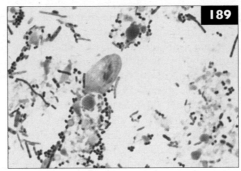

189 Bei Fall **189** handelt es sich um dieselbe Katze wie in Fall **188**. Im Kot der Katze wurde *Tritrichomonas foetus* nachgewiesen (**189**).
i. Wie infizieren sich Katzen mit *T. foetus*?
ii. Was sind die therapeutischen Optionen?
iii. Wie ist die Prognose mit Behandlung und ohne Behandlung?

190 Eine 6 Jahre alte weiblich-kastrierte Europäisch-Kurzhaar-Katze wurde wegen einer seit 2 Tagen bestehenden Verhaltensänderung vorgestellt. Sie war ängstlich und nervös geworden, obwohl sie sonst eigentlich sehr freundlich war. Sie hielt sich abseits, wurde gereizt, sobald man sich ihr näherte, und versuchte sogar zu beißen. Die Katze lebte als Freiläufer in einer ländlichen Gegend. Sie war nie geimpft worden. In

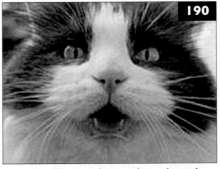

der klinischen Untersuchung fielen dilatierte Pupillen und ein abgeschwächter Lidreflex auf. Die Katze hatte Fieber (39,9 °C) und einen ausdruckslosen, starren Blick. Am folgenden Tag in der Klinik entwickelte sich ein Muskeltremor, die Katze lief unruhig im Käfig hin und her, und es traten Kopfnervenausfälle auf. Sie miaute häufig und ihre Stimme änderte sich (**190**).
i. An welche Krankheit muss gedacht werden?
ii. Welcher Verlauf der klinischen Symptome wäre bei dieser Krankheit zu erwarten?
iii. Wie wird die Krankheit diagnostiziert?
iv. Wie ist das weitere Vorgehen?

189 i. Mögliche Infektionsquellen sind noch unbekannt. Es sind zahlreiche Risikofaktoren untersucht worden; Kontakt zu Schweinen, Rindern oder Pferden, Verunreinigung des Trinkwassers, Haltung (Land *vs.* Stadt), vorberichtliche Reisen, Fütterung von rohem Fleisch und Freilauf wurden nicht als Risikofaktoren identifiziert. Katzenzuchten und Tierheime haben höhere Prävalenzen, was dafür spricht, dass Hygiene, Stress und andere Overcrowding-Effekte eine Rolle spielen. Es ist aber auch möglich, dass sich eine in der Wohnung gehaltene Einzelkatze mit *T. foetus* infiziert.
ii. Mittel der Wahl ist Ronidazol in einer Dosis von 30 mg/kg 1 x tägl. für 14 Tage. Diese Dosis sollte nicht überschritten werden, da Ronidazol sonst neurotoxisch sein kann. Viele andere Medikamente haben sich als unwirksam erwiesen.
iii. Bei Katzen, die mit Ronidazol behandelt wurden, ist eine Erregereliminierung zu erwarten. Katzen, die mit anderen Präparaten oder gar nicht behandelt wurden, zeigten meist über 4-24 Monate rezidivierenden Dickdarmdurchfall bevor eine spontane Heilung eintrat.

190 i. Bei diesem Vorbericht und der Symptomatik muss an Tollwut gedacht werden.
ii. Katzen entwickeln meistens eine „rasende Wut". Schon bald nach Auftreten der ersten klinischen Symptome kommt es zu Lähmungen.
iii. Die Diagnose wird *post mortem* durch den Nachweis von Virusantigen im Gehirn gestellt. Es gibt keinen ausreichend sensitiven Nachweis am lebenden Tier. Eine Bestimmung von Tollwut-Antikörpern im Blut ist nicht zum Nachweis einer Exposition geeignet.
iv. Eine Behandlung ist bei Tollwutverdacht nicht erlaubt. Es gibt auch keine wirksame Therapie. Das Risiko für Kontaktpersonen ist hoch. Asymptomatische Katzen, bei denen der Verdacht auf eine Exposition gegenüber Tollwut besteht, müssen der zuständigen Behörde gemeldet werden, die entsprechend den jeweiligen Gesetzen und dem Impfstatus der Katze weitere Schritte festlegt (z. B. Quarantäne, Euthanasie). In diesem Fall verstarb die Katze plötzlich. Die histologische Untersuchung des Gehirns auf Negri-Einschlusskörperchen und der IFA auf Tollwut-Antigen im Gehirn waren negativ. Die histologische Untersuchung des ZNS wies FIP nach.

191 Ein 9 Jahre alter männlich-
kastrierter Siam-Mix wurde wegen einer
Stomatogingivitis überwiesen (191a).
Bei dem Kater war vor 6 Jahren eine
FIV-Infektion festgestellt worden. Eine
Biopsie der Gingiva ergab eine lymphoplasmazelluläre Stomatitis.
i. Wie ist die Pathogenese der Stomatitis
bei FIV-Infektion?
ii. Durch welche Art der Behandlung
kann die Stomatitis am besten dauerhaft
geheilt werden?

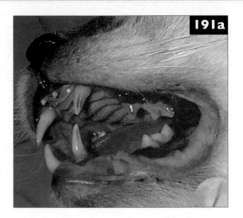

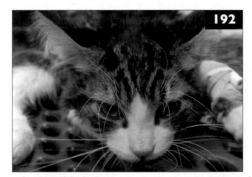

192 Eine 5 Jahre alte weiblich-kastrierte Europäisch-Kurzhaar-Katze wurde
vorgestellt, da sie seit dem Vortag akut apathisch war (192). In der klinischen
Untersuchung fielen blasse und ikterische Schleimhäute, ein schwacher Puls und
eine Körpertemperatur von 36,5 °C auf. Die Katze schien Schmerzen im Abdomen
zu haben. Die Atemfrequenz (66/min) und die Herzfrequenz (240/min) waren
erhöht, der systolische Blutdruck war erniedrigt (85 mm Hg), die KFZ war
verzögert (3 sec). In einer Blutkultur wurden *E. coli* nachgewiesen. Es bestand
Verdacht auf einen Endotoxinschock.
i. Was sind Endotoxine?
ii. Kann die Blutkultur bei einem Patienten mit Endotoxämie negativ sein?
iii. Was sind häufige Ursachen für Sepsis und Endotoxämie bei Katzen?

191 i. Viele FIV-infizierte Katzen leiden an chronisch ulzerativer, proliferativer Stomatitis. Diese beginnt typischerweise im Rachen und breitet sich nach rostral aus, insbesondere entlang der Zähne im Oberkiefer. Schmerzen und Zahnverluste sind häufig, die Folge können Anorexie und Abmagerung sein. Die genaue Ätiologie ist unklar, die histologischen Befunde lassen aber auf eine überschießende Immunreaktion durch chronische Antigenstimulation oder auf eine Immundysregulation schließen. Häufig besteht gleichzeitig eine FCV-Infektion.

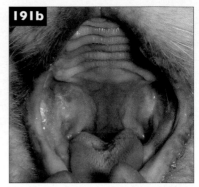

Andere Infektionen, auch durch die Bakterienflora der Maulhöhle, können ebenfalls eine Rolle spielen.

ii. Das Ziehen aller Zähne führt am ehesten zur dauerhaften Abheilung. Bei Katzen, bei denen die Entzündung auf den Rachen beschränkt ist, können die Canini und Inzisivi belassen werden. Es muss darauf geachtet werden, dass alle Zahnwurzeln vollständig entfernt werden. Deshalb sollten nach Abschluss des Eingriffs Röntgenbilder gemacht werden. Andere Behandlungsmaßnahmen können die Stomatitis partiell lindern (obwohl Immunsuppressiva bei FIV-infizierten Katzen vermieden werden sollten), aber in der Regel ist eine Entfernung aller Zähne nötig, um sie dauerhaft zu heilen. Eine Extraktion aller Zähne und Amoxicillin/Clavulansäure für 2 Wochen führten bei diesem Kater zu einer vollständigen Abheilung der Stomatitis (**191b**).

192 i. Endotoxine sind Lipopolysaccharide, die beim Zerfall gram-negativer Bakterien aus der Zellmembran freigesetzt werden. Bei gesunden Individuen werden Endotoxine, die aus der Darmflora stammen, vom darmassoziierten Immunsystem und dem Portalkreislauf entfernt. Endotoxine stammen meist von *Pseudomonas* spp., *Escherichia* spp., *Klebsiella* spp., *Enterbacter* spp. und *Proteus* spp.

ii. Manchmal befinden sich bei einer Endotoxämie lebende Bakterien im Blut und führen zu einer positiven Blutkultur. Die Blutkultur kann aber auch negativ sein, wenn die Bakterien im Gewebe oder im Darm bleiben und nur die Toxine im Blut zirkulieren.

iii. Zu den Ursachen für Sepsis und Endotoxämie zählen Bisswunden, septische Peritonitis, Pyothorax, Pyelonephritis, Zerstörung der Darmschranke, Pneumonie, Endokarditis, Osteomyelitis und Pyometra. Der Ikterus bei Sepsis entsteht meist durch eine Störung im Bilirubin-Transport in die Hepatozyten durch hohe TNF-α-Konzentrationen.

193 Ein 12 Jahre alter kastrierter Europäisch-Kurzhaar-Kater wurde vorgestellt, weil er Gewichtsverlust, struppiges Fell und foetor ex ore zeigte, weniger Energie hatte als sonst und beim Fressen Futter aus dem Maul fallen ließ (**193**). In der klinischen Untersuchung fiel eine hochgradige Parodontitis mit einem

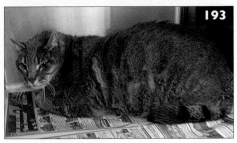

stark entzündeten Bereich an der einen Unterkieferseite auf. Der Mandibular-lymphknoten dieser Seite war vergrößert. Neben einer Zahnwurzel in dem Bereich befand sich eine kleine Fistel.
i. Wie entwickelt sich eine Osteomyelitis?
ii. Welche Erreger spielen eine Rolle?
iii. Wie unterscheiden sich akute und chronische Osteomyelitis klinisch?
iv. Welche Behandlung ist für diesen Kater zu empfehlen?

194 Eine 1 Jahr alte weiblich-nicht kastrierte Colourpoint-Katze wurde wegen Apathie und Tachypnoe vorgestellt. Sie wurde als reine Wohnungskatze gehalten, war bisher nicht geimpft und bekam hin und wieder rohes Fleisch zu fressen. In der klinischen Untersuchung war die Katze tachypnoeisch (55/min), hatte eine erhöhte Körpertemperatur (40,0 °C) und ein reduziertes Bewusstsein (**194a**). Die Atmung war inspiratorisch erschwert, die Auskultation ergab bronchovesikuläre Atemgeräusche über der gesamten Lunge. Eine ophthalmologische Untersuchung zeigte Veränderungen an beiden Augen (**194b**).

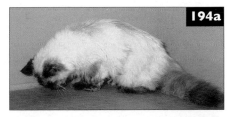

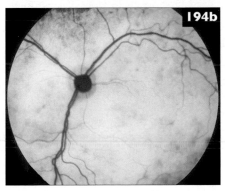

i. Was sind die Rule-outs für erhöhte Körpertemperatur?
ii. Welche Veränderung ist am Fundus zu sehen?

193 i. Normalerweise ist Knochen resistent gegen Infektionen. Ischämie, bakterielle Kontamination, Fremdkörper, Knochennekrose und -sequestration sowie Veränderungen der lokalen oder systemischen Immunantwort können jedoch eine Rolle in der Entwicklung einer Osteomyelitis spielen.

ii. Staphylokokken sind für ca. 60 % aller bakteriellen Knocheninfektionen verantwortlich. Streptokokken und Enterokokken sind weitere grampositive Erreger, die beteiligt sein können. Gramnegative Bakterien, die eine Rolle spielen, sind *Pasteurella*, *E. coli* und *Pseudomonas* spp. Von den Anaerobiern kommen unter anderem Aktinomyzeten, Nokardien und *Bacteroides* vor. Pilze können ebenfalls selten zu Osteomyelitis führen.

iii. Akute Osteomyelitis geht oft mit Fieber, lokalen Schmerzen, Rötung, Schwellung, Apathie und Leukozytose einher. Wenn der Prozess chronisch wird, können ein Fistelkanal oder Kümmern die einzigen Auffälligkeiten sein.

iv. Der Kater sollte in Narkose gelegt werden, um eine Zahnsanierung inklusive subgingivaler Kurettage, eine gründliche Untersuchung von Zähnen und Periodontium zur Identifizierung von Zahnfleischtaschen, Röntgenaufnahmen der betroffenen Zähne sowie eine Knochenbiopsie zur histologischen und bakteriologischen Untersuchung zu machen, um herauszufinden, ob eine Infektion oder eine Neoplasie vorliegen. Eine Drainage und ein Debridément zur Beseitigung von ischämischem und nekrotischem Gewebe in Kombination mit einem geeigneten Antibiotikum sind entscheidend für einen optimalen Heilungsprozess. Das gewählte Antibiotikum muss zur Langzeitanwendung geeignet sein, muss therapeutische Konzentrationen im Knochen erreichen und muss gemäß Antibiogramm wirksam sein. Bei gram-positiven Bakterien sind Cephalosporine der ersten Generation und Amoxicilin/Clavulansäure geeignet. Für gramnegative Aerobier können Fluorquinolone, Cephalosporine der dritten Generation, Imipenem oder Ticarcillin/Clavulansäure erforderlich sein. Bei Anaerobiern sind Metronidazol oder Clindamycin geeignet. Die Antibiotika sollten für mindestens 3 Wochen über die klinische Heilung der Osteomyelitis hinaus gegeben werden. In diesem Fall waren die Veränderungen im Maul 2 Wochen nach der Zahnsanierung bereits fast vollständig abgeheilt. Die Antibiotika wurden weitere 3 Wochen gegeben. Bei Kontrolle nach 6 Monaten war der Kater völlig unauffällig.

194 i. Die ersten beiden Rule-outs für erhöhte Körpertemperatur sind Fieber und Hyperthermie. Fieber ist in diesem Fall wahrscheinlicher, da die Ursachen für Hyperthermie (z. B. Stress, Hitzschlag, Hyperthyreose) unwahrscheinlich sind. Die häufigsten Gründe für Fieber sind infektiös, autoimmun und neoplastisch.

ii. Es bestehen Hinweise auf eine Chorioretinitis.

195 Bei Fall **195** handelt es sich um dieselbe Katze wie in Fall **194**. Ein Blutbild und eine Serum-Biochemie wurden eingeleitet. Die durchgeführte Urinuntersuchung war unauffällig. Es wurden außerdem Röntgenaufnahmen des Thorax angefertigt (**195**).

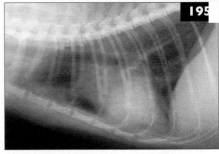

Blutbild	Ergebnisse
Hämatokrit	0,27 l/l
Segmentkernige Neutrophile	16,5 × 10⁹/l
Stabkernige Neutrophile	0,85 × 10⁹/l
Lymphozyten	8,1 × 10⁹/l
Monozyten	1,20 × 10⁹/l

Serum-Biochemie	Ergebnisse
ALT	255 IU/l
AP	156 IU/l

i. Wie ist das Röntgenbild zu beurteilen?
ii. Was ist der nächste diagnostische Schritt?

196 Bei Fall **196** handelt es sich um dieselbe Katze wie in Fall **194** und **195**. Es wurde eine BAL durchgeführt und ein zytologisches Präparat davon untersucht (**196**) (Wright's-Giemsa-Färbung).
i. Wie lautet die Diagnose?
ii. Welche Behandlung sollte erfolgen?
iii. Wie hat sich die Katze höchstwahrscheinlich infiziert?

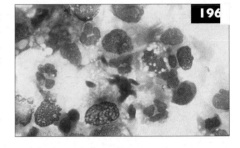

197 Eine 10 Jahre alte weiblich-kastrierte Europäisch-Kurzhaar-Katze, die vor einer Woche aus Ravenna, Italien, mitgebracht worden war, wurde mit Augenveränderungen und Anorexie vorgestellt. Die klinische Untersuchung zeigte Gewichtsverlust, Apathie, Anorexie, generalisierte Lymphadenopathie, symmetrische Alopezie an den Ohrmuscheln mit nodulärer Dermatitis und Veränderungen an beiden Augen (**197**). Die Katze war vor der Vorstellung für 7 Tage mit Amoxicillin/Clavulansäure behandelt worden, was aber zu keiner Besserung geführt hatte.

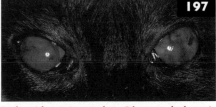

i. Wie können die Augenveränderungen beschrieben werden, und was sind die Differentialdiagnosen für dieses klinische Bild?
ii. Wie ist der weitere diagnostische Plan?

195 i. Die Lungenaufnahmen zeigen eine alveolär-interstitielle Zeichnung.
ii. Die Durchführung einer BAL zur zytologischen und mikrobiologischen Untersuchung ist angezeigt.

196 i. Es besteht eine gemischte Entzündungsreaktion mit überwiegend neutrophilen Granulozyten und Makrophagen, und es sind zahlreiche kleine basophile, bananenförmige Organismen, vereinbar mit *Toxoplasma-gondii*-Tachyzoiten, vorhanden. Die Katze leidet an einer Toxoplasmose der Lunge, die vermutlich das ZNS und andere Organe befallen hat.
ii. Medikament der Wahl ist Clindamycin in hoher Dosierung (10–12,5 mg/kg p. o. 2 x tägl.) für 4 Wochen. Eine klinische Besserung ist bereits am ersten Tag der Behandlung zu erwarten. Bei schwer erkrankten Katzen kann es kurz nach Beginn der Behandlung aufgrund einer verstärkten Entzündungsreaktion zunächst zu einer Verschlechterung kommen. Diese Katzen können von einer kurzen Gabe von Prednisolon in antientzündlicher Dosierung (max. 2 Tage) profitieren. Eine Langzeitbehandlung mit Immunsuppressiva sollte vermieden werden. Bei dieser Katze verlief die Behandlung ohne Komplikationen, und sie erholte sich klinisch vollständig. Nach einer durchgemachten Infektion bleiben inaktive Gewebszysten lebenslang bestehen, die im Fall einer Immunsuppression reaktiviert werden können.
iii. Katzen infizieren sich mit *T. gondii* in der Regel durch das Jagen und Fressen kranker Beutetiere oder durch den Verzehr von rohem Fleisch. Bei dieser Wohnungskatze war die Quelle vermutlich das rohe Fleisch. Das Risiko einer *T.-gondii*-Infektion kann durch Füttern einer kommerziellen gekochten Diät, durch Abkochen des Fleischs oder Einfrieren bei unter -12 °C für mindestens 24 Stunden minimiert werden.

197 i. Die Katze zeigte eine beidseitige Uveitis mit Kammerwasserflare, Iritis, Hyphäma und Hypopyon. Die Ophthalmoskopie offenbarte kleine Blutungen und eine hintere Synechie. Die häufigste Ursache für eine beidseitige Uveitis sind systemische Erkrankungen (z. B. infektiös, neoplastisch). Bei intraokulären Blutungen muss immer auch an eine Neoplasie gedacht werden. Der häufigste Tumor des Auges bei der Katze ist das Lymphom; es führt in der Regel zu Kammerwasserflare, Irisschwellung, Farbveränderungen der Iris und Gefäßeinsprossungen. Infektiöse Erkrankungen können viralen, bakteriellen, mykotischen und parasitären Ursprungs sein. Zu den häufigsten Infektionserregern zählen FeLV, FIV, *Toxoplasma gondii*, Bartonellen und Pilze (z. B. Kryptokokkose, Histoplasmose). FIP ist ebenfalls eine wichtige Ursache. In endemischen Gebieten muss auch an seltene Erkrankungen (z. B. Leishmaniose, Ehrlichiose) gedacht werden.
ii. Es sollten ein Blutbild, ein Serum-Organprofil, eine Urinuntersuchung und Tests auf Infektionskrankheiten (z. B. FeLV, FIV, Pilze, *T. gondii*, Leishmaniose und Ehrlichiose) gemacht werden. Eine Kammerwasseruntersuchung mit Antikörpernachweis (z. B. gegen *T. gondii*, Pilze) ist ebenfalls möglich; der Antikörpernachweis im Kammerwasser ist für die Diagnosestellung besser geeignet als der Nachweis im Serum.

198 Bei Fall **198** handelt es sich um dieselbe Katze wie in Fall **197**. Die Katze hatte eine hochgradige Uveitis (**198**). Ein Blutbild, eine Serum-Biochemie und eine Urinuntersuchung wurden eingeleitet. Die Urinuntersuchung war unauffällig. Eine Serum-Elektrophorese zeigte eine polyklonale Gammopathie. FeLV-Antigen, FIV-Antikörper und *T.-gondii*-IgM- und -IgG-Antikörper waren negativ. Der Leishmanien-Antikörpertiter lag bei 1:128 (hoher Titer).

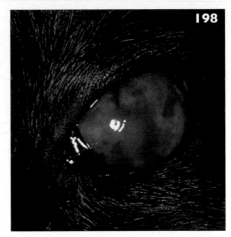

Blutbild/Serum-Biochemie	Ergebnisse
Hämatokrit	0,29 l/l
Leukozyten	$4,3 \times 10^9$/l
Gesamtprotein	91 g/l
Albumin	18 g/l
Globuline	73 g/l
Albumin/Globulin-Quotient	0,25

i. Wie kann der Leishmanien-Antikörpertiter interpretiert werden?
ii. Welche Untersuchungen sollten als nächstes durchgeführt werden?

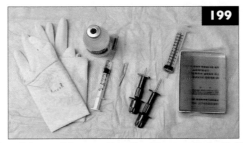

199 Bei Fall **199** handelt es sich um dieselbe Katze wie in Fall **197** und **198**. Eine zytologische Untersuchung des Kammerwassers zeigte hauptsächlich Makrophagen mit wenigen runden basophilen Kernen, hinweisend auf amastigote Leishmanien. Es wurde eine Knochenmarksaspiration durchgeführt (**199**). Die Knochenmarkszytologie und eine PCR aus dem Knochenmark bestätigten das Vorhandensein von Leishmanien.

i. Was ist die Aussagekraft des Antikörpernachweises und der PCR für die Diagnose der Leishmaniose?
ii. Wie hoch ist die Prävalenz von Leishmanienantikörpern bei Katzen in endemischen Gebieten?

198 i. Leishmanien-Antikörper-Tests sind bei der Katze nicht sehr zuverlässig. Das Vorhandensein von Antikörpern ist nicht diagnostisch für die Krankheit, nur für eine Exposition. Zusätzlich haben in Gebieten, in denen Leishmaniose bei der Katze nachgewiesen wurde (Asien, Südamerika, USA, Mittelmeerraum einschließlich Spanien, Portugal, Italien und Frankreich), weniger als 50 % der erkrankten Katzen Antikörper gegen Leishmanien.

ii. Als weitere Untersuchungen sollten eine Knochenmarkszytologie und eine Leishmanien-PCR aus dem Knochenmark gemacht werden. Zusätzlich kann eine zytologische Untersuchung von einem Abklatsch oder einem Aspirat der Hautveränderungen am Ohr gemacht werden. Eine PCR aus dem Kammerwasser kann ebenfalls nützlich sein.

199 i. Der Leishmanienantikörper-Nachweis ist bei der Katze weniger zuverlässig als beim Hund, da viele infizierte Katzen keine nachweisbaren Antikörper haben. Eine PCR aus Knochenmark ist der verlässlichste Test zur Diagnose der Erkrankung.

ii. Die Prävalenz von Antikörpern gegen Leishmanien ist bei Katzen in endemischen Gebieten sehr unterschiedlich. In einer Studie aus Italien wies nur eines von 110 (0,9 %) Katzenseren Antikörper auf; in einer anderen Studie waren 14 von 175 Proben (8 %) positiv für Leishmanienantikörper. Andere Studien aus Italien und Spanien zeigten dagegen Antikörperprävalenzen zwischen 42 und 59 %. In Frankreich hatten 12 von 97 Katzen (13 %) Antikörper. Obwohl die tatsächliche Antikörperprävalenz noch nicht genau bekannt ist, sollte Leishmaniose bei systemischen und/oder dermatologischen Erkrankungen in endemischen Gebieten zu den Differentialdiagnosen zählen. Die Katze sollte als potentielles Reservoir für Leishmanien angesehen werden. Es wurde nachgewiesen, dass einige Parasiten der Katze (z. B. *Phlebotomus perniciosus*) als Vektoren für *L. infantum* dienen können.

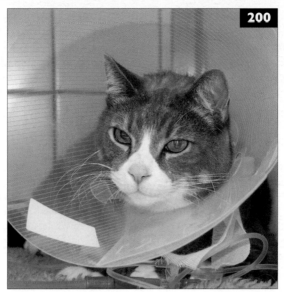

200 Ein 6 Jahre alter kastrierter Europäisch-Kurzhaar-Kater (**200**) wurde wegen Strangurie und Hämaturie vorgestellt. Der Kater lebte ausschließlich in der Wohnung als Einzeltier und war regelmäßig geimpft und entwurmt. Er war eine Woche vorher beim Tierarzt wegen derselben Symptome vorgestellt worden. Damals konnte der Kater nicht mehr selbständig Harn absetzen und musste katheterisiert werden. Er wurde seit der Episode mit Amoxicillin/Clavulansäure behandelt. Anfangs waren die Symptome verschwunden, aber jetzt traten wieder Strangurie und Hämaturie auf.

i. Was sind die wahrscheinlichsten Ursachen für die jetzt erneut auftretenden Symptome?

ii. Wie sollte der Kater behandelt werden?

200 i. Die wahrscheinlichsten Ursachen für das erneute Auftreten der Symptome sind entweder, dass der Kater eine neue Episode einer idiopathischen Zystitis oder eine bakterielle Zystitis hat. Die feline idiopathische Zystitis ist die häufigste Ursache von feline lower urinary tract disease (FLUTD). Bei der felinen idiopathischen Zystitis kommt es häufig zu Rezidiven. Andererseits ist es auch gut möglich, dass der Kater jetzt eine bakterielle Zystitis hat, denn durch die Katheterisierung können Keime in die Harnblase gelangt sein.

ii. Es sollten unbedingt Urin mittels Zystozentese entnommen und eine bakteriologische Untersuchung mit Antibiogramm gemacht werden, um Erreger (falls vorhanden) gezielt therapieren zu können. Ein Antibiogramm ist wichtig, weil mit resistenten Keimen zu rechnen ist, da eine Antibiose gegeben wurde während der Kater katheterisiert war. Bis zum Vorliegen des Antibiogramms sollte bereits mit einer Antibiose gestartet werden. Diese muss nach Erhalt des Antibiogramms dann gegebenenfalls angepasst werden. Die Erreger kommen vermutlich aus dem Magen-Darm-Trakt, daher sollte ein Antibiotikum mit guter Wirksamkeit im gram-negativen Bereich gewählt werden, das in hoher Konzentration mit dem Harn ausgeschieden wird. Fluoroquinolone wären eine sehr gute Wahl. Bei der Katze sollte keines der „alten" Fluoroquinolone (Enrofloxacin, Marbofloxacin, etc.) gegeben werden, da sie potentiell zu Retinaveränderungen und zu Blindheit führen können. Das neue Fluoroquinolon Pradofloxacin ist bei der Katze sicher und nicht Retina-toxisch. Zudem führt es, aufgrund eines besonderen Wirkmechanismus, seltener zur Resistenzbildung.

Referenzbereiche

(SI-Einheiten und konventionelle Einheiten) bei adulten Katzen
(einige Werte (*) können durch Stress erhöht sein)

Klinische Untersuchung	Referenzbereich (SI-Einheiten)	Referenzbereich (konventionelle Einheiten)	Umrechnungsfaktor (SI-Einheiten in konventionelle Einheiten)
Körpergewicht	variabel (kg)	variabel (lb)	2,2
Körpertemperatur	38,0–39,0* (°C)	100–102* (°F)	1,8 (+ 32)
Herzfrequenz	120–180* (Schläge/min)	120–180* (Schläge/min)	1
Atemfrequenz	20–40* (Atemzüge/min)	20–40* (Atemzüge/min)	1
Systolischer Blutdruck	100–160* (mmHg)	100–160* (mmHg)	1

Blutbild	Referenzbereich (SI-Einheiten)	Referenzbereich (konventionelle Einheiten)	Umrechnungsfaktor (SI-Einheiten in konventionelle Einheiten)
Erythrozyten	5–10 ($\times 10^{12}$/l)	5–10 ($\times 10^{6}$/µl)	1
Hämoglobin	5,5–10,5 (mmol/l)	8,8–16,9 (g/dl)	0,6206
Hämatokrit	0,30–0,45 (l/l)	30–45 %	0,01
MCV	40–55 (fl)	40–55 (fl)	1
MCH	13–16 (fmol)	0,8–1,0 (pg)	0,062
MCHC	19–22 (mmol/l)	19–22 (mmol/l)	1
Retikulozyten	0–60 ($\times 10^{9}$/l)	0–60 ($\times 10^{3}$/µl)	1
Thrombozyten	200–600 ($\times 10^{9}$/l)	200–600 ($\times 10^{3}$/µl)	1
MPV	11–18 (fl)	11–18 (fl)	1
Leukozyten	5–18* ($\times 10^{9}$/l)	5–18* ($\times 10^{3}$/µl)	1
Segmentkernige neutrophile Granulozyten	3–11* ($\times 10^{9}$/l)	3–11* ($\times 10^{3}$/µl)	1
Stabkernige neutrophile Granulozyten	0–0,4 ($\times 10^{9}$/l)	0–0,4 ($\times 10^{3}$/µl)	1
Eosinophile Granulozyten	0–1,0 ($\times 10^{9}$/l)	0–1,0 ($\times 10^{3}$/µl)	1
Basophile Granulozyten	0–0,4 ($\times 10^{9}$/l)	0–0,4 ($\times 10^{3}$/µl)	1
Lymphozyten	1,5–7,0 ($\times 10^{9}$/l)	1,5–7,0 ($\times 10^{3}$/µl)	1
Monozyten	0–1,0 ($\times 10^{9}$/l)	0–1,0 ($\times 10^{3}$/µl)	1

Referenzbereiche

Gerinnungsparameter	Referenzbereich (SI-Einheiten)	Referenzbereich (konventionelle Einheiten)	Umrechnungsfaktor (SI-Einheiten in konventionelle Einheiten)
PT	0–8 (sec)	0–8 (sec)	1
PTT	0–13 (sec)	0–13 (sec)	1
TZ	0–12 (sec)	0–12 (sec)	1
Antithrombin III	95–130 (%)	95–130 (%)	1
FSP	0–20 (µg/ml)	0–20 (µg/ml)	1

Serum-Biochemie	Referenzbereich (SI-Einheiten)	Referenzbereich (konventionelle Einheiten)	Umrechnungsfaktor (SI-Einheiten in konventionelle Einheiten)
ALT	0–100 (IU/l)	0–100 (IU/l)	1
AP	0–50 (IU/l)	0–50 (IU/l)	1
GLDH	0–10 (IU/l)	0–10 (IU/l)	1
γ-GT	0–5 (IU/l)	0–5 (IU/l)	1
AST	0–50 (IU/l)	0–50 (IU/l)	1
CK	0–400 (IU/l)	0–400 (IU/l)	1
LDH	0–300 (IU/l)	0–300 (IU/l)	1
α-Amylase	0–2000 (IU/l)	0–2000 (IU/l)	1
Lipase	0–300 (IU/l)	0–300 (IU/l)	1
Cholinesterase	2300–4500 (IU/l)	2300–4500 (IU/l)	1
Gesamtprotein	55–80 (g/l)	5,5–8,0 (g/dl)	0,1
Albumin	25–40 (g/l)	2,5–4,0 (g/dl)	0,1
Globuline	25–50 (g/l)	2,5–5,0 (g/dl)	0,1
Bilirubin	0–5 (µmol/l)	0–0,3 (mg/dl)	0,059
Serum-Gallensäuren	0–20 (µmol/l)	0–8 (µg/ml)	0,41
NH_3	0–60 (µmol/l)	0–60 (µEq/l)	1
Kreatinin	0–170 (µmol/l)	0–1,9 (mg/dl)	0,0113
Harnstoff	5–10 (mmol/l)	14–28 (mg/dl BUN)	2,8
Glukose	4–7* (mmol/l)	72–126* (mg/dl)	18
Natrium	145–155 (mmol/l)	145–155 (mEq/l)	1
Kalium	3,5–5,5 (mmol/l)	3,5–5,5 (mEq/l)	1
Chlorid	110–130 (mmol/l)	110–130 (mEq/l)	1
Kalzium	2,1–2,6 (mmol/l)	8,4–10,4 (mg/dl)	4
Phosphat	1,0–2,3 (mmol/l)	3,1–7,1 (mg/dl)	3,1
Magnesium	0,7–2,6 (mmol/l)	0,7–2,6 (mmol/l)	1
TCO_2	17–24 (mmol/l)	17–24 (mEq/l)	1
Anionenlücke	8–19 (mval/l)	8–19 (mval/l)	1

Urinuntersuchung	Referenzbereich (SI-Einheiten)	Referenzbereich (konventionelle Einheiten)	Umrechnungsfaktor (SI-Einheiten in konventionelle Einheiten)
Farbe, Aussehen	gelb, klar	gelb, klar	–
Spezifisches Gewicht	1.001–1.080	1.001–1.080	1
pH-Wert	5–7	5–7	1
Protein	–	–	–
Glukose	–	–	–
Ketonkörper	–	–	–
Bilirubin	–	–	–
Blut	–	–	–
U-P/C	0–0,5	0–0,5	1
Erythrozyten	0–5 (/hpf)	0–5 (/hpf)	1
Leukozyten	0–3 (/hpf)	0–3 (/hpf)	1
Zylinder	0 (/hpf)	0 (/hpf)	1

Stichwortverzeichnis

Stichwortverzeichnis

Stichwortverzeichnis

Stichwortverzeichnis